聞くに聞けない補綴治療100

監修　河相安彦　日本大学松戸歯学部
　　　鷹岡竜一　東京都・鷹岡歯科医院

編集委員　小見山 道　日本大学松戸歯学部
　　　　　鎌田征之　東京都・鎌田歯科医院
　　　　　稲垣伸彦　東京都・みどりが丘歯科クリニック
　　　　　松丸悠一　東京都・Matsumaru Denture Works

デンタルダイヤモンド社

刊行にあたって

　臨床エビデンスの階層を表すエビデンスピラミッドの最上位は、無作為割付臨床試験（Randomized Controlled Trial）を吟味・統合したシステマティックレビューです。一方、長年の臨床研鑽を重ねたエキスパートオピニオンも、重要なエビデンスとして、このピラミッドに含まれています。

　ずいぶん前になります。聖路加国際病院名誉院長であった故 日野原重明先生が執筆された、「医師が長年かけて修得したものを、後進にはそれより短い期間で修得できるようにするのが医学の進歩である」という趣旨の寄稿を拝読し、以来その一節が頭から離れずにいました。

　本書は、補綴臨床の研鑽を重ね、一朝一夕では大成しにくいエキスパートのオピニオンを、アカデミアとジェネラリスト総勢112名が分担執筆しています。まさに日野原先生が言わんとする、エキスパートが長年かけて修得した事項が、端的かつ奥深く書かれています。読者におかれましては、ぜひ本書を診療室に備え、事あるごとに紐解いて活用し、患者へと還元していただくことを願うばかりです。そして、その積み重ねが少しでも歯科医療の進歩に貢献できれば、望外の喜びです。

　蛇足ながら、本書をとおして補綴臨床の眼目は、時代を通じて変わらない不易な補綴に対する技術や矜持のうえに、変化と新しさを重ねていく「不易流行」が本質であることを感じ取っていただければ、これ幸いであります。

　最後に、本書刊行にあたって多大なるご協力をいただいた執筆者各位および㈱デンタルダイヤモンド社編集部 木下裕介氏はじめ、関係各位に厚く御礼を申し上げます。

令和元年 盛夏

河相安彦

CONTENTS

第1章 治療の基礎

01 咬合診査の必要性 …………………………………………… [矢谷博文] 8

02 中心位 ………………………………………………………… [山口泰彦] 9

03 中心咬合位 …………………………………………………… [山口泰彦] 10

04 筋肉位 ……………………………………………… [小見山 道　飯田 崇] 11

05 アンテリアガイダンスとポステリアガイダンス ………… [小峰 太　松村英雄] 12

06 咬合様式 …………………………………………… [近藤尚知　田邉憲昌] 13

07 ポッセルトの図形 ………………………………… [飯田 崇　小見山 道] 14

08 咀嚼様式 ……………………………………………………… [志賀 博] 15

09 咬合平面の種類 …………………………………… [大倉一夫　松香芳三] 16

10 解剖学的形態 ……………………………………… [大倉一夫　松香芳三] 17

11 臼歯部の咬合接触：ABC コンタクト・クロージャーストッパー・イコライザー
　　………………………………………………………………… [佐々木啓一] 18

12 カスプトゥリッジとカスプトゥフォッサ ………………… [重本修伺　小川 匠] 19

13 下顎位のズレ ………………………………………………… [熊谷真一] 20

14 咬頭干渉 ……………………………………………………… [大八木孝昌] 22

15 咬合診査方法①　アンテリアジグ ………………………… [鎌田征之] 24

16 咬合診査方法②　スプリント ……………………………… [川口 敦] 26

17 欠損歯列と欠損補綴 ………………………………………… [宮地建夫] 28

18 ケネディーの分類 ………………………………… [五十嵐憲太郎　大久保昌和] 30

19 アイヒナーの分類 ………………………………… [五十嵐憲太郎　大久保昌和] 31

20 咬合三角 ……………………………………………………… [宮地建夫] 32

21 歯の生涯図 …………………………………………………… [名村大輔] 35

22 受圧条件と加圧因子 ……………………………… [飯島守雄　河相安彦] 36

23 歯の喪失後の組織変化 …………………………… [豊下祥史　越野 寿] 37

24 加齢に伴う変化 …………………………………… [越野 寿　豊下祥史] 38

25 補綴治療の難易度を測定する多軸診断プロトコル ……… [黒﨑陽子　大野 彩　窪木拓男] 39

第2章 クラウン・ブリッジ

26 歯周組織に優しい補綴物 …………………………………… [若林健史] 42

27 インレー・クラウン・ポストの除去 …………………… [川名部 大　赤倉毅彦] 44

28 TeC とプロビジョナルレストレーションの意義 ………… [西山英史] 46

29 プロビジョナルレストレーションの作製のポイント……… [西山英史] 48

30 メタルコア…………………………………………………… [日高大次郎] 50

31 ファイバーコア……………………………………………… [若松尚吾] 52

32 支台歯形成のポイント ……………………………………… [関口寛之] 54

33 寒天アルジネート連合印象 …………………………………… [中村一寿] 56

34 シリコーン印象① 個歯トレー法 ……………… [中村貴則 清水はるか] 58

35 シリコーン印象② 歯肉圧排 ……………………………… [中舘正芳] 60

36 印象採得後の留意点 …………………………………… [井川知子 小川 匠] 62

37 咬合採得 ………………………………… [星 憲幸 大野晃教 木本克彦] 64

38 フェイスボウトランスファー ……………… [星 憲幸 大野晃教 木本克彦] 66

39 咬合器付着 ……………………………… [大野晃教 星 憲幸 木本克彦] 68

40 シェードテイキング …………………………………………… [岡田祐輔] 70

41 ラボとのコミュニケーション ………………………………… [斎田寛之] 72

42 クラウンの試適 ………………………………………………… [野地一成] 74

43 咬合調整 ………………………………………………………… [野地一成] 76

44 仮着の意義 ……………………………………………………… [安藤正明] 78

45 合着と接着の違い …………………………………… [佐藤雅介 藤澤政紀] 80

46 補綴装置の違いによるセメント材料の選択 ………… [勅使河原大輔 藤澤政紀] 82

47 メインテナンス時の注意すべきポイント ……………………… [稲垣伸彦] 84

48 CAD/CAM冠の定義 ……………………………………………… [熱田 亙] 86

第3章 パーシャルデンチャー

49 患者理解のための情報収集 …………………………………… [横山敦郎] 90

50 診察のポイント ………………………………………………… [横山敦郎] 92

51 支台装置の種類 ……………………………… [池田一洋 酒井 遼 田坂彰規] 94

52 支持・把持・維持 ………………………… [上窪祐基 田坂彰規 山下秀一郎] 96

53 鉤間線（支台歯間線） ……………………………… [村上奈津子 若林則幸] 98

54 連結子の種類 ………………………………………… [村上奈津子 若林則幸] 100

55 一次固定・二次固定 …………………………………………… [鷹岡竜一] 102

56 リジッドとノンリジッドの違い ……………………………… [壬生秀明] 104

57 概形印象と模型診査 ………………………………… [伊藤誠康 河相安彦] 106

58 設計① 支台歯の選択 ………………………………………… [松田光正] 108

59 設計② サベイング ………………………………… [安部友佳 馬場一美] 110

60 支台装置の選択 ……………………………………… [安部友佳 馬場一美] 113

61 設計の実際 …………………………………………… [安部友佳 馬場一美] 116

62 プロビジョナルデンチャーの意義 …………………………… [三上 諭] 118

63 ラボとの連携 …………………………………………………… [高野遼平] 120

64 補綴前処置マウスプレパレーション ………………… [清水 賢 大久保力廣] 122

65 部分床義歯の精密印象 ……………………………… [吉峰茂樹 岡崎定司] 124

66 オルタードキャストと被圧変位量 …………………… [清水 賢 大久保力廣] 126

67 咬合採得① 咬合高径……………………………………………………[境 大助] 128

68 咬合採得② 水平的顎位……………………………………………[栗原健一] 130

69 部分床義歯の試適の意義…………………………………………………[山口英司] 132

70 部分床義歯の管理…………………………………………………………[佐藤裕二] 134

71 中間欠損……………………………………………………………………[齊藤秋人] 136

72 遊離端欠損における支台装置の考え方…………………………………[藤関雅嗣] 138

73 すれ違い咬合………………………………………………………………[森本達也] 140

74 メインテナンスにおける注意点…………………………………………[永田省藏] 142

第4章 コンプリートデンチャー

75 総義歯の構成要素と「維持・支持・安定」……………………………[河相安彦] 146

76 口腔外診察・口腔内診察………………………………………[古谷野 潔　鮎川保則] 148

77 補綴前処置の考え方……………………………………………[小野高裕　山鹿義郎] 150

78 フラビーガム・高度顎堤吸収への対応…………………………………[櫻井 薫] 152

79 総義歯の概形印象とは……………………………………………………[前畑 香] 154

80 嘔吐反射など、印象採得困難への対応………………………[宮前 真　武部 純] 156

81 筋圧形成・精密印象……………………………………………[佐藤佑介　水口俊介] 158

82 閉口機能印象………………………………………………………………[松丸悠一] 160

83 下顎義歯の辺縁封鎖………………………………………………………[松丸悠一] 162

84 咬合床の設計……………………………………………………[権田知也　池邉一典] 164

85 垂直的顎間関係の設定法と咬合高径の評価…………………[高橋利士　池邉一典] 166

86 水平的顎間関係の設定法と下顎位が不安定なケースへの対応……[高阪貴之　池邉一典] 168

87 デンチャースペースを知るテクニック…………………………………[鱒見進一] 170

88 総義歯の咬合様式と接触状態…………………………………[市川哲雄　渡邉 恵] 172

89 ろう義歯試適のポイントと人工歯排列の評価…………………………[飯沼利光] 174

90 骨格Ⅱ級、Ⅲ級無歯顎患者への対応…………………………………[山森徹雄] 176

91 義歯装着時のポイントと患者指導……………………………[兒玉直紀　皆木省吾] 178

92 複製義歯の適応とポイント………………………………………………[大川周治] 180

93 金属床総義歯の利点と欠点………………………………………………[西村正宏] 182

94 ティッシュコンディショニング…………………………………………[村田比呂司] 184

95 直接リラインと間接リライン……………………………………………[村田比呂司] 186

96 軟質リライン……………………………………………………[木本 統　河相安彦] 188

97 咬合調整とリマウント…………………………………………[川口智弘　髙橋 裕] 190

98 訪問歯科診療でのアプローチ……………………………………………[古屋純一] 192

99 総義歯のホームケアとプロケア………………………………[二川浩樹　田地 豪] 194

100 義歯調整時の対応手順……………………………………………………[河相安彦] 197

第1章

治療の基礎

01/100

1章　治療の基礎

咬合診査の必要性

大阪大学大学院　歯学研究科
顎口腔機能再建学講座　クラウンブリッジ補綴学分野
矢谷博文

補綴歯科治療を行う際は、その規模の大小にかかわらず、術前に患者の咬合状態を診査することは必須である。咬合診査により、初めて固定性や可撤性補綴装置にどのように咬合を付与すべきかが決定される。すなわち、咬合診査の目的は、患者の咬合状態が**表1**に示す理想咬合の各項目とどの程度異なるのか、またその差異に患者がどの程度適応しているのか、換言すれば、その差異で患者の口腔機能がどの程度障害されているのかを診断することである。

咬合診査の実際

形態的診察と機能的診察を併せて行う（**表2**）。

形態的診察は、口腔内所見および研究用模型に基づいて行う。まず、被蓋関係の異常や欠損歯、上下顎正中のズレ、咬合平面の異常、歯列弓の異常、異常な咬耗の有無を検査する。

機能的診察は、口腔内および調節性咬合器に正し

く装着した模型上で行う。顎運動計測装置を用いて下顎位や下顎運動を検査するのもよい。通常、咬合紙やフォイルで咬頭嵌合位の接触状態と安定性を評価する。あきらかな早期接触や咬合性外傷がある場合は、咬合調整により取り除き、安定した咬頭嵌合位を実現する必要がある。模型の咬合器装着が適切なら、調整すべき早期接触部位を模型上で推測できる。続いて前方滑走を行わせてアンテリアガイダンスの有無を、さらに側方滑走運動を行わせて咬合様式を診察する。

製作する補綴装置に
どのような咬合を付与するのか

理想咬合の項目をすべて完全に満たしている患者は極めて少なく、咬合診査を行えば、何かしら理想的ではない状態が見つかる。仮に、咀嚼や嚥下、発音機能を中心とした口腔機能に何ら問題がなければ、患者の有する咬合は「個性正常咬合」であると診断してよい。上下顎正中のズレを修正するなど、理想的でない咬合状態を改善する必要はなく、患者の術前の咬合状態に調和させた咬合面形態と咬合接触状態を、製作する補綴装置に付与すればよい。

顎機能のいずれかが障害されている患者の場合には、必要であれば暫間補綴を行ったうえで、顎機能障害の治療を優先させる。さらに、下顎安静位と安静空隙量から咬合高径が適切であるか否かを判定する。その際、患者の顔貌も判定の参考となる。著しい咬合高径の低下が認められる場合は、上下顎顎間関係を修正して咬合高径を増加させる必要がある。

表❶　理想咬合とは

- 咬頭嵌合位において、全歯が同時にかつ緊密に咬合接触しており、安定している
- タッピング時の終末閉口位が咬頭嵌合位に収束し、ばらつきなく安定している
- 前歯部の被蓋が正常で、前方滑走時に前歯部でのガイドが得られる
- 臼歯部の被蓋が正常で、側方滑走運動時の咬合様式が犬歯誘導咬合あるいはグループファンクションである
- 咬合高径が適正で、下顎安静位において安静空隙が存在する
- 咬合彎曲が適正で、咬合平面が矢状面でカンペル平面と、前頭面で瞳孔線と、ほぼ平行である
- 隣接歯接触関係が全歯にわたって緊密であり、咀嚼時の食片圧入がない

表❷　咬合診査項目

形態的診察項目
- 被蓋関係の異常（交叉咬合歯、鋏状咬合歯、オープンバイト、ディープバイト）
- 欠損歯（放置された臼歯部欠損歯、先天性欠損歯、晩期残存乳歯）
- 上下顎正中のズレ
- 咬合平面の異常（強いスピーの彎曲、咬合平面の水平的傾斜）
- 歯列弓の異常（狭窄歯列弓、上下顎歯列弓のズレ）
- 睡眠時ブラキシズムを疑わせる異常な咬耗の有無

機能的診察項目
- 咬頭嵌合位における咬合接触状態（早期接触、咬頭干渉、咬合性外傷）
- タッピング時の終末閉口位の安定性
- 前方滑走時のアンテリアガイダンス
- 側方滑走時の咬合様式
- 咬合高径
- 隣接歯接触関係

02/100

1章 治療の基礎

中心位

北海道大学大学院歯学研究院　口腔機能学分野
冠橋義歯補綴学教室
山口泰彦

中心位の定義は時代とともに変遷してきた。そのため、2005年の米国歯科補綴学用語集 第8版（GPT-8）では、7つの定義を併記していた（図1a〜g）[1]。しかし、2017年のGPT-9で、中心位は「歯の接触とは無関係で、下顎頭が関節結節の後方斜面と対向し、関節窩内の前上方の位置にある時の上下顎の位置的関係。この位置では、下顎の運動は純粋な回転運動を営む。この生理的な上下顎の位置から、患者は垂直方向、側方または前方運動を自由に行うことができる。臨床的に有用で、再現性の高い基準的な位置」[2]と1つに絞った表現になっている（図1h）。

図1では、これまでの諸定義の方向性を矢印で示した。注目すべきは、後方や上後方という表現の定義でも、大部分は「生理的」、「緊張のない」という条件が付加されており、無理に後方や上後方に誘導するとは書かれていない点、また機能障害の場合は該当しない旨が記されている点である。すなわち、表現は異なるが、いずれも同じような位置が意図されてきたとも考えられる。また、下顎頭が下顎窩のなかで緊張なく安定する位置（大石，1967）という顆頭安定位も、実は概念的に近いとも考えられる。歯の接触が無関係なので、残りは関節や筋、神経によって左右される顎位であり、ある意味では筋肉位の概念における下顎頭位という見方もできるかもしれない。

中心位の誘導法としては、Dawsonの両手誘導法が有名である。この方法では"誘導"が強調されがちであるが、Dawsonの著書をよく読むと、無理な誘導という表現はなく、できるだけ優しく丁寧に扱うことの必要性や、いかに下顎をリラックスさせるかが書かれている。またDawsonは、アンテリア・バイト・ストップを不適切に使用した中心位への誘導法やオトガイ点誘導法では、下顎頭を後方へ押しつける傾向があると注意を促している。

咬頭嵌合の規制がない状態での患者水平位において、単に下顎をリラックスさせただけでは、下顎は後方へシフトしてしまう。患者のリラックスを獲得して、かつ下顎頭を無理な方向へ押しつけないように下顎を適切な中心位へ誘導するには、熟練した技術が求められる。誰もができる安全で確実な方法が確立されるためには、患者座位での中心位の決定法が検討されるとよいかもしれない。あるいは、座位での筋肉位が適正に獲得できる場合であれば、あえて術者の徒手によって下顎頭を誘導しなくても、中心位に近いという考え方もできる。

【参考文献】
1) The Academy of Prosthodontics: The Glossary of Prosthodontic Terms, 8th ed. J Prosthet Dent, 94(1): 10-92, 2005.
2) 日本補綴歯科学会（編）：歯科補綴学専門用語集 第5版．医歯薬出版，東京，2019．

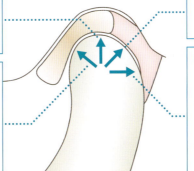

e：下顎頭と関節円板が最中央で最上方にあるときの上下顎の関係。下顎頭と関節円板集合体が最上方で関節隆起遠心斜面に対向している（Ash, 1993）

a：下顎頭が下顎窩内で、関節円板の最も薄く血管のない部分に対合し、関節隆起の斜面と向き合う前上方の位置（GPT-5）
g：下顎頭を前最上方に位置させて臨床的に決定される下顎位（Ramfjord, 1993）
h：下顎頭が関節結節の後方斜面と対向し、関節窩内の前上方の位置にあるときの上下顎の位置関係（GPT-9）

f：下顎頭が下顎窩内で最上方で最後方にあるときの顎位。この顎位は、咀嚼系の障害の場合は記録できないかもしれない

b：上顎に対して下顎が生理的な最後方位をとり、かつ下顎側方運動が可能な位置（GPT-3）
c：下顎頭が下顎窩内で緊張のない最後方位をとり、そこから無理なく下顎側方運動が可能な顎位（GPT-1）
d：一定の垂直的位置関係において側方運動が可能な上顎に対する下顎の最後方位（Boucher, 1953）

図❶a〜h　中心位の定義、概念の変遷と下顎頭位の方向

03/100

1章 治療の基礎

中心咬合位

北海道大学大学院歯学研究院　口腔機能学分野
冠橋義歯補綴学教室
山口泰彦

　下顎位・咬合位は、歯列や筋肉、顎関節、神経系の各要素が統合して決まる。たとえば習慣的な閉口運動は、顎関節や筋肉、神経の統合的な運動であり、その終末位である習慣性咬合位は、顎関節や筋肉、神経系の影響を受ける。タッピング運動のような反復性の習慣的開閉口運動の終末は、さらに歯の接触による感覚の影響も受け得る。本来、一要素だけから顎位・咬合位を論じるのは難しいが、それぞれの要素に重点をおいて咬合位を表す用語もある。歯の形態的要素で決まる咬頭嵌合位、筋肉に重点をおいた筋肉位、中心位など顎関節の要素で決まる咬合位である。図1は、咬合位を表す用語の関係を、従来の定義に筆者の考えも加えて整理したものである。

　臨床では、歯や関節、筋肉、そして神経系の要素が協調した咬合位が理想的といえる。そのような概念を含んだ位置づけが図1の中心咬合位（狭義C）である。歯科補綴学専門用語集 第5版でも、「一般に、正常有歯顎者では、下顎頭は下顎窩内で顆頭安定位にある」[1]として、下顎頭が下顎窩内で緊張することなく安定する位置での咬頭嵌合位という、機能的咬合系の調和・安定の意味合いを中心咬合位に残している。一方で、「下顎頭の位置とは関係なく、上下顎の咬合面が最大面積で接触、または、咬頭嵌合したときの顎位」（図1の狭義Aに相当）や「下顎が中心位で咬合したときの顎位」（図1の狭義Bに相当）とも併記している[1]。米国歯科補綴学用語集 第9版（GPT-9）は、「下顎位が中心位のときの咬合位。これは咬頭嵌合位と一致してもしなくてもよい」（図1の狭義Bに相当）と表現している[2]。

　正常者での中心咬合位は考えやすい。咬頭嵌合位や筋肉位、中心位（あるいは顆頭安定位）での咬合接触が確定しやすく、しかも各要素で決まる顎位が一致するはずだからである。一方、何らかの形態異常や機能障害がある場合は、簡単ではない。患者の障害の状態を把握し、その障害による影響が少ない顎位の決定要素を参照基準として中心咬合位を決めていくことになる。たとえば、咬合が安定せず、顎関節の異常も有している場合は、筋肉位を優先して仮の咬合位を設定し、咬合や顎関節、筋肉の調和が得られて症状が安定したことを確認してから、最終的な咬頭嵌合位を付与する。そこで得られた結果が、真の中心咬合位と、筆者は考えている。

【参考文献】
1) 日本補綴歯科学会（編）：歯科補綴学専門用語集 第5版. 医歯薬出版, 東京, 2019.
2) The Academy of Prosthodontics: The Glossary of Prosthodontic Terms, 9th ed. https://www.academyofprosthodontics.org/_Library/ap_articles_download/GPT9.pdf

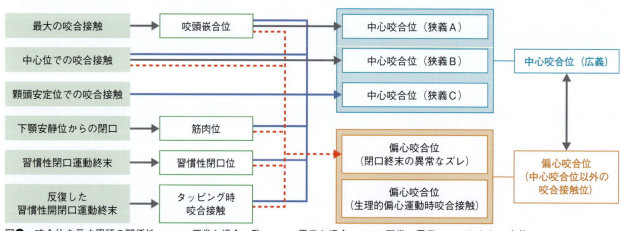

図❶　咬合位を示す用語の関係性。──：正常な場合一致、----：異常な場合、──：正常・異常にかかわらない定義

04/100 1章 治療の基礎

筋肉位

日本大学松戸歯学部　顎口腔機能治療学分野
小見山 道　飯田 崇

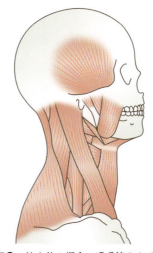

図❶　筋肉位の概念。咀嚼筋のみではなく、頭頸部の筋のバランスが適切な頭部の位置と機能を維持するために必要となる（参考文献[3]より引用改変）

筋肉位の概念

　筋肉位は、「咀嚼筋群が協調活動した状態で、下顎安静位から閉口することによって得られる咬合位」と定義されている[1]。スウェーデンのBrillが1959年に提唱し、筋肉と表記されているが、咀嚼筋・舌骨上筋群・舌骨下筋群・姿勢の維持にかかわる筋の活動や、顎関節・咬合接触の感覚入力など、複数の因子によって成立する。下顎頭が、外側靱帯によって規制される靱帯位に対する下顎位として示されることが多い。

　一方、中心位は、「歯の接触と無関係で、下顎頭が関節結節の後方斜面と対向し、関節窩内の前上方の位置にあるときの上下顎の位置的関係」と定義されている[1,2]。中心位の定義は、時代とともに変化してきているが、それらに筋肉に関する記載は認められない。したがって、筋肉位と中心位は異なるものである。

　筋肉位は、筋が最も効率よく機能する状態を基準にし、仮説として提唱されたものである。すなわち、下顎安静位から閉口したときに、最低限の筋活動によって誘導される咬合位を重視し、この誘導される咬合位と咬頭嵌合位が一致すれば、最も調和がとれた咬合が得られるという概念である。したがって、筋肉位は通常、咬頭嵌合位と一致する。これは、頭部を直立させた状態で咬頭嵌合位に収束するタッピング運動を正確に繰り返すことが確認できれば、一切の誘導を付与せずに、咬頭嵌合位にて咬合させた位置で補綴装置を製作することが適切といえる。

　しかしながら、筋の活動性のみを指標として下顎位を求めた場合は、患者の筋の緊張によって下顎位のズレを起こす危険性があり、咬合採得時に患者の筋の緊張を確認する必要があると提唱されている。筋の緊張状態を客観的に評価するためには、筋電計などの測定装置が必要となり、困難であることも事実である。そこで、臨床において咬頭嵌合位が筋肉位としての閉口位とズレている場合や、タッピングポイントの位置が収束を認めない場合、咬合調整を第一選択とはせずに、オーラルアプライアンスの使用などによって適正な下顎位を確立する必要がある。

　また、筋肉の緊張状態を客観的に評価することは容易ではないため、筋肉位は咬頭嵌合位と異なる顎位であるという考え方も存在する。したがって、今後筋肉位の定義が変更される可能性も考えられる。

【参考文献】
1）日本補綴歯科学会（編）：歯科補綴学専門用語集 第5版. 医歯薬出版, 東京, 2019.
2）Prosthodontic Terms Committee of the Academy of Prosthodontics: The Glossary of Prosthodontic Terms Ninth Edition. J Prosthet Dent, 117(5S): e1-e105, 2017.
3）Jeffrey O: Management of Temporomandibular Disorders and Occlusion 7th Edition, Mosby, 2012.

05/100

1章　治療の基礎

アンテリアガイダンスとポステリアガイダンス

日本大学歯学部　歯科補綴学第Ⅲ講座
小峰 太　松村英雄

アンテリアガイダンスとは？

下顎運動時における前歯部での滑走面（指導要素）を、アンテリアガイダンス（anterior guidance）という。つまり、上顎前歯部舌側面と下顎前歯部切端との接触が、下顎運動方向を誘導することを示す。

ポステリアガイダンスとは？

「顎運動を顎関節の形態学的要因によって規定する要素」と定義され、アンテリアガイダンスに相対する用語である[1]。つまり、下顎頭と関節円板が関節結節を越えた部位まで移動することによる下顎の誘導を示す。なお、英語では「condylar guidance」と称される。

臨床的意義

適切な下顎運動を行うには、アンテリアガイダンスとポステリアガイダンスが個々で機能するのではなく、互いに協調して作用する必要がある。一般的に、矢状面から見て、下顎頭に対して閉口方向（後下方）に回転が加わる場合は閉口筋が働き、口を閉じようとする運動がスムーズに行われる。矢状切歯路傾斜角が矢状顆路傾斜角よりも小さい場合には、下顎頭は閉口方向と逆になる（図1）[2]。そのため、筋肉の作用と不調和になり、下顎運動がスムーズに行えない状態となる。

一方、矢状切歯路傾斜角が矢状顆路傾斜角より大きい場合には、下顎頭は滑走運動時に閉口方向に回転するため、筋肉と調和してスムーズな下顎運動となる（図2）。河野ら[3]とKohnoら[2]は、前歯部の補綴装置を製作する際に、矢状切歯路傾斜角は矢状顆路傾斜角と同じか、あるいは矢状顆路傾斜角より+25°を超えない範囲で、矢状切歯路傾斜角を設定することを推奨している（図3）。

下顎運動を誘導するのは、左右顎関節部によるポステリアガイダンスと上下顎歯列によるアンテリアガイダンスである。補綴装置にアンテリアガイダンスを設定する場合、適切に機能を回復するには下顎運動がスムーズに行え、かつ残存歯を守るために適正な力のコントロールを図ることが重要となる。また、審美的条件や発音機能などの考慮も必要となる。

【参考文献】
1) 日本補綴歯科学会（編）：歯科補綴学専門用語集 第5版. 医歯薬出版, 東京, 2019.
2) Kohno S, Nakano M: The measurement and development of anterior guidance. J Prosthet Dent, 57(5): 620-625, 1987.
3) 河野正司, 塩沢育己, 中野雅徳：前方滑走運動の歯牙指導要素としての切歯路の研究. 日本補綴歯科学会雑誌, 19(3): 426-433, 1975.

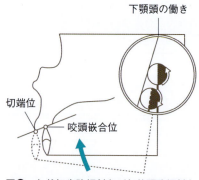

図❶　矢状切歯路傾斜角が矢状顆路傾斜角よりも小さい場合、下顎頭は閉口方向と逆方向に回転する（参考文献[2]より引用改変）

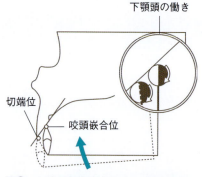

図❷　矢状切歯路傾斜角が矢状顆路傾斜角よりも大きい場合、下顎頭は滑走運動時に閉口方向に回転する（参考文献[2]より引用改変）

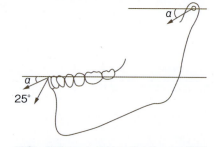

図❸　顆路とアンテリアガイダンスの関係。矢状切歯路傾斜角は、矢状顆路傾斜角と同じか、矢状顆路傾斜角より+25°を超えない範囲で矢状切歯路傾斜角を設定する

06/100 咬合様式

1章　治療の基礎

岩手医科大学歯学部　補綴・インプラント学講座
近藤尚知　田邉憲昌

補綴装置に付与する側方滑走運動時の咬合様式は、有歯顎と無歯顎で大きく考え方が異なる。有歯顎では歯や顎関節を保護することが重視されるが、無歯顎では義歯の安定や咀嚼能率などが優先される。実際に咬合様式を決定する際には、咀嚼のパターンや食事の嗜好など患者個々の条件を考慮して決定する。

犬歯誘導咬合

犬歯誘導咬合は、側方滑走運動時に作業側犬歯だけが接触する咬合様式である。側方運動時には、臼歯はすべて離開する。犬歯の歯根は太く長いため、側方運動時の力に耐えることができ、下顎運動の制御に有利である。しかし、歯周組織が健全ではない場合や過剰な咬合力がかかる場合には過重負担となることもあるため、注意が必要である（図1a）。

グループファンクション

グループファンクションは、側方滑走運動時に作業側の複数の歯が接触するが、非作業側の歯は接触しない咬合様式である。犬歯誘導と比較して、複数の歯に咬合力が分散する。正常天然歯列においては、この咬合様式が最も多い。非作業側における側方運動時の接触がなく、歯周組織や顎関節の保護に繋がると考えらえる。しかし、作業側臼歯の負担が増大することで顎関節部の負担も増大し、顎関節症のリスク要因ともなり得る[1]ことから、側方滑走運動時には作業側の小臼歯までで接触するのが望ましい（図1b）。

フルバランスドオクルージョン

全部床義歯の咬合様式であるフルバランスドオクルージョンは、咬頭嵌合位と下顎運動の全過程において、すべての歯が同時に接触するような咬合で、両側性平衡咬合と呼ばれる。これは、咀嚼時に作業側人工歯にかかる義歯を離脱させる力を、非作業側の人工歯の咬合接触によって防ぐような咬合であるからといわれている（図1c）。

リンガライズドオクルージョン

全部床義歯の咬合様式として、近年、リンガライズドオクルージョンが咀嚼能率や義歯の安定においてフルバランスドオクルージョンよりも優れた点があると報告されている[2]。咬合様式は、フルバランスドオクルージョンから下顎の頬側咬頭の接触を除いたもので、臨床における咬合付与も比較的容易である（図1d）。

【参考文献】
1) Kawano M, Fujisawa M: Occlusal Factors associated with Temporomandibular Disorder based on a Prospective Cohort Study of young Adults. Prosthodont Res Pract, 5(2): 72-79, 2006.
2) 永尾 寛, 河野文昭, 市川哲雄: 全部床義歯における咬合様式の選択基準. 日補綴会誌, 49(1): 4-6, 2005.

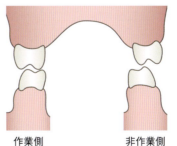

作業側　　　非作業側
a：犬歯誘導咬合

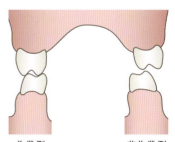

作業側　　　非作業側
b：グループファンクション

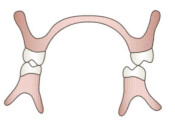

作業側　　　非作業側
c：フルバランスドオクルージョン

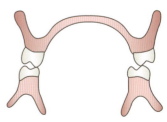

作業側　　　非作業側
d：リンガライズドオクルージョン

図❶a〜d　咬合様式の分類

07/100 ポッセルトの図形

1章　治療の基礎

日本大学松戸歯学部　顎口腔機能治療学分野
飯田 崇　小見山 道

　ポッセルトの図形は、「Posselt（1952）が正中矢状面内の下顎運動記録と種々の高径における水平的な下顎運動記録とを組み合わせて再現した、切歯部における3次元的な下顎限界運動範囲を示す図形」と定義されている[1]。

　下顎運動範囲を決定する下顎限界運動路とは、骨や顎関節、歯、筋、靱帯などによって規制された、3次元的な限界運動によって構成される[1]。1952年、スウェーデンのマルメ大学教授であったPosseltは、非緊張性の下顎運動は下顎切歯点の限界運動路にて構成される3次元空間の範囲内で発現することを示した。このときに示されたのが、「ポッセルトの図形」である。別名、「スウェディッシュバナナ」と呼ばれるように、その空間の外観は上部が平らなバナナの形態を呈する。

　ポッセルトの図形の上面の形態は、上下顎の歯が接触滑走することによって描記される。したがって、この上面の運動路の軌跡は、天然歯または補綴装置の咬合面、切歯部の形態の影響により、個人差が生じる。

　矢状面の最上部頂点は咬頭嵌合位に一致し、最下方は最大開口位に一致する。上下は平均40～60mm、前後は平均10mm、左右は平均20～30mmとされる[2]。

【参考文献】
1) 日本補綴歯科学会（編）：歯科補綴学専門用語集 第5版. 医歯薬出版, 東京, 2019.
2) Posselt U: Physiology of Occlusion and Rehabilitation. Blackwell Scientific Publications, Oxford, 1962.

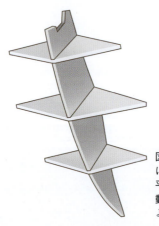

図❶a　下顎切歯点における矢状面、水平面における限界運動範囲（参考文献[2]より引用改変）

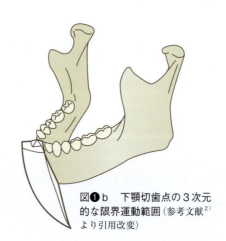

図❶b　下顎切歯点の3次元的な限界運動範囲（参考文献[2]より引用改変）

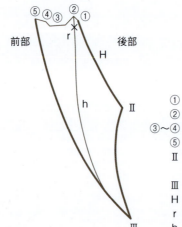

①：下顎最後退接触位
②：咬頭嵌合位
③～④：前方咬合位
⑤：最前方咬合位
Ⅱ：終末蝶番運動からさらに後方開口し、最大開口に至る経路の変曲点
Ⅲ：最大開口位
H：終末蝶番運動路
r：下顎安静位
h：習慣性閉口路

図❶c　下顎切歯点における矢状面内の限界運動範囲（参考文献[2]より引用改変）

08/100 1章 治療の基礎

咀嚼様式

日本歯科大学生命歯学部　歯科補綴学第Ⅰ講座　志賀 博

咀嚼運動経路の分類

咀嚼時の運動経路は、実際に咀嚼を行っている臼歯部ではなく、下顎切歯点での観察をもとに分類されている。これは、観察が容易であり、下顎切歯点・臼歯部での運動経路が近似していることによると考えられる。

下顎切歯点の運動経路は、各人固有のパターンを呈するものの、いくつかのパターンに分類されていた。最近では、2種類の開口路と3種類の閉口路の組み合わせで6種類のパターン、それらに8の字を描くパターンを加えて7種類のパターン（Ⅰ～Ⅶ）に分類でき（図1）、それらのパターンのうち、中心咬合位から作業側へ向かってスムーズに開口し、その後、中心咬合位へconvexを呈して閉口するパターンⅠと、中心咬合位から非作業側、開口後作業側へ向かい、その後中心咬合位へconvexを呈して閉口するパターンⅢの2種類（図2）が代表的であるとされている。

従来、健常者の咀嚼運動は、経路が咀嚼側に偏り、垂直的な咬断運動を呈するチョッピングタイプと、中心咬合位へ閉口後非作業側への滑走運動を呈するグラインディングタイプに大別されるといわれていたが、前者がパターンⅠ、後者がパターンⅢに相当する。

なお、パターンⅠあるいはⅢを有する健常者に実験的咬合干渉を付与すると、ⅠやⅢがあきらかに減少し、それ以外のパターンの増加が確認されている。実際に、平衡側に咬合接触が認められると、おもにパターンⅤとパターンⅥ、あるいは閉口路がconcaveを呈するパターン（Ⅱ・Ⅳ）が発現する。

さらに、片側性臼歯交叉咬合者の反対側では正常咬合者と同様のパターンを呈するが、交叉咬合側では正常咬合者と異なるパターンを呈することや、不正咬合を是正すると正常咬合者の代表的なパターンⅠとⅢが増加することも確認されている。

これらのことから、咀嚼様式はいくつかのパターンに分類されるが、咀嚼機能が健常で咬合に問題がない場合には、パターンⅠとパターンⅢに代表されるといえる。

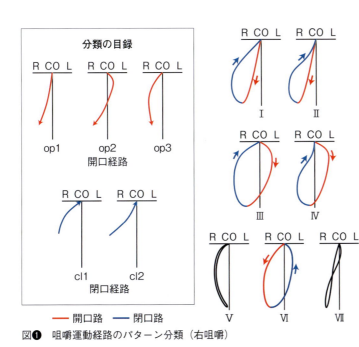

図❶　咀嚼運動経路のパターン分類（右咀嚼）

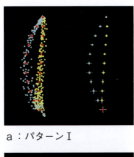

図❷ a、b　咀嚼運動経路の代表例（右咀嚼）
a：パターンⅠ
b：パターンⅢ

咬合平面の種類

1章 治療の基礎

徳島大学大学院医歯薬学研究部
口腔科学部門 臨床歯学系 顎機能咬合再建学分野
大倉一夫　松香芳三

咬合と関連する水平基準面として、咬合平面やフランクフルト（Frankfurt）平面、カンペル（Campel）平面、HIP（Hamular notch-Incisive Papilla）平面などが挙げられる（図1）。これらは、歯科診療や研究において重要な基準平面である。平面を規定するためには任意の3点が必要であり、顔面の形態的特徴により、前方基準点が1点、後方基準点が2点の場合が多い。

咬合平面

$\overline{1|1}$近心隅角の中点（切歯点）と$\overline{7|7}$の遠心頬側咬頭頂を含む平面として規定される基準平面である。補綴臨床において、総義歯咬合採得時に上顎咬合床をカンペル平面と平行になるように整えたり、フェイスボウトランスファーで上顎を基準にしたりすることから、下顎歯列で規定される咬合平面を、上顎歯列に存在すると誤解している場合がある。

補綴治療では、失われた咬合平面の獲得や現在の咬合平面を評価するために、仮想咬合平面として、下記の平面を参考にすることがある。

1．フランクフルト平面

左右側いずれかの眼窩下点（眼点）と両側の耳珠上縁（耳点）によって形成される平面であり、眼耳平面とも呼称される。頭部X線規格写真法では、眼点は両側眼窩の最下点（オルビタル）の中央点、耳点は外耳道の最上縁（ポリオン）の点を指す。直立した際に地表とほぼ平行になるとされる平面であり、フランクフルトで開催された会議（1882年）で採択された。フェイスボウトランスファーやセファロ分析を行う際の基準平面として用いられる。

2．カンペル平面

左右側いずれかの鼻翼下縁（鼻下点）と両側の耳珠上縁によって構成される平面をいう。咬合平面とほぼ平行になるとされる。総義歯やすれ違い咬合など、咬合関係が失われた患者の咬合平面を再構成する場合に、最も高い頻度で参考にされる基準平面である。フランクフルト平面とは、平均的に12°の角度をなす。

3．HIP平面

上顎の切歯乳頭（Incisive papilla）と上顎臼歯部にあるハミュラーノッチ（Hamular notch）を結んだ、咬合平面とほぼ平行な基準平面である。Coopermanによって提唱され（1975年）、軟組織の経年的な変化が起こりにくい部分を基準点としている。HIP平面は、上顎模型より探索可能な仮想咬合平面といえる。

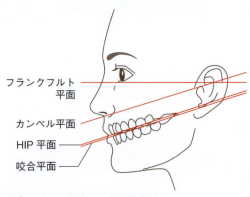

図❶　咬合と関連する水平基準面

名前	前方基準点	後方基準点	咬合平面となす角度
咬合平面	下顎切歯点	$\overline{7\|7}$遠心頬側咬頭頂	―
フランクフルト平面	眼窩下点	耳珠上縁	約12°
カンペル平面	鼻翼下縁	耳珠上縁	約0°
HIP平面	切歯乳頭	ハミュラーノッチ	約0°

解剖学的形態

10/100　1章　治療の基礎

徳島大学大学院医歯薬学研究部
口腔科学部門　臨床歯学系　顎機能咬合再建学分野
大倉一夫　松香芳三

歯は上顎骨あるいは下顎骨に連続して植立し、その連なりを歯列と呼ぶ。上顎歯列と下顎歯列は、3次元的に咬合面が連続して美しい曲線（咬合彎曲）を描く。矢状面に投影した場合はスピーの彎曲（Curve of Spee：図1）、前頭面に投影した場合はウィルソンの彎曲（Curve of Wilson：図2）をなしている。3次元的に観察すると球面に近似しており、モンソンの球面学説（Monson's spherical theory：図3）で説明される。

これらの彎曲は天然歯列に観察されるものであり、補綴装置製作時に人工的に付与する場合は調節彎曲と呼ばれ、用語として両者は区別される。

スピーの彎曲

天然歯列を矢状面から観察した場合、後方の臼歯ほど歯軸が近心に傾斜しているため、下顎犬歯の尖頭と下顎臼歯部頬側咬頭頂を連ねると、下方に凸の彎曲となる。この前後的彎曲を、最初に指摘した解剖学者の名前にちなんでスピーの彎曲という。

Spee は、この彎曲（円弧）が下顎頭の前縁を通り、その中心は眼窩内涙骨上縁付近にあると考えた（1890年）。当初 Spee は臼歯部頬側咬頭頂のみに注目したが、一般的には犬歯の尖頭を含むことが多い。前後的咬合彎曲は切歯切端を含む概念であるが、ほぼ同義語として用いられている。

ウィルソンの彎曲

天然歯列を前頭面から観察した場合、左右側の大臼歯の頬舌側咬頭を連ねると、下方に凸の彎曲となる。下顎臼歯の歯軸が舌側に傾斜し、上顎臼歯の歯軸が頬側に傾斜しているため、咬合平面に対して、上顎臼歯の舌側咬頭は頬側咬頭よりも低位に、下顎臼歯の舌側咬頭は頬側咬頭より低位になる。この側方彎曲をウィルソンの彎曲という。

ウィルソンの彎曲は、側方彎曲または側方咬合彎曲（lateral occlusal curve）、側方歯列彎曲と呼称されることもある。

モンソンの球面

Monson は、歯の植立している顎骨を計測し、歯列には前後的・側方的彎曲があることを指摘した。これらの彎曲は篩骨鶏冠付近に中心点をもち、下顎歯列およびボンウィル三角を包含する半径4インチ（約10cm）の球面にあること、歯軸はこの中心点に収束することを主張した（1920年）。この球面をモンソンの球面という。なお、左右側臼歯の頬舌側咬頭を結んでできる彎曲の方向が、モンソンの球面と一致する場合をモンソンカーブ、逆に上に凸の彎曲である場合をアンチモンソンカーブと呼ぶ。

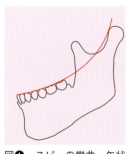

図❶　スピーの彎曲。矢状面に投影

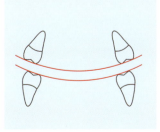

図❷　ウィルソンの彎曲。前頭面に投影

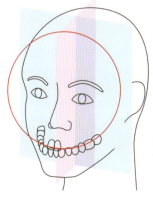

図❸　モンソンの球面。3次元的に観察すると、球面に近似している

11/100 1章 治療の基礎

臼歯部の咬合接触：ABCコンタクト・クロージャーストッパー・イコライザー

東北大学　大学院歯学研究科　口腔システム補綴学分野
佐々木啓一

　ABCコンタクト・クロージャーストッパー・イコライザーは、咬頭嵌合位での上下顎臼歯の咬合接触に関する用語である。咬合した臼歯への側方力負荷を避け、また咬合位を安定させるためには、機能咬頭が対合歯咬合面の窩に3点で接触する(Tripodism)[1]ことが望ましいとする考えに基づく[2]。

　上顎歯の遠心斜面と下顎歯の近心斜面の接触点は、閉口路と直交して閉口の最終点となる。そのため、クロージャーストッパー（closure stopper occlusal contact）[1]と呼ばれる。一方、イコライザー（equalizer occlusal contact）[1]は、上顎の近心斜面と下顎の遠心斜面との接触であり、クロージャーストッパーによって上下顎の歯に加わる側方力を打ち消す。なお、咬頭頂は咬合接触しない（図1）。

　臼歯部の咬合接触を前頭面断で模式的に示し、分類したのがABCコンタクトである（図2）[3,4]。Aコンタクト（A-occlusal contact）[1]は上顎頬側咬頭内斜面と下顎頬側咬頭外斜面、Bコンタクト（B-occlusal contact）は上顎臼歯舌側咬頭内斜面と下顎臼歯頬側咬頭内斜面、Cコンタクト（C-occlusal contact）[1]は上顎臼歯舌側咬頭外斜面と下顎臼歯頬側舌側咬頭内斜面との咬合接触である。

　ABCすべて、あるいは上下いずれかの機能咬頭が2点で咬合接触、すなわちAとBあるいはBとCをもてば、安定した咬合接触とみなせる。しかし、Bコンタクトを失うと歯への側方力が加わることとなり、歯の動揺や咬合位の安定が損なわれる。すなわち、ABCコンタクトでのBコンタクトは、前述のイコライザーとしての機能を有している。

　これらの用語は、『歯科補綴学専門用語集 第5版』（日本補綴歯科学会編）や『THE GLOSSARY OF PROSTHODONTIC TERMS 9th editon: GPT-9』（The Academy of Prosthodontics編）には収載されていない。唯一、1985年発行の『The Glossary of Occlusal Terms. 2nd edition.』(International Academy of Gnathology編)[1]に収載されている。DawsonやPK Thomas、Ramfjord、Ashらの咬合に関する成書にも記載はない。しかしながら、機能的な咬合面修復の際には有用な概念ではある。

【参考文献】
1) Glossary of Occlusal Terms : https://www.gnathologyusa.org/got_a-q.html
2) Stuart CE: Why dental restorations should have cusps. J Prosthet Dent, 10: 553-555, 1960.
3) Pokorny DK, Blake FP: Principles of Occlusion. Denar, Anaheim, 1980: 39.
4) 矢谷博文：咬合接触．月刊「歯科技工」別冊 目で見る咬合の基礎知識, 古谷野 潔, 矢谷博文（編), 医歯薬出版, 東京, 2002：92-95.

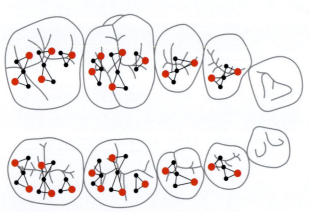

図1　クロージャーストッパー（赤丸）とイコライザー（黒丸）[参考文献4)より改変引用]

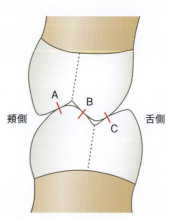

図2　ABCコンタクト

カスプトゥリッジとカスプトゥフォッサ

1章　治療の基礎

鶴見大学歯学部　クラウンブリッジ補綴学講座
重本修伺　小川 匠

カスプトゥリッジ（cusp to ridge）とカスプトゥフォッサ（cusp to fossa）は、咬頭嵌合位における上下顎臼歯の咬合関係に関する考え方である。

カスプトゥリッジ

咬頭対辺縁隆線あるいは咬頭対鼓形空隙の関係である。臼歯部の機能咬頭が、対合する臼歯部の小窩ならびに辺縁隆線部（上部鼓型空隙）に嵌合する1歯対2歯の咬合関係である（**図1a、b**）。天然歯列でみられる臼歯部の咬合関係は、ほとんどカスプトゥリッジである。機能咬頭が対合する歯間部に楔状に作用することで、歯に側方力が加わりやすくなって歯間離開や食片圧入をもたらし、歯周組織の傷害やう蝕を誘発することがあるとされている。

カスプトゥフォッサ

咬頭対小窩の関係で、臼歯部の機能咬頭が対合する同名歯の咬合面小窩に1歯対1歯で嵌合する咬合関係である（**図2a、b**）。アングルⅠ級の天然歯列ではほとんど認められず、オルガニックオクルージョンを実現するために考案された咬合接触関係である。咬合圧が歯軸方向に加わりやすいため歯の位置移動が少なく、歯間部への食片圧入に抑制的に働くため、歯冠修復をするにはカスプトゥリッジより有利な咬合関係であるとされている。

臨床的意義

天然歯列の咬合関係はカスプトゥリッジがほとんどで、カスプトゥフォッサは稀である。にもかかわらず、カスプトゥリッジの関係では、咬合力が対合の歯間部に楔上に作用することで食片圧入を誘発するため、オクルーザルリコントラクションや多数歯の歯冠修復の際には、カスプトゥフォッサが望ましいとされている。しかし、天然歯列の多くがカスプトゥリッジの関係であることは、形態的・機能的に合目的性があるはずである。カスプトゥリッジの関係のすべてで食片圧入などの為害作用が発現するわけではなく、カスプトゥフォッサの関係で食片圧入が発現しないわけでもない。歯冠修復の際には、咬頭嵌合位や偏心位で歯に加わる咬合力によって歯の位置がどのように変化するかを理解する必要がある。このためには、歯の植立方向（歯軸の向き）や付与すべき咬合接触部位（ABCコンタクトなど）なども考慮して、咬合面形態を決定すべきである。

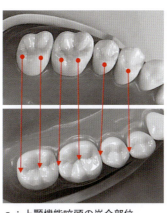
a：上顎機能咬頭の嵌合部位

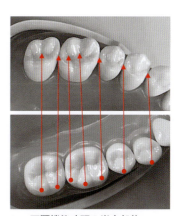
b：下顎機能咬頭の嵌合部位

図❶a、b　カスプトゥリッジ

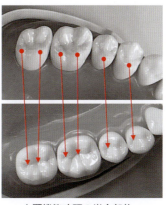
a：上顎機能咬頭の嵌合部位

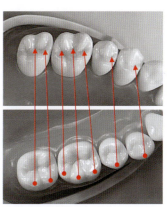
b：下顎機能咬頭の嵌合部位

図❷a、b　カスプトゥフォッサ

13/100

1章　治療の基礎

下顎位のズレ

静岡県・くまがい歯科クリニック　**熊谷真一**

臨床的に重要な下顎位は、咬合位のなかでは上下顎の歯列が最大に嵌合する咬頭嵌合位、顆頭位のなかでは再現性のある中心位であり、下顎位のズレはおもにこの2点をチェックすることが多い。咬頭嵌合位が顎関節や神経、筋肉の機能に調和していない場合には、咀嚼筋群の協調活動によって得られる筋肉位とのズレを比較することもある。また、環境の変化や経過のなかでの下顎位のズレにも注意が必要となる。

中心位と咬頭嵌合位のズレ

下顎位として、咬頭嵌合位と中心位が一致していることは理想的であると考えられるが、実際には、咬頭嵌合位と中心位は正常歯列群の90%以上にズレが生じ、またそれは中心位に対して咬頭嵌合位が切歯部で1.25±1.0mmほど前方といわれている[1]。しかし、そのズレは通常生体の許容範囲内に収まっており、ほとんどの症例では何の問題も生じない。そのため、欠損の少ない正常歯列群において、下顎位やそれに付随する咬合に関しては、それほど意識をしなくても臨床的に困ることは少ない。

この両者のズレが極端に大きいとき、あるいは生体の許容範囲を超えてしまう場合は、顎関節への負担や筋の圧痛、疲労感、早期接触部の歯の動揺や極度の咬耗、知覚過敏などが生じることがある（**図1a、b**）。中心位と咬頭嵌合位のズレについては、中心位での早期接触の位置や咬頭嵌合位へのズレる方向と量、早期接触する歯への動揺、咬耗、歯周ポ

ケットなどを診査する。その結果、下顎位のズレが患者の現症に関与している可能性が高く、そのままでは症状の軽減が難しいと判断した場合には、咬合調整や咬合再構成を含めた処置を検討する。

天然歯列に対する咬合調整は不可逆的な処置となるため、必要最小限に留めるよう考慮しなければならない。また、口腔内で行うのは難しいため、あらかじめ咬合器に付着して模型上で咬合調整のシミュレーションを行い、口腔内でそれを再現することが望ましい。

下顎頭位のズレ

アングルⅡ級2類をはじめ、下顎頭が関節窩内で後方に押し込められている場合、スタビライゼーション型のスプリントを装着することによって関節窩内の適正な位置に戻り、下顎位が前方にズレることがある（**図2a～e**）。また、咬頭嵌合位が不安定で顎関節も安定していない場合、関節窩内で関節頭が後方、側方に偏位することで下顎位のズレを経験することがある。下顎頭の後方偏位によって関節円板が前方に転位すると、開口障害を生じる。

その他の下顎位のズレ

顎関節や関節円板も、そこにかかる負荷によって形態変化が生じるため、経過とともにある程度変化する。とくに顎関節症、関節円板転位の既往がある症例や、顎口腔系にかかる咬合力やパラファンクションなどの力が極めて大きい場合、力の受け手の許容量が少なく、許容量を超えるような負荷がかかると、経過のなかで下顎位のズレが生じていることがある。

また、交叉咬合による下顎位の側方へのズレや、歯の欠損、とくに片側大臼歯部の咬合支持を失うことによって偏咀嚼などの機能的な問題とともに、下顎位にズレが生じることもある。

リスクが高い患者には、下顎位の位置や咬合接触を検査・記録して経過観察を行うと、ズレを認識しやすい。

【参考文献】
1）藍 稔：顎機能異常と咬合 第1版. 医歯薬出版, 東京, 1999：50-63.

症例1　咬頭嵌合位と中心位のズレ

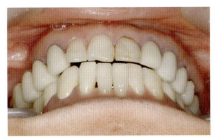

図❶a　45歳、女性。咬み合わせの不調を主訴に来院。5年前に両側臼歯を補綴。咬頭嵌合位での前歯部の咬合関係

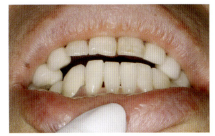

図❶b　中心位に誘導し、早期接触したときの咬合関係。中心位に対して咬頭嵌合位が右前方に大きくズレることがわかる

症例2　スプリント装着後の下顎位のズレ

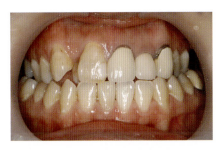

図❷a　36歳、女性。臼歯部の咬合痛のため来院。噛みしめの自覚があり、臼歯部への負担過重が疑われた

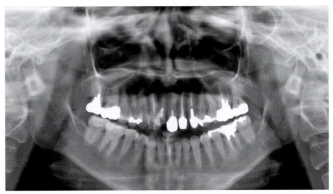

図❷b　関節頭の形態は明瞭ではないものの、大きな変形などは認められない

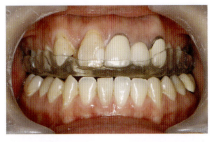

図❷c　スタビライゼーション型スプリントを装着。装着後しばらくして症状は軽減した

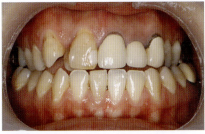

図❷d　装着後約半年。下顎は前方にズレ、第2大臼歯の早期接触によって、初診時よりオープンバイトとなっていた

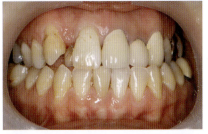

図❷e　咬合器に付着して咬合診査と調整を行い、口腔内で咬合調整を再現して咬頭嵌合位の安定を図った

14/100 咬頭干渉

1章 治療の基礎

神奈川県・歯科おおやぎ 大八木孝昌

日本補綴歯科学会の「咬合異常の診療ガイドライン」では、「咬頭干渉は、下顎偏心位への滑走運動を行う際に円滑な下顎運動が障害される咬合接触状態を示す。咬頭干渉を引き起こす原因としては、歯のガイドの不良（異常）、歯の位置の不良（異常）、咬合面の形態の不良（異常）ならびに咬合平面の異常（不良）などが考えられる。これらの状態は早期接触と同様の原因によって発現すると考えられる」と定義されている。本項では下顎偏心位のなかでも、側方運動時非作業側の咬合接触について考える。

歯周病組織への影響

歯周疾患の進行と咬合の関連に関しては、力の強さや動物の種類によって結果に差が出ること、人体を用いた実験ができないこともあり、明確な結果は得られていない。

Bernhardtらは、2,980名の統計学的な分析から、側方非作業側運動時の咬合接触があると、プロービングデプス（PD）ならびにアタッチメントロス（AL）がより増加すると統計学的に有意差を認めたものの、PDが0.13mm、ALが0.14mm増加するという臨床的に非常にわずかな値となっている[1]。また、根分岐部病変を有する歯に対しては、グラインディングとなる力は除去すべきであると述べている[2]。しかし、症例（図1）のように、歯周基本治療後に積極的な咬合調整を行うと、歯周組織の改善を認める。

補綴学的観点

前述のガイドラインから、円滑な咀嚼運動が障害されなければ、咬合関係を変化させることは適さないと考えられる。しかし、側方運動時非作業側の干渉が認められる場合には、そこを避けるように図2a〜cのような咀嚼運動の変化を認めるといわれている[3]。また、側方運動時非作業側の規制要素としては、顎関節の形態に左右される（図3）。そのため、顎関節に異常所見が認められる場合には、それらを考慮した咬合面形態の付与を検討すべきであろう（図4）。

非作業側の咬合干渉は、下顎運動にどのように影響しているのか、その影響によって歯にどのような力がかかったのか、また歯周組織にどのような力（大きさ・時間・方向・分布）[5]がかかっているのかを考えることが大切である。

症例

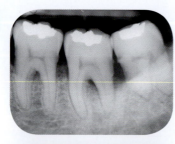

図1a
2007年5月31日。
「7根分岐部に透過像を認める

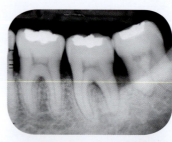

図1b
2007年8月7日。
歯周基本治療後も変化を認めない

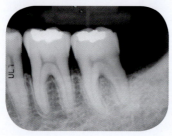

図1c
2007年12月3日。
咬合調整により、変化を認める

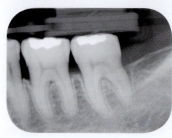

図1d
2014年5月13日。
歯周組織は良好

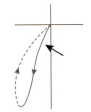
Working Side Deviate
Concave Opening type

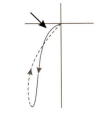
Working Side Deviate Reverse
Crossover Opening type

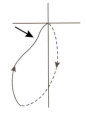
Concave Closure type

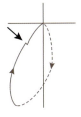
Step Closure type

図❷a　Abnormal Opening type。咀嚼側に非作業側干渉

図❷b　Abnormal Closure type。非咀嚼側にある非作業側干渉

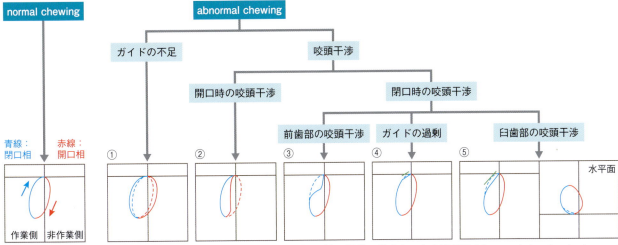

図❷c　前頭面からわかる abnormal chewing（グラインディング型・斜め卵型）。筒井らによる前頭面での normal chewing と abnormal chewing。a が開口時の咬頭干渉、b が臼歯部の咬頭干渉の形態に近似している（参考文献[4]より引用改変）

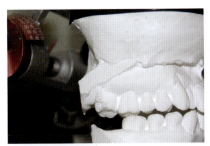
a：顆路傾斜角20°

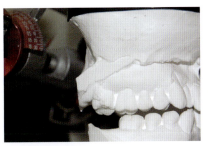
b：顆路傾斜角40°

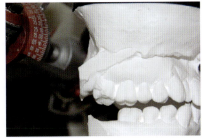
c：顆路傾斜角70°

図❸　非作業側に動かした場合、顆路傾斜角が急になることによって臼歯部は離開しているのがわかる。そのため、運動時非作業側の咬合干渉は、顎関節の形態によって左右されるのがわかる

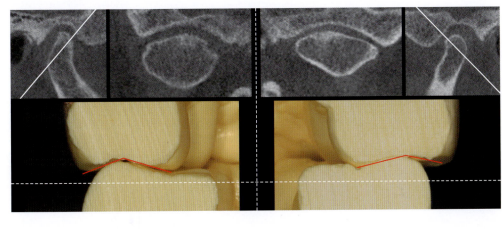

図❹　左：下顎頭の変形を伴った非復位性関節円板前方転位、右：復位性関節円板前方転位。左右臼歯部で異なる咬頭展開角を付与している

【参考文献】
1）Bernhardt O, Gesch D, Look JO, Hodges JS, Schwahn C, Mack F, Kocher T: The influence of dynamic occlusal interference on probing depth and attachment level: results of the study of health in Pomerania (SHIP). J periodontal, 77(3): 506-516, 2006.
2）Svanberg GK, King GJ, Gibbs CH: Occlusal considerations in periodontology. Periodontol 2000, 9: 106-117, 1995.
3）相馬季世子，山田真一，日野絵里，Yasuhiro NAKAMURA，瑞森崇弘，丸山剛郎：非作業側咬合干渉が咀嚼運動に及ぼす影響に関する研究．日本顎関節学会雑誌，1(2)：291-300，1989．
4）筒井照子，筒井祐介：包括歯科臨床Ⅱ 顎口腔機能の診断と回復．クインテッセンス出版，東京，2015．
5）千葉英史，他：BASIC Periodontics 1．北川原 健（編著），医歯薬出版，東京，1999：38-41．

15/100

1章 治療の基礎

咬合診査方法①
アンテリアジグ

東京都・鎌田歯科医院　鎌田征之

咬合診査の意義・アンテリアジグ（ルシアのジグ）とは

　補綴歯科臨床において、咬合診査は必要不可欠である。なかでも、患者の中心位を診査することは、初診時の診断や補綴物製作の指標のみならず、処置の前後の評価を行ううえで重要となる。

　中心位を採得するために、さまざまな手法がある。その１つに「アンテリアジグ（以下、ジグ）」の装置を用いた中心位の採得法がある。米国歯科補綴学用語集 第９版（GPT-9）では、ジグのことを「anterior deprogramming device：歯の接触の影響のない状態で下顎運動を可能にし、上下顎の位置関係の記録を容易にする前歯部ガイドテーブル（ルシアのジグ）」[1] と表現している。歯列不正や閉口時に起こる早期接触などによって咬頭嵌合位と中心位が異なる場合は、日常慣れしている筋肉群（以下、神経筋機構）によって中心位を採得することは困難な場合がある。ジグを用いることにより、神経筋機構の排除が可能になり、患者個々の中心位を採得できる。

　また、ジグを装着した状態で下顎の偏心運動・タッピング運動（以下、TP）をさせることで、ジグ上にゴシックアーチ描記（以下、GoA）ができる。これにより、患者個々の下顎限界運動路を簡便に口腔外で確認でき、患者固有の下顎位を診断するツールとしても利用可能となる[2]。

製作方法（図1）

　上下顎石膏模型を付着した咬合器上で製作する。

まず、上顎石膏模型上の６前歯にアルミホイルを圧接する（アンダーカットがある場合は、事前にパラフィンワックスなどでリリーフを行う）。その後、即時重合レジンを前歯舌面とできるだけ平面になるように適合圧接し、両側切歯の幅に一致させて上顎にジグを製作する[3]。

　中心位および顎運動の軌跡を明瞭に記載できるように、筆者は下顎にも即時重合レジンにて下顎前歯中央部に0.9mmワイヤクラスプを付与したクラッチを製作している。この際、咬合器上の偏心運動にて、ジグとクラッチを装着した上下石膏模型が、咬頭干渉しない最小限の咬合器上での挙上量となるように調整し、製作することが望ましい。

　最終的には、ジグとクラッチを装着した状態で開閉口させたときに、咬合挙上による診査結果への影響を最小限に抑えるためにも、できるだけ垂直顎間距離を増やさないように調整し、ジグの正中部にクラッチのワイヤーの先端だけが接触するようにジグ表面を研磨する。

診査方法の実際

　患者の頭部を固定せず、下顎をリラックスした状態でフランクフルト平面が床と水平になるように椅子に座らせ、ジグとクラッチを装着する。その際、患者が違和感を覚える不自然な咬合高径でないことを確認することが重要である

　その後、神経筋機構の排除を目的に、患者に最大開閉口運動・前後方運動・左右側方運動・TPの練習を数回行ってもらう。この際、前述の運動を行えることを確認する必要がある（図2）[2]。

　練習後、ジグ上に患者が前述の運動によって印記したGoAとTP、そして術者が誘導した再現性のある下顎位（以下、誘導位：本章02参照）を印記する。ジグに印記されたGoAのアペックス（以下、AP）やTP、そして誘導位の位置関係を総合的に評価することで、患者の中心位を採得でき、患者個々の下顎限界運動路をとおして、患者固有の下顎位を診断できる（図3）。

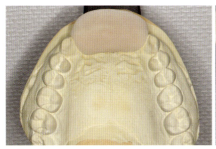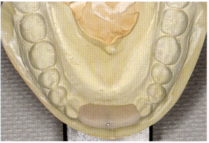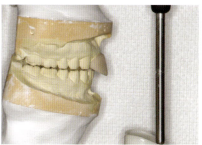

図❶ 製作時における注意点。咬合挙上による診査結果への影響を最小限に抑えるためにも、咬合器上の偏心運動にて、ジグとクラッチを装着した上下石膏模型が、咬頭干渉しない最小限の咬合器上での挙上量となるよう調整し、製作することが望ましい

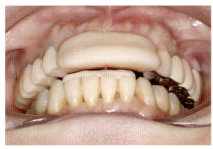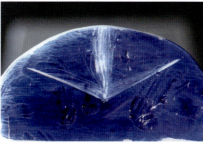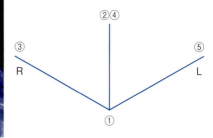

図❷ 診査前の練習方法。患者の神経筋機構の排除を目的に、患者に最大開閉口運動・前後方運動・左右側方運動・TPの練習を数回行ってもらう。①AP→②前方限界運動→後方運動（APへ戻す）→③右側方限界運動→APへ戻す→④前方限界運動→後方運動（APへ戻す）→⑤左側方限界運動→APへ戻す。①～⑤の運動練習を数回行った後、TPの練習も同時に行う

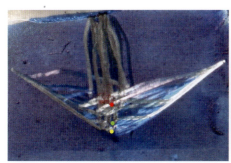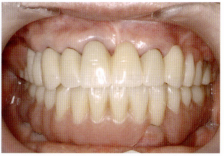

図❸a ジグを用いた咬合診査。ジグ上のGoAでは、左右側方運動の軌跡は安定していたが、AP（黄印）とTP（赤印）に大きなズレを認めた。しかし、誘導位（緑印）とAPに大きなズレを認めなかったため、神経筋機構の不調和の改善を目的に、誘導位にて咬合採得を行い、プロビジョナルレストレーションを製作した

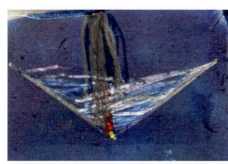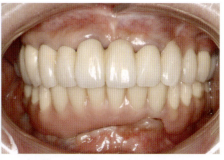

図❸b プロビジョナルレストレーション調整後のジグを用いた再評価。ジグ上のGoAでは、AP（黄印）・左右側方運動の軌跡はさらに安定し、APのわずか前方にTP（赤印）の収束を認めた。また、誘導位（緑印）とAPの一致を認めたことから、神経筋機構の調和が図られたと判断し、最終補綴物を製作した

【参考文献】
1) The Academy of Prosthodontics: The Glossary of Prosthodontic Terms, 9th ed. https://www.academyofprosthodontics.org/_Library/ap_articles_download/GPT9.pdf
2) 兒玉直紀, 熱田 生, 松丸悠一, 松田謙一:Back to the basics ～ゴシックアーチは本当に必要なのか～. 日補綴会誌, 10(1):16-22, 2018.
3) Lucia VO: Centric relation, theory and practice. J prosthet dent, 14(3): 492-505, 1964.

16/100 咬合診査方法② スプリント

1章 治療の基礎

東京都・川口歯科クリニック　川口 敦

スプリントの種類

スプリントは、本来は変位した組織あるいは可動性の硬組織を一定期間、適切な位置に固定する装置の総称である[1]。本項では、診断を目的に使用するスプリント(図1)について、症例を交えて解説する。

診断用スプリントの目的

診断用スプリントの目的として、次のことが挙げられる[2]。

- 症状が咬合にかかわるのかを鑑別する
- 下顎位を模索し、早期接触を取り除く
- 筋肉のスパズムをとる
- 咬合接触を一時的に排除する
- 暫間的に咬合挙上を試みる

症例：下顎位を模索し、筋肉のスパズムをとる

患者は49歳・女性の会社員で、食時困難を主訴に来院した。現症は、食べものを噛めない（噛み切れない）、咀嚼時に顎がズレて口が開いてしまうため唾液が溢れ出る、いつも口の中が気持ち悪いとのことであった（図2a）。

上下正中線とオトガイ部の右方偏位、臼歯部の低位咬合、咬筋部の過緊張が認められた。下顎位を含めた咬合起因と考えられる諸症状との関連を検証するために、スタビリゼーション型スプリントを装着した（図2b）。同時に、歯列を歪め、下顎を偏位させた原因である生活習慣や態癖へのアプローチも行った。頬杖と横向き寝を止め、日中の食いしばりと歯ぎしり（図2c）をしないように意識してもらった。

● スプリントの調整

材質的な種類として、重合タイプのレジンを用いて作製するタイプを使用した。まず、プレートが歯にしっかりフィットしていることを確認し、各歯が均等に咬合し、顎間距離が安静空隙を阻害しないようにできるだけ薄く調整した。右側がクロスバイトのため、右側のオーバージェットを改善できるように意識した。

スプリントの装着によって筋緊張が緩和し始めると下顎位も変化し、それに合わせて、1〜2週間の短い間隔で調整を行った。患者はスプリントを気に入り、日中も食事以外は使用していた。

スプリント装着後約1ヵ月で、下顎位は左前方に出現した。顔貌は、初診時よりも左右対称になり、口角のしわが減り、咬筋部の張りも少なくなって咀嚼筋の緊張の緩和が認められた（図2d）。また、スプリントによって主訴の要因の一つである下顎の偏位を検証できた。したがって、本症例では全顎的

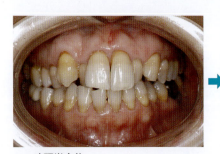

a：咬頭嵌合位

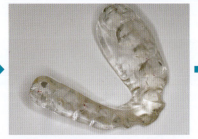

b：薄く、違和感が少ないように調整し、下顎が自由に移動できるように意識する

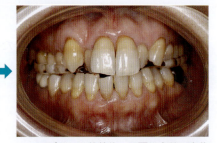

c：スプリント装着後、下顎は左前に変化して安定した。よって、下顎は右側後方に偏位していると診断した

図❶a〜c　スタビリゼーション型スプリントを用いた一例

| 症例 |

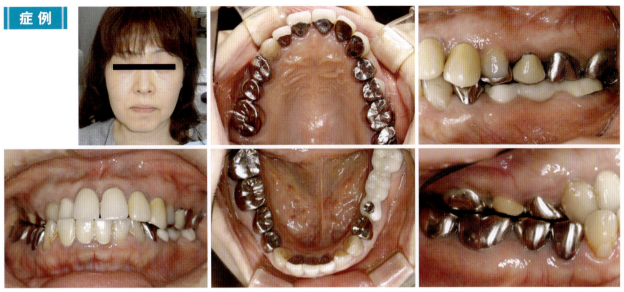

図❷a　49歳、女性。初診時の顔貌および口腔内写真。咬筋部は肥大し、正面観から下顎の偏位が疑われた

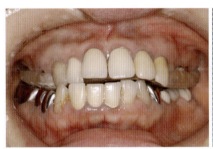 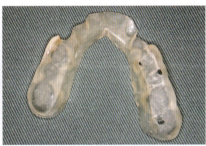

図❷b　左：スタビリゼーション型スプリントを装着し、既存の咬合をいったんキャンセルする。右：調整は各歯が均等に当たるまで薄く削合する

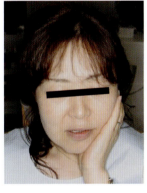

図❷c　枕に下顎を押し付けるように左を下にして、横向きで寝ている。仕事中は、左の頬杖をずっとしている。仕事や電車でイライラする（ストレスが溜まる）と、かなり強い力でくいしばりや歯軋りをする

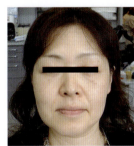 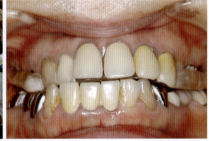

図❷d　スプリント装着後約1ヵ月で、下顎位は左前方に出現した。顔貌は、初診時よりも左右対称になり、口角のしわが減り、咬筋部の張りも少なくなって咀嚼筋の緊張の緩和が認められた

　な治療の必要性があると判断した。

　以上のように、スプリントを用いた咬合診査の結果、諸症状は咬合と関連すると診断し、スプリントで得られた下顎位への改変を含めた全顎的治療に移行した。

●

　診断用にはスタビリゼーション型が用いられることがほとんどであるが、短顔型で咬合力の強い個体では、時に臼歯部の圧下を招くことがあるため、長期の使用には注意が必要である。

　正しい方法で、適切に調整されたスプリントは、一時的かつ可逆的な方法で、下顎位を含めた咬合を診査できる有効な装置である。

【参考文献】
1）日本補綴歯科学会（編）：歯科補綴学専門用語集 第5版．医歯薬出版，東京，2019：60．
2）筒井照子，筒井武男，田代孝久：スプリントに強くなろう！．クインテッセンス出版，東京，2017．
3）福島俊士，平井敏博，古屋良一：臨床咬合学 診断から治療まで．医歯薬出版，東京，1992．
4）筒井照子，筒井祐介：包括歯科臨床Ⅱ 顎口腔機能の診断と回復．クインテッセンス出版，東京，2015．

17/100

1章　治療の基礎

欠損歯列と欠損補綴

東京都・歯科診療室新宿 NS　宮地建夫

欠損歯列という用語

欠損歯列という用語を「病態や病名という意味を込めた言葉」として登場させたのは、1980年に藍 稔氏が訳した『欠損歯列の補綴』[1]という書籍であったように記憶している。ただし、文献を検索すると、1975年の日本補綴歯科学会雑誌には「欠損歯列に対する清掃用具……」、1978年には「先天的欠損歯列……」や「歯列模型ならびに欠損歯列模型……」などと、欠損歯列の語が1980年以前にも使用されている。欠損補綴という用語も、1962年の日本口腔外科学会雑誌に「骨移植に由る顎骨欠損補綴」、また1974年の北海道歯科医師会会誌に「前歯欠損補綴永久固定装置」などの使用例がみられる。しかし、「病態としての欠損歯列」と「治療手段としての欠損補綴」が対語として歯科臨床に浸透し、定着していったのは前述の『欠損歯列の補綴』以降のように思う。なお、松元 誠氏は1979年の歯界展望 53巻 2号で「歯牙欠損症」という用語を病名として使用している。

治療手段としての欠損補綴

前述の『欠損歯列の補綴』の序文には、次のように記されている。

「部分床義歯の設計に関して書かれたものに対して一般の期待するところは、多様な欠損歯列の形態について治療計画や義歯の設計上、適切な考え方が示されることである。いろいろな形で歯牙欠損がある場合に、どのような構成要素をもつどのような補綴物が目的に適っているか、その指針が与えられることがなによりも期待される。だがそう考えると、義歯つまり治療手段が思考と行為の中心をなすことになる。しかし咀嚼器官の失われた機能を回復するという課題は、病態に対する理解つまり欠損歯列の病理学からしか取りかかれない」

つまり、ここには「病態としての欠損歯列」と「治療手段としての欠損補綴」をしっかりと分けて考えるべきであると記されている。

病態としての欠損歯列

日本補綴歯科学会の用語集にも、欠損歯列は「歯の欠損がある歯列」という以上の定義は記載されていない。一方、歯科臨床での症例報告や症例検討のなかで使用される「欠損歯列」という言葉は、「歯の欠損がある歯列」が患者にどのような問題をもたらすか、臨床対応の難易度や将来にどのようなリスクを抱えているかの予後や予測を含めた広義の病態、あるいはむしろ症候群（シンドローム）として捉えられ、話題にされている。

欠損歯列の病態は、現在と将来の問題の2つに分けて捉えると、その後の臨床対応の意味や優先度の整理がしやすくなる。

現在の問題とは、歯の喪失後の後遺症状として、患者がどのような機能低下（おもに咀嚼嚥下・発音・審美など）を訴えているかを意味している。その機能低下が患者の不便や不満、そして不利益に発展すれば、機能障害というレベルになっていく。

「歯の欠損がある歯列」でもう1つの問題は、「歯の喪失」によって咬合支持の減少や咬合欠陥といった下顎位の不安定化が、欠損拡大のリスク要因になってくることである。そのリスクの読みが、将来の問題にあたる。

「歯の喪失」と機能低下

「歯の喪失」が単に機能低下でおさまらず、その後の歯列や咬合、歯周組織の病的変化、さらに顎機能異常、全身的影響へと続くため、二次性障害・三次性障害との見方もある。しかし、初期の歯の喪失が、必ずしも次の歯列の進行に直接結びついていな

い事例もあり、臨床的な機能低下のレベルと将来リスクとは決してパラレルではない。そのような理由から、一律に一次性・二次性障害へと進行していく読み方を固定化してしまうと、リスクの過剰評価に繋がるおそれも出てくる。筆者は、現在の問題と将来のリスクは関連していても、その評価は分けて考えたほうが臨床的な齟齬が少ないのではないかと思っている。

歯の喪失量と咀嚼機能低下も必ずしも相関しておらず、審美や発音などの機能低下になると、個々の受け止め方は実に多様である。しかし、もし患者の自覚症状と訴えがあれば、多少の歯科的犠牲を抱え込むとしても、欠損補綴によって対応していくことが求められる。

「歯の喪失」と咬合支持の減少

欠損歯列とは、歯の喪失によって上下顎歯による咬合支持（咬合接触）に欠損を生じた歯列とみなすことができる。筆者は、その咬合支持の欠損ないし損傷レベルが将来リスクの評価要素の一つだと考えている。

咬合支持歯の喪失、とくに臼歯部の咬合支持レベルの悪化によって下顎位の不安定化が進み、歯列のリスクが高まった状態を「咬合欠陥レベル」と呼び、さらに咬合支持歯を失って臨床的に下顎位を支えきれなくなった歯列を「咬合崩壊レベル」とみなし、欠損歯列の病態レベル評価の参考にしている。

病型と病期

欠損歯列は、徐々に喪失歯の拡大する連続した病態と診ていくことが大切で、この連続性の性質から、欠損歯列の将来像に近づくことができる。

その連続した病態を、「病型」と「病期」の2つの側面から捉えることが臨床的であろう。

病型とは上下顎歯列の欠損様式のことで、膨大な組み合わせが考えられるが、咬合支持が失われた状態（咬合崩壊）のパターン（病型）となると、それほど多くはない。おもなパターンは、次に挙げる4つである。

- 前後的なすれ違い咬合
- 対顎に歯があり、上顎のみが無歯顎
- 下顎のみが無歯顎
- 左右すれ違いに歯が失われる

健全歯列からこのような終末パターンのどこかに向かう連続変化として、欠損歯列を捉える。加えて、欠損拡大がどの程度まで進行したか、レベルやステージ（病期）を確認する。病型の把握からは、難症例にならないための対策として、欠損補綴がどうあるべきかを考え、進行レベルを表す病期から、補綴介入の時期や介入の大きさが選択される。

欠損補綴の選択

欠損補綴は、患者の不便・不満・不自由という現在の問題への対応と、同時に将来リスクへの対策という2つの要請から設計され、選択される。

もちろん、現在と将来のそれぞれの問題は同時に解決されることもあるが、相互に矛盾することも稀ではない。リスクには未来予測という不確かな部分を抱えているために、補綴介入はつねにバラツキや過誤がつきまとう。

欠損補綴の過誤には、リスクを少なく見積もりすぎた過誤と、リスクをオーバーに見積もりすぎた過誤が、技術のよし悪しとは別に存在する。やはり、術者はその欠損歯列をどのような病態として診たのか、どのようなリスク予測を欠損補綴の選択に結びつけたのか、そしてその後の経過の実情を積み重ねていく責務があるように思われる。

謝辞

本項における文献の検索は、東京歯科大学 口腔インプラント科 高梨琢也氏による。

【参考文献】

1）Eugen Fröhlich, Erich Körber：欠損歯列の補綴：診断と治療計画. 藍 稔（訳）, クインテッセンス出版, 東京, 1980.

18/100 ケネディーの分類

1章 治療の基礎

日本大学松戸歯学部　有床義歯補綴学講座
五十嵐憲太郎　大久保昌和

　現在、世界中で最も用いられている部分欠損歯列の分類は、1923年にニューヨークのDr. Edward Kennedyにより提案された、ケネディーの分類（法）である。Kennedyは、部分欠損歯列を4つのクラス（級）に分類した。この分類は、残存歯と欠損部顎堤との位置関係が直感的にわかるのが最も傑出した特徴であり、遊離端欠損を重視した一顎単位の部分欠損歯列の分類である。後に、Dr. Oliver Applegateによって分類を運用しやすくするための規約が提案された（図1）。

Applegate's rules（アプリゲートの規約）

- 規約1：分類は抜歯により変わるので、抜歯後に分類する
- 規約2：基本的に第3大臼歯は分類の対象としない
- 規約3：第3大臼歯が存在し、支台歯として用いる場合は分類の対象とする
- 規約4：第2大臼歯が欠損していても、補綴しない場合は分類の対象としない
- 規約5：同一歯列内に複数の欠損領域がある場合には最後方の欠損領域より分類する
- 規約6：クラスを決める欠損領域以外の欠損領域は類型として表示する
- 規約7：類型は欠損領域の広さではなく、欠損領域の数によって決定する
- 規約8：分類は上位のクラスが優先されるので、クラスⅣには類型はない

【参考文献】
1) Kennedy E: Partial denture construction. Den Items Interest, 47: 23-35, 1923.
2) Applegate OC: Essentials of removable partial denture presthesis 3rd ed. WB Saunders, Philadelphia, 1965.

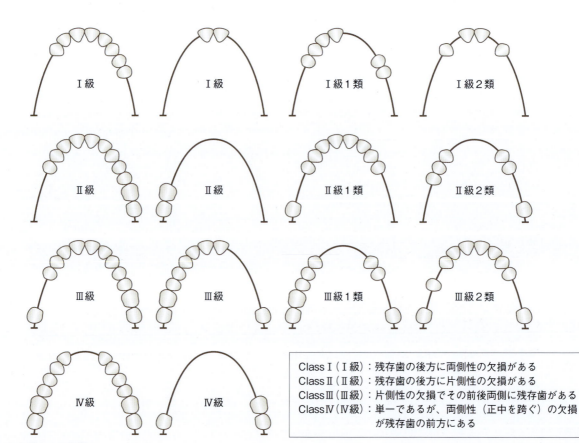

ClassⅠ（Ⅰ級）：残存歯の後方に両側性の欠損がある
ClassⅡ（Ⅱ級）：残存歯の後方に片側性の欠損がある
ClassⅢ（Ⅲ級）：片側性の欠損でその前後両側に残存歯がある
ClassⅣ（Ⅳ級）：単一であるが、両側性（正中を跨ぐ）の欠損が残存歯の前方にある

図❶　ケネディーの分類

19/100 アイヒナーの分類

1章 治療の基礎

日本大学松戸歯学部 有床義歯補綴学講座
五十嵐憲太郎　大久保昌和

　アイヒナーの分類は、1955年にベルリン自由大学のDr. Karl Eichnerにより提案された。理由を知る由もないが、北米の補綴学関連の書籍には一切その記載は見当たらないものの、わが国ではケネディーの分類と並んで広く用いられている。アイヒナーは1,000人の患者を対象に行った研究から、左右の小臼歯部・大臼歯部の4領域の咬合接触を咬合支持域と考え、その状態によってそれぞれ3つのサブグループを有するA～Cの3つのグループを提案した。

　現在、広く用いられている分類は修正が加えられ、Bグループのサブグループが4つとなり、A～C合わせて10のサブグループから成る。アイヒナーの分類の優れた特徴は、臼歯部における咬合支持能力を判断できる点であり、欠損のない歯列から無歯顎まで分類できる（**表1**、**図1**、**2**）。

【参考文献】
1) Eichner K: Uber eine gruppeneinteilung der luckengebisse fur die prothetik. Dtsch Zahnarztl Z, 10: 1831-1834, 1955.

表❶　咬合接触状態によるグループ分け

- グループA：4つの支持域すべてに上下の接触がある
  - A1：上下顎ともに欠損がない歯列
  - A2：上下顎のうち1顎のみに（片顎に限局した）欠損がある歯列
  - A3：上下顎ともに欠損がある歯列
- グループB：4つの支持域の部分的に上下の接触がない
  - B1：3つの支持域がある（支持域が1つない）
  - B2：2つの支持域がある（支持域が2つない）
  - B3：1つの支持域がある（支持域が3つない）
  - B4：支持域外での接触がある（前歯部のみに咬合接触がある、支持域が4つともない）
- グループC：上下の接触がまったくない
  - C1：上下顎ともに残存歯がある
  - C2：上下顎のうち1顎が無歯顎
  - C3：上下顎ともに無歯顎

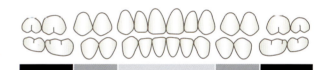

図❶　アイヒナーの分類では小臼歯部・大臼歯部の4領域の咬合接触を咬合支持域として考える

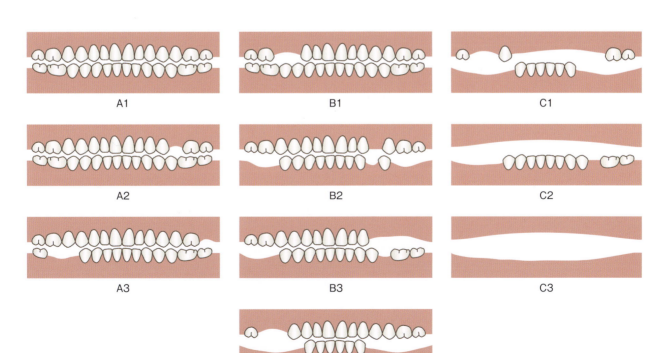

図❷　アイヒナーの分類

20/100

1章 治療の基礎

咬合三角

東京都・歯科診療室新宿 NS　宮地建夫

咬合三角とは、Y軸（縦軸）に咬合支持数、X軸（横軸）に歯数を選び、その2要素による散布の分布範囲を示した図で、欠損歯列の喪失レベルを視覚的に捉えることを目的にしている（**図1a**）。

図1aの左上の頂点Aは「28歯現存・咬合支持数14ヵ所」の健全歯列の位置を、右下のB点が無歯顎の位置を示している。この図により、喪失歯の進行と咬合支持のレベル低下の関係が明示される。ただし、Cのように歯数が奇数（25歯）では咬合支持数の上限値が12.5ヵ所を示してしまうため、正確には上方斜線を階段状に画くべきだが、便宜上単純な直線にした。

歯の喪失と咬合支持数の減少

現在、**図1b**のDのような歯式の欠損歯列だとすると、図1aのX軸21歯・Y軸9ヵ所のD点が、その歯列の位置を表す。そこからさらに1歯を喪失したとき、その歯に対合歯がない場合（図1b：E）は1コマ右に移動させてE点となる（図1a）。もし対合歯があった場合（図1b：F）は、Eと同様に右に1コマ移動させ、さらに咬合支持数も減少するため、下に1コマ移動させてF点となる（図1a）。

エリアの設定

問題の多かった症例を図1a上にプロットしてみると、咬合支持数が4ヵ所以下で歯数が10歯以上に囲まれたエリアに入ることが多いという臨床的な経験から、その範囲を実質的に咬合崩壊した欠損歯列とみなし、咬合崩壊エリアまたは第3エリアと呼ぶことにした。

咬合支持が10ヵ所以上あると下顎位はほぼ安定し、経過も比較的安定していることが多いため、その範囲を第1エリアと呼ぶ。咬合支持数が10ヵ所を割り込むと、症例によっては咬合欠陥が生じて欠損進行のリスクが増大するため、第1と第3の中間をリスクエリア、咬合欠陥エリア、または第2エリアと呼ぶことにした。歯数が10歯以下になるといわゆる少数歯残存症例のグループに属するため、すれ違い咬合症例に比べると穏やかな臨床症状や経過をとることが多いという理由で、第3エリアから分離して第4エリアとした。以上のように、咬合三角を4つのエリアに分けて、欠損歯列症例の臨床評価の参考にしている。

エリアの基本的評価

欠損補綴には、その臨床的効果と同時に、無視できないマイナス面が副作用として内在している。したがって、過剰な補綴介入や不必要な機能回復は、極力慎重であるべきだろう。まず欠損歯列のレベルごとに、補綴の効果と同時にそのマイナス面を比較・検討することが大切である。

1．欠損歯列の第1エリア

咬合三角の第1エリアでは、咬合支持数が減少してきたものの、まだ咬合欠陥レベルには至らず、比較的安定した経過を辿ることが多い。

このエリアでは、補綴することでもたらされる利益が、補綴介入で抱え込む負担を上回ることができるかを考えてみる必要がある。補綴する利益とは、諸機能の回復だけではなく、顎機能の安定や対向歯の挺出防止なども含めた利益であり、補綴介入の負担は経済的なものだけではなく、支台歯への負担や顎堤の吸収も含めたトータルな負担として考えるべきだろう。このエリアでは、おもに補綴するか、しないかの選択がまず検討項目になる。

2．欠損歯列の第2エリア

咬合支持が徐々に失われて咬合欠陥に進んだ第2エリアの段階では、欠損拡大リスクの増大が予測され、咬合再建を前提にして、どのように補綴介入す

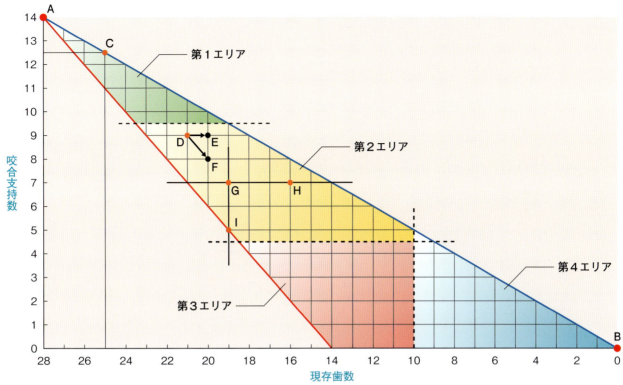

図❶a 咬合三角の説明

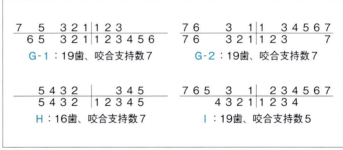

図❶b 歯の喪失と咬合支持数の減少。赤字は喪失歯

図❶c 症例の比較

れば最小の負担でリスク回避という目的を最大にできるかが、思考と選択の中心になるはずである。

3．欠損歯列の第3・4エリア

咬合崩壊のレベルに進んだエリアでは、日常の食事や会話に大きな制約を受けることも稀ではない。このエリアでは、患者のQOLを確保するために多少の歯科的な犠牲も覚悟して、日常性の回復を優先することが主題となる。

症例の比較

咬合三角では、複数の欠損歯列症例を比較するときに便利である。

1．横軸の比較（図1a：G、H）

図1aのGとHの2症例は同一の咬合支持数で、現存歯数が19歯の症例（**図1c：G-1、2**）と、16歯の症例（図1c：H）の比較になる。咬合支持数の割に歯数が多いGは、咬合支持に参加していない歯が多いことを意味し、その歯がおもに対顎の遊離端欠損部に対向している場合（図1c：G-1）と、おもに対顎の中間欠損部に対向している場合（図1c：G-2）によって、咬合回復の難易度が分かれる。比較的歯数の少ないHは、上下顎歯数バランスもよく、義歯の安定も得られやすいという評価になる。

2．縦軸の比較（図1a：G、I）

同一歯数の症例間では、咬合支持数の多寡での比較になる（図1c：G、I）。無論、咬合支持数の多い症例が有利と判定されるが、とくにこのエリアでは臼歯部での支持がどのくらい減少したかを比較し、評価すべきである。

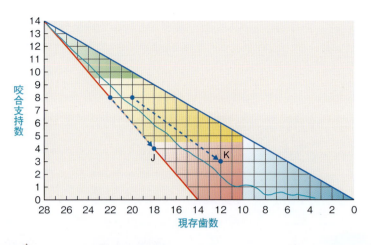

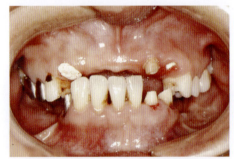

症例 J：現存歯数18歯、咬合支持数4

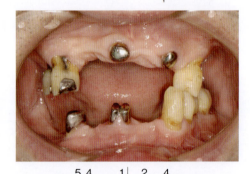

症例 K：現存歯数12歯、咬合支持数3

図❷ 平均値と経過のコース（参考文献[2,3]より引用改変）

経過の軌跡とそのコース

　咬合三角では初診時だけではなく、経過中に歯の喪失が進行したとき、逐次歯数・咬合支持数の関係を図上で確認できる。欠損が進むと、咬合三角上にプロットした経過が、1つのコースとして浮かび上がる（図2）。左下斜線（底辺）に沿って急な角度で進むコース（図2：J、症例J）と、右寄りに緩い角度で進むコース（図2：K、症例K）に分かれる。Kでは上下顎の天然歯同士や欠損部（人工歯）同士が向かい合う歯列のパターンになることが多く、Jではいわゆるすれ違い咬合や片顎無歯顎というパターンに進みやすい。コースの角度から、おおよその病型をイメージできる。

　図2の咬合三角の中央に走るラインは、筆者の診療室で集計した、歯数ごとの咬合支持数の平均値である。その平均ラインの左寄りが急斜面のコース、右寄りが緩斜面のコースに分けられる。Kのコースでは、将来欠損がそのまま進んだとしても、少数歯残存症例やさらに無歯顎へと軟着陸していくことになる。そのような症例は、概して日常あまり不便がなく推移することが期待される。

コミュニケーションツールとして

　咬合三角は比較的単純な図であり、患者とのコミュニケーションツールとしても利用できる。

【参考文献】
1）宮地建夫：「欠損歯列の客観的位置づけ」の提案．日本歯科評論，462：159-160，1981．
2）宮地建夫：欠損歯列の臨床評価と処置方針．医歯薬出版，東京，1998：58．
3）宮地建夫：症例でみる欠損歯列・欠損補綴 レベル・パターン・スピード．医歯薬出版，東京，2011：69．

歯の生涯図

1章　治療の基礎

東京都・ナムラ御殿山ガーデン歯科　名村大輔

歯の生涯図とは、歯科疾患実態調査から現在歯数と年齢を抽出して作成されたもので、現在および将来の歯の喪失リスク診断に用いられる。歯科疾患の多くは慢性疾患であり、治療と継続的な受診によって健康を維持できるという特徴から、歯科受診による目に見える介入効果は把握しにくい。歯科治療の目的の一つに、長期にわたって歯を喪失しないことが挙げられる。現在歯数という客観的な指標を経時的な視点から把握できる生涯図は、治療効果の有効な判断材料として活用できる。1995年に宮地が自院のデータから提唱し、臨床応用した。1994年に長田、吉野らが歯科疾患実態調査からパーセンタイル表を作成し、黒田がその活用法を提唱した（図1）。

生涯図の活用法

1. 初診時の患者の位置確認と将来予測（歯を失うスピード予測）

50パーセンタイルは平均値を示している。25パーセンタイル以下の患者には、「平均値よりも良好で、10～20年後までに歯を失わなければ、10～3パーセンタイルにまで向上できる」ことを説明する。75パーセンタイル以上の患者には、平均よりも悪いことを伝え、「10年後には○歯喪失し、20年後にはさらに○歯喪失する」と説明し、歯磨きや生活習慣などを真剣に改めるように指導する。

2. 現存歯数25歯が変曲点

喪失傾向が高くなる時期、つまり曲線の傾きが変化し始めるポイントを「変曲点」と呼ぶ。現在歯数が25歯以下になると傾きが下がり始め、20～8歯までの間が最も傾きが急となり、10年間で10歯以上喪失の可能性が生じる。これは、臼歯部咬合支持の崩壊から咬頭嵌合位が不安定となって前歯部に咬合負担が移行し、喪失を促進してしまう構造に起因する。20歯以下になると、なかなか喪失を止められないため、その手前で何とか喪失を食い止めたい。

3. 若年齢代と高年齢代の経過比較

20年以上の経過を比較する場合、20～30代の若年齢代における20年後と、50～60代の20年後では、意味が大きく異なる。つまり、20～30代の20年後はそれほど気にしなくても変曲点の25歯までは喪失歯が少なく安心できるが、50～60代の20年後は喪失歯が多くなり、現在歯数を守ることが至難の業となる。

4. 10年すぎたら──継続来院を褒めて定期健診の努力を讃える

初診時と10年後の現在歯数を生涯図にプロットして直線で結んでみる。初診時のパーセンタイルから、将来予測値と10年後の現在歯数との差を確認する。定期健診を続けた患者は、きっと向上していると思われる。患者にそのことを示して継続来院を褒め、さらに定期健診の意味を説明して今後の継続健診を強く訴える。

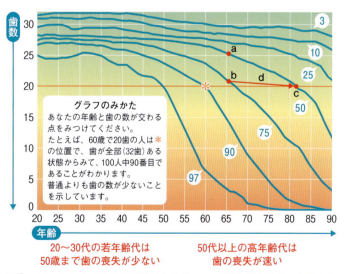

図❶　パーセンタイル曲線でみる歯の数。a：25歯が変曲点。ここから歯の喪失が始まる。b：初診時をプロット。位置を確認（平均との比較で自分の位置を知る）、将来予測（歯を失うスピード予測）。c：パーセンタイルの向上を確認。d：初診時と現在とを直線で結ぶ。パーセンタイルで比較する

22/100　1章　治療の基礎

受圧条件と加圧因子

日本大学松戸歯学部　有床義歯補綴学講座
飯島守雄　河相安彦

受圧条件とは、可撤性補綴装置に加わる咬合圧をどのように受け止めるかを表す指標で、中間欠損では欠損に隣接した支台歯の歯根膜で、遊離端欠損では歯根膜および欠損部の顎堤粘膜でそれぞれ受け止める。無歯顎あるいは無鉤義歯では、顎堤粘膜のみの負担となる。歯根膜負担の受圧条件は良好で、粘膜負担では受圧条件は歯根膜負担と比較して低く、強固な咬合再建は難しいと考えられる。その中間が歯根膜粘膜混合負担ということになる（図1）。

欠損補綴装置（遊離端欠損）に対して、咬合圧を加えるのが残存歯か人工歯かによって評価するのが加圧因子である。評価は多い、少ないと表し、人工歯同士では加圧因子は少なく、人工歯に対して残存歯が噛む場合は多い。上下顎6前歯のみ残存のような少数歯残存症例に義歯を装着する場合では加圧因子は少なく、すれ違い咬合のような場合は義歯人工歯にかかる加圧因子は多くなる。受圧条件は欠損補綴の効果の予測、加圧因子は欠損補綴の予後予測における一つの指標となり得るといえる。

症例

患者は74歳の女性。新義歯製作を希望していた。残存歯数14、咬合支持数3で、咬合三角では咬合崩壊レベルであった。受圧条件は上下顎ともに片側遊離端欠損で悪く、どちらも加圧因子は多いと評価される難症例であった（図2）。

【参考文献】
1）宮地建夫：欠損歯列の評価とリスク予測―上下顎歯数のアンバランスとそのリスク―．日補綴会誌，5：21-27, 2013.

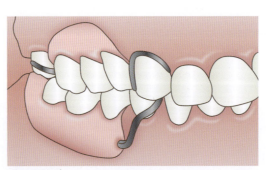

図❶　$\frac{654}{765}$欠損。下顎は歯根膜粘膜混合負担、上顎は歯根膜負担で、受圧条件は下顎より上顎のほうが良好である

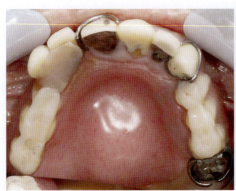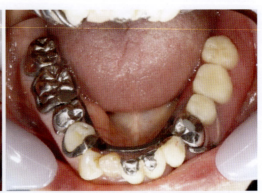

図❷　74歳、女性。新義歯製作を希望して来院。左：上顎の咬合面観。右：下顎の咬合面観。残存歯数14、咬合支持数3で、咬合三角では咬合崩壊レベルにある

23/100 1章 治療の基礎
歯の喪失後の組織変化

北海道医療大学　歯学部歯学科
口腔機能修復・再建学系　咬合再建補綴学
豊下祥史　越野 寿

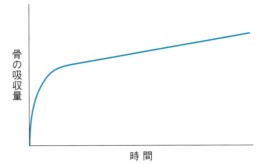

図❶　顎堤吸収の模式図。その変化は、抜歯後の急激な変化とその後の緩慢な顎堤吸収の2層性になっている。抜歯から期間が近いほど時間当たりの変化量は大きく、また抜歯から期間が遠いほど顎堤吸収の総量は大きくなる

　抜歯後、血餅に満たされた抜歯窩は肉芽組織に置き換わり、それを足場として粘膜上皮が抜歯窩表面を被覆する。一見、抜歯窩が治癒したように見える上皮化が起こった後も、不要となった歯槽骨の吸収は継続しており、その形態は変化を続ける。抜歯後の顎堤の形態変化が落ち着くまでには約3～6ヵ月程度を要するとされ、補綴装置の新製は、この変化が落ち着くまで待つか、即時義歯のような場合は早期のリラインを念頭に治療を進める。

　抜歯後の形態変化が落ち着いたのちは、速度の緩やかな顎堤吸収が起こる（図1）。顎堤吸収の進み方には個人差があるが、いずれにしても、加齢変化として誰にでも起こる現象である。したがって、一定期間を経ると、義歯粘膜面のリラインまたは義歯の新製を行うことが必須となる。

顎堤吸収の特徴

　顎堤吸収は、上顎と下顎でその進行が異なる。1年間における下顎の顎堤吸収は上顎の2倍であり、吸収が進むと4倍にもなるという報告がある[1]。また、顎堤吸収の進行は骨の構造や筋から受ける圧力の影響で、上顎では頬側から、下顎では舌側から進んでいく。

顎堤吸収の進行に影響する因子

　顎堤吸収の進行速度を規定するメカニズムについてはいまなお不明な点も多く、正確に顎堤吸収の速度を予測する方法はないが、吸収速度に影響を与える因子については、いくつか報告されている。

　義歯を装着していない欠損部の顎堤は、「吸収速度が遅い」、「対合の残存歯から過度な咬合力を受けると、吸収が進行する」などが報告されており[2]、粘膜が受ける圧力が、顎堤の吸収速度に影響を及ぼしていると考えられる。不適合な義歯の使用は、粘膜に対する圧力の分散がなされていないため、一般に顎堤吸収を促進させるといわれている。また、レストを設置していない部分床義歯は、残存歯への咬合力の伝達がされずに粘膜に過剰な圧力がかかるため、やはり顎堤吸収を促進する。

　全身疾患との関連では、骨粗鬆症の既往が顎堤吸収を進行させることが報告されている[4]。

インプラントと顎堤吸収

　インプラントオーバーデンチャーは、インプラントを埋入した側の顎堤吸収を抑制する効果が報告されている[3]。しかし、その対合に義歯が装着されている場合、過度な機能圧が顎堤粘膜に加わり、対合の顎堤吸収を促進させてしまうこともあるので、力学的なバランスを考慮することが肝要である。

【参考文献】
1) Kovacić I, Celebić A, Knezović Zlatarić D, et al: Influence of body mass index and the time of edentulousness on the residual alveolar ridge resorption in complete denture wearers. Coll Antropol, 27 (Suppl 2): 69-74, 2003.
2) Bagga R, Robb ND, Fenlon MR: An investigation into the prevalence of combination syndrome. J Dent, 82: 66-70, 2019.
3) López-Roldán A, Abad DS, Bertomeu IG, et al: Bone resorption processes in patients wearing overdentures. A 6-years retrospective study. Med Oral Patol Oral Cir Bucal, 14(4): E203-209, 2009.
4) Bandela V, Munagapati B, Karnati RK, et al: Osteoporosis: Its Prosthodontic Considerations - A Review. J Clin Diagn Res, 9(12): ZE01-ZE04, 2015.

24/100 加齢に伴う変化

1章 治療の基礎

北海道医療大学 歯学部歯学科
口腔機能修復・再建学系 咬合再建補綴学
越野 寿　豊下祥史

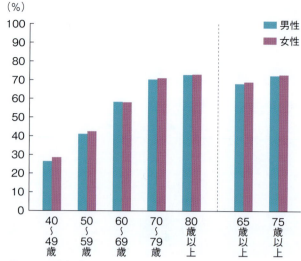

図❶　年齢階級別にみた通院者率（平成28年国民生活基礎調査より引用）

知的能力の変化

Cattellによると、種々の知能は流動性知能と結晶性知能に分けられるという。流動性知能は、新しいものを学習して知識を身につけるものであり、30歳がピークで、60歳ごろに下降する。一方、結晶性知能は、体験や学習経験を通じて築かれるものであり、60歳をピークに緩やかに下降する。

精神心理的な変化としては、生きがいの喪失、退職による社会的繋がりの喪失、経済基盤の喪失、心身の健康の喪失など、多くの喪失があるという。

脳機能の観点からは、脳神経細胞の減数と萎縮、脳の老化による記銘力や学習能力などの精神機能の一部低下を生じ、種々の疾患が脳の老化を加速する。

このような加齢に伴う変化を理解したうえで、高齢患者に接することが重要である。とくに要介護になった高齢者に対しては、不可欠であるといえる。

加齢と疾病

傷病で通院している者の割合は加齢とともに増加し、65歳以上の高齢者においては約7割である（図1）。傷病別にみると、男性では「高血圧症」での通院者率が最も高く、次いで「糖尿病」、「歯の病気」、女性も「高血圧症」が最も高く、次いで「眼の病気」、「歯の病気」となっている。すなわち、高齢者の多くは、何らかの基礎疾患を抱えた状態で歯科を受診していることになる。

加齢と口腔機能

福岡県に在住する80歳の住民約700人を5.5年間追跡し、口腔機能と死亡との関連を検討した研究によると、残存歯数、歯磨きの回数、定期健診の回数が多い人ほど死亡リスクが低いことが報告されている[3]。また、残存歯数は寿命に関係するさまざまな因子の影響を調整したうえでも長寿と関係があり、残存歯数と生存期間との関連を結ぶ経路として、口腔機能低下による栄養摂取の変化が考えられる。すなわち、歯の喪失によって野菜類の摂取量が減少し、抗酸化ビタミンや食物繊維などが不足しやすくなる。また、タンパク質の摂取も減少することが、その要因として考えられている。

8020達成者が51.2％（平成28年歯科疾患実態調査）となり、残存歯数の増加がみられたとはいえ、高齢者においては、加齢とともに有床義歯を必要とする人が急速に増加する。したがって、機能する残存歯の増加や有床義歯補綴による口腔機能の維持・改善が極めて重要になる。

【参考文献】

1) 井上勝也：老年期の心．老年学辞典，那須宗一（監），一番ヶ瀬康子，入来正躬，亀山正邦，長谷川和夫（編），ミネルバ書房，東京，1999：140-148.
2) 小野寺敦子：手にとるように発達心理学がわかる本．かんき出版，東京，2009：216.
3) Ansai T, et al: Relationship between tooth loss and mortality in 80-year-old Japanese community-dwelling subjects. BMC Public Health, 10: 386, 2010.

25/100 1章 治療の基礎

補綴治療の難易度を測定する多軸診断プロトコル

岡山大学大学院 医歯薬学総合研究科
インプラント再生補綴学分野
黒﨑陽子　大野 彩　窪木拓男

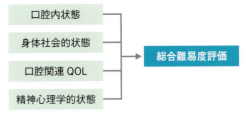

図❶　補綴治療の難易度を測定するための多軸診断

表❶　口腔内診査の評価項目[2]

部分歯列欠損	・咬合三角（宮地分類）　・欠損様式 ・補綴空隙　・残存歯列、周囲組織の状況 ・欠損部（軟組織）顎堤形状
全部歯列欠損	・欠損部顎堤形状　・粘膜性状 ・対向関係　・習癖など ・その他（骨隆起、顎堤アンダーカットなど）
歯質欠損	・歯髄の有無　・残存歯質の状況 ・歯列不正・位置異常　・う蝕罹患傾向 ・歯周疾患

　近年、歯科医療は一口腔単位の治療から患者個々の心理・社会的側面なども含めて幅広く配慮した全人的医療へシフトしている。それに伴い、補綴歯科治療を必要とする患者の問題点も、口腔内の形態学的問題のみでなく、患者の全身状態や精神心理学的状態までも包括した障害と捉えられるようになり、多面（多軸）的で、複数診断を許す姿勢が臨床現場では必須となった。

　これまでに患者の身体的状態や社会学的・精神心理学的状態の多様性を含めて診断し、補綴歯科治療の難易度を評価する手法はなかった。そこで日本補綴歯科学会は、補綴歯科治療を必要とする患者の複雑な多様性を評価し、それをもとに難易度分類を行うことを目的に、「症型分類」と呼ばれる多軸診断プロトコルを新たに作成し、臨床上十分な信頼性・妥当性をもつことを確認したので紹介する[1,2]。

症型分類の構造

　この多軸診断プロトコルは、図1に示す4つの診断軸からなり、それぞれグレード0（易しい）から3（難しい）の4段階の症型別難易度評価を行う。

1．口腔内状態（O：Oral Physiological Conditions）

　本評価軸は、歯科医師が口腔内診査を行うことで治療の難易度が高い、すなわち専門の知識や技能が必要と考えられる項目をピックアップして治療の難易度評価を行うものである。歯の欠損様式により、患者を「部分歯列欠損患者」、「全部歯列欠損患者」、「歯質欠損患者」に分け、専用の評価用紙を用いて評価する。それぞれ評価項目が設けられており（表1）、各項目の評価を総合して症型別難易度評価を行う（表2）。なお、最新の評価用紙ならびにマニュアルは日本補綴歯科学会雑誌（11巻4号）に掲載される。

2．身体社会的状態（S：General Health and Sociological Conditions）

　本評価軸は、補綴歯科治療を行ううえでリスクとなり得る患者の全身的な条件（糖尿病・脳血管疾患・高血圧・認知症など）や習慣（喫煙・飲酒など）・通院状況などの社会的条件をそれぞれ4段階で評価し、歯科医師が留意すべき患者の全身的・社会的状態を、総合的に難易度評価するものである。

3．口腔関連QOL（Q：Oral health related Quality of Life）

　口腔関連QOL評価の世界標準となっている「Oral Health Impact Profile（OHIP）」を用いて、口腔内の状況がどの程度日常生活の質に影響を及ぼしているかを測定するとともに、合計54項目の質問の総得点から難易度評価を行う。本症型分類の開発当初からOHIP-J54が用いられてきたが、患者への負担を軽減するために短縮版であるOHIP-J14やOHIP-EDENT-Jの利用も可能となった。

4．精神心理学的状態（Y：Psychological Health Conditions）

　本評価基準は、補綴歯科治療の効果に影響を及ぼすことが知られている、気分・不安・身体化の3要

表❷ 部分歯列欠損の評価用紙[2]

評価項目			内容	
1．咬合三角（宮地分類に準ずる）		レベル1	エリアA：支持数10以上、1～8歯欠損	☐
		レベル2	エリアB：支持数9～5、5～18歯欠損	☐
		レベル3	エリアC：支持数4～0、10歯以下残存（少数残存、19～28歯欠損）	☐
		レベル4	エリアD：支持数4～0、10～18歯欠損（頬すれ違い咬合）	☐
2．欠損様式（遊離端：小臼歯、前方遊離端：犬歯の残存状況を基準）		レベル1	片側中間欠損（連続1～2歯）	☐☐☐
		レベル2	遊離端欠損（全小臼歯残存）、前方遊離端欠損（両側犬歯残存）、片側中間欠損（連続3歯以上）	下顎 上顎
		レベル3	遊離端欠損（一部小臼歯残存）、前方遊離端欠損（片側犬歯残存）、複合欠損（小臼歯無、片側大臼歯残存）	
		レベル4	遊離端欠損（前歯のみ残存、小臼歯無）、前方遊離端欠損（臼歯のみ残存、犬歯無）	☐ ☐
3．補綴空隙	■垂直方向（人工歯、ダミーのスペース）	レベル1	人工歯、ポンティック排列十分可（8mm以上）	☐
		レベル2	人工歯削合で基質が露出（4～8mm）	☐
		レベル3	人工歯排列不可（2～4mm）	☐
		レベル4	顎堤に咬合接触、メタルのみ被覆可（2mm未満）	☐
	■水平方向（被蓋）	レベル1	正常被蓋	☐
		レベル2	軽度の反対咬合、交叉咬合、鋏状咬合、過蓋咬合	☐
		レベル3	重度の反対咬合、交叉咬合、鋏状咬合、過蓋咬合	☐
		レベル4	上下顎のdiscrepancy顕著（排列不可）	☐
4．残存歯列、周囲組織の状況		レベル1	レベル2	レベル3	レベル4
■歯列不正、位置異常		無、軽度 ☐	中等度 ☐		重度 ☐
■う蝕罹患傾向		低 ☐	中等度 ☐	高 ☐	
■歯周疾患		良好、軽度 ☐	中等度 ☐		重度 ☐
5．欠損部（軟組織）顎堤形状		レベル1	レベル2	レベル3	レベル4
■欠損部顎堤形態、骨隆起		良好 ☐	中程度 ☐	顕著な骨隆起 ☐	不良（少数歯残存） ☐
■粘膜性状		良好、問題なし ☐		不良 ☐	
■異常習癖、舌位異常		なし ☐		あり ☐	

素を含んでいる。10項目の質問票から、患者の精神心理学的状態を総合的に難易度評価する。

診断名の表記方法と総合難易度評価

日本補綴歯科学会は、診断名の表記をAによるB（O○S△Q□Y▽）という表現方法に統一した。○、△、□、▽には、前述の4つの症型別難易度（グレード値）が入る。これにより、おのおのの患者の難易度がどの軸にどの程度由来するかが明示される。そして、各診断軸で評価した症型別難易度を統合し、補綴歯科治療における総合難易度（Comprehensive Level of Treatment Difficulty：CTD）を表3のとおりに評価する。

表❸ 補綴歯科治療における総合難易度[2]

CTD1	すべての診断軸がグレード0と1のみ
CTD2	グレード2が1つでもある
CTD3	グレード3が1つでもある
CTD4	グレード3が複数ある

症型分類は、一般歯科領域で初めて多軸診断スキームを導入した診断体系である。今後の歯科医療の対象が高齢者に大きくシフトするなか、この症型分類は非常に有益なツールになり得ると考えられる。

一方、このプロトコルには顎関節症や摂食嚥下障害などの高い専門性が要求される疾患に関する評価が含まれていないなど、いくつかの課題も残されている。加えて、治療の難易度は治療方法そのものに影響を受けることにも注意する必要がある。今後、さらなるブラッシュアップが加えられることにより、症型分類の有用性はますます高まると考えられる。

【参考文献】
1) Kuboki T, Ichikawa T, Baba K, et al: A multi-centered epidemiological study evaluating the validity of the treatment difficulty indices developed by the Japan Prosthodontic Society. J Prosthodont Res, 62(2): 162-170, 2018.
2) Kuboki T, Ichikawa T, Baba K, et al: A multi-centered epidemiological study evaluating the reliability of the treatment difficulty indices developed by the Japan Prosthodontic Society. J Prosthodont Res, 56(2): 71-86, 2012.

第**2**章

クラウン・ブリッジ

26/100

2章　クラウン・ブリッジ

歯周組織に優しい補綴物

東京都・若林歯科医院　若林健史

Ⓐ：歯肉溝
Ⓑ：上皮性付着
Ⓒ：結合組織性付着

図❶　生物学的幅径

口腔の健康は、口から食べる喜びや話す楽しみを保ち、身体的な健康だけではなく、精神的・社会的な健康にも大きくかかわっている。人生100年時代といわれる現代では、口の健康が全身の健康に及ぼす影響が、さまざまな研究から確認されている。

なかでも歯周病は、糖尿病や心筋梗塞、脳梗塞、関節リウマチ、早産・低体重児、アルツハイマー型認知症、誤嚥性肺炎、動脈硬化、骨粗鬆症など、多くの疾患と関係があるといわれている。このようなことから、歯周病の原因になり得る因子の一つである歯周組織にダメージを与える不適合補綴物の装着は、避けなければならない。

歯周組織にダメージを与える不適合補綴物

では歯周組織にダメージを与える不適合補綴物とは、いかなるものであろうか。

1．生物学的幅径が保たれていない

生物学的幅径とは、歯槽骨頂から歯肉溝底部までの歯肉の付着幅（約2㎜）をいう（図1）。正常な歯周組織では、歯槽骨頂から歯冠方向に約1㎜の結合組織性付着および約1㎜の上皮性付着が存在する。したがって、正常な歯周組織を維持するためには、それらを合わせた約2㎜の上皮性および結合組織性付着が、歯槽骨頂上に必要となる。そのため、歯肉縁下う蝕などで生物学的幅径を無視して歯肉縁下にマージンを設置した場合には、辺縁歯肉に炎症が起こることがある。その場合にはフラップ手術（歯冠長延長術）を行い、生物学的幅径を再現するために、歯槽骨の削除および整形を行う必要がある。

2．マージンの不適合

補綴物マージンの適合がよく、清掃しやすいものであればよいが、オーバーマージンやアンダーマージンなどの場合には不適合部分に空隙ができたり、歯質と段差が生じてプラークが付着しやすくなり、清掃性が悪くなる。その結果として、歯周病原細菌の恰好の繁殖場所となり、歯肉に炎症が起こって歯周組織にダメージを与える。そのため、印象採得までにブラッシング指導やSRPなどの歯周基本治療を十分に行う必要がある。また、プレパレーション時にはフィニッシングバーなどを用い、波打ちのない一直線でスムーズなマージンフィニッシュを心がけなければならない。

3．オーバーカントゥア

カントゥアとは、歯冠の軸面形態を指し、とりわけ頬側および舌側の豊隆形態を示すことが多い。オーバーカントゥアとは、補綴物における頬舌面の膨隆が過剰な状態を指す。オーバーカントゥアの場合、ブラッシング時に歯ブラシの毛先が歯肉辺縁に当たりにくく、プラークを十分に除去するのが困難になることがある。また、唾液や食片の流れによる自浄性が妨げられるため、う蝕や歯周病のリスク要因となることが研究からわかっている[1]。

適切な豊隆のカントゥアの場合には、食物による辺縁歯肉への直接的な外傷性刺激を防止し、歯肉に対する適度なマッサージ効果を期待できるとされている。

42

表❶ 歯周組織に優しい補綴物製作のポイント

1. 歯周組織の状態を把握するため、術前の検査を細かく行う
2. カウンセリングで口腔衛生が重要であることを患者に伝え、歯周基本治療を十分に行う
3. 歯周基本治療で治癒しなければ、歯周外科治療を行うか、SPTによって維持・管理する
4. 支台歯形成を的確に行う
5. 印象採得を正確に行う
6. 適合性、正しい咬合、清掃性、審美性を満たした補綴物を製作・装着する

4．不適切なエンブレジャー

隣接する歯同士の間にできる隙間のことで、歯周組織が健康であればその隙間は歯肉で満たされているが、加齢や歯周病によって歯肉がやせてくると、隙間が目立ってくる。

健康な歯肉で満たされた歯間部は清掃性に優れているとはいえ、歯ブラシのみではプラークを完全に除去することは困難である。そのため、デンタルフロスを用いて清掃することが推奨される。また、歯周病などで歯肉退縮がみられる場合には、適切なサイズの歯間ブラシを使用することもある。そのため、補綴物製作時には清掃性を考慮した、適切なカントゥアを付与しなければならない。しかしながら、前歯部補綴では、清掃性を優先したために審美性を損なうことがある。ブラックトライアングルなどを回避するために、意識的に豊隆を付与する場合がある。

5．不適当な咬合関係

歯周病を引き起こす直接的な原因は歯周病原細菌への感染であり、咬合性外傷は細菌感染によって引き起こされた炎症を修飾するといわれている。つまり、一次性咬合性外傷では歯周組織の破壊は起こらず、二次性咬合性外傷、すなわち炎症によって破壊された歯周組織に加わった外傷力で、歯周組織の破壊がさらに進行する。

日常生活において、ブラッシングで完全にプラークを除去し、まったく炎症がない状態にすることはかなり困難であるため、二次性咬合性外傷をできるだけ引き起こさないような咬合を付与しなければならない。基本的には、咀嚼時に歯軸に垂直的な力がかかり、側方運動時に上下の歯が干渉して側方力がかからないようにすべきである。

歯周組織に優しい補綴物製作のポイント

前述のように、1～5の条件が当てはまらない補綴物が歯周組織に優しいといえる。では、どのようなことを考慮しながら診療を進めるのがよいのだろうか。

表1に歯周組織に優しい補綴物製作のポイントを示す。

以上を考慮し、診療を進めることが重要である。

歯科治療は、補綴物を装着して終了ではなく、その後長期にわたって健康を維持し、食事や会話をとおして、家族や友人たちとの楽しくすばらしい時間を過ごすための第一歩となる。

口の健康を維持・増進するためには、日ごろのブラッシングなどのセルフケアが必要であるが、それだけでは不十分で、歯科医院での定期的な健診や歯科衛生士によるプロフェッショナルケアが欠かせない。このセルフケアとプロフェッショナルケアを両輪にして初めて口の健康が維持され、ひいては全身の健康も維持・増進される。その一端を担っているのが、歯周組織に優しい補綴物と考えられる。

【参考文献】
1) Carranza FA Jr, Romanelli JH: The effects of fillings and prosthetic appliances on the marginal gingiva. Int Dent J, 23(1): 64-68, 1973.

27/100 2章 クラウン・ブリッジ

インレー・クラウン・ポストの除去

東京都・川名部歯科医院　川名部 大
埼玉県・ページデンタルクリニック　赤倉毅彦

インレー・クラウンの除去

1．修復物・補綴物の除去

修復物・補綴物の除去は時間がかかるうえに、歯質の切削量が増えると歯髄症状が出る可能性があり、失活歯なら破折のリスクもある。少ない切削ですばやく除去できれば、患者の負担も軽くなる。

修復物・補綴物の素材や種類、形態などによってさまざまな除去方法があり、歯質の温存を最優先にその方法を選択すべきと考える。

2．インレーの除去

インレーの除去は、その形態から適切な撤去方法を選択する。

少ない切断量で安全に撤去することを目標に、図1aの7|のインレー除去の場合は、頬側面と舌側面、図1bの5|の場合は近遠心に分けてイスムスで切断し、除去を行う。別々に力をかけることで、少ない切削量で容易に除去できる。

3．クラウンの除去

クラウンの除去は、クラウン中央部の部分的切断を行うことが一般的な方法である。

除去用のカーバイドバーを用いてマージン部から少しずつ切断し、合着用のセメントが見える深さまで行う。咬合面まで切断したら、ドライバータイプの器具をマージン付近に差し込んでクラウンを開き、除去する。完全に切断してしまうと、残った半分を除去するのに手間がかかる。

別の方法としては、クラウンの咬合面に最小限の穴を空けるだけで除去できる器具もある。そのような器具を応用すれば、支台歯への負担を軽減することができる（図2）。　　　　　　　　　［川名部 大］

ポストの除去

1．メタルポストの除去

メタルポストの除去は、バーでの切削と超音波チップやプライヤーなどでの除去（図3）を、単独あるいは順に使用することが多い（図4）。

複根歯に装着されている場合は、メタルポストを分割することで歯質に過度の力が加わらず、除去後の歯根破折のリスクを最小限にできる。しかし、メタルポストの分割時で、とくに髄床底部付近の切削においては注意が必要である。

2．ファイバーポストの除去

ファイバーポスト（FP）は、バーでの切削と超音波チップでの除去が可能である。FPは繊維をレジンで固めているため、縦の繊維を破壊することで除去できる（図5a〜c）。

レジン系セメントは超音波の影響をまったく受けず、セメント層の膨張は生じるが、亀裂・剝離・破

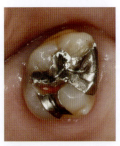

図❶a　7|インレー除去

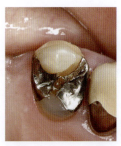

図❶b　5|インレー除去

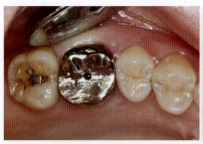
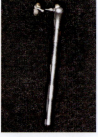

図❷　左：|6クラウン除去前。右：イージークラウンリムーバー（フォレスト・ワン）。支台歯の負担を軽減した除去が可能

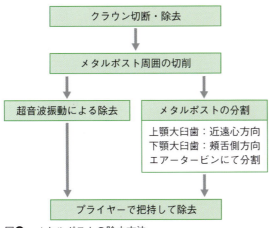
図❸　メタルポストの除去方法

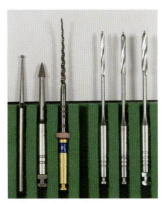
図❹　除去バー kit

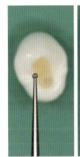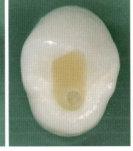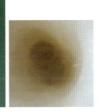
図❺a　ロングシャンク・ラウンドバーにて、FP のみ切削

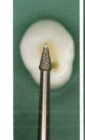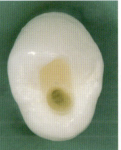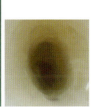
図❺b　FP 挿入部の漏斗状拡大（先端部に穿孔防止仕様）

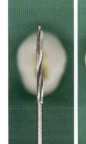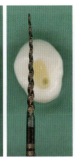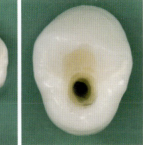
図❺c　FP 挿入周囲の拡大形成（先端部に穿孔防止仕様）

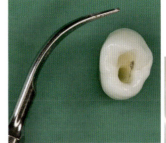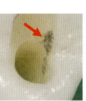
図❻　超音波チップによる切削の違い。レジンやファイバーを除去すると、黒色の切削片がみられる（矢印）

砕現象は起こらない。そのため、除去時に超音波を使用する際は、レジンの切削のみに使用する。

　超音波チップで切削してレジンやファイバーを除去すると黒色の切削片がみられる。また、象牙質では白色の切削片が観察されるので、残存歯質との判別の参考になる（図❻）。

　適合のよい長いポストや接着性の高いレジン系セメントで合着されていたり、残存歯質が薄い場合では除去困難なケースが多く、除去後に歯根破折などのトラブルも少なくない。

　除去するには、ポストの長さや形状、把持する歯質の量、接着面積、歯根の分岐度、合着・接着セメントの種類などを考慮して対応しなければならない。また、残存歯質を可能なかぎり温存するように除去することが、予後においても重要である。

［赤倉毅彦］

28/100

2章　クラウン・ブリッジ

TeCとプロビジョナルレストレーションの意義

東京都・西山デンタルオフィス　西山英史

TeC とプロビジョナルレストレーション

はじめに、プロビジョナルレストレーションは、いわゆる TeC（＝テンポラリークラウン）とはまったく概念を異にするものであることを強調しておきたい。

Temporary という単語は、「束の間の」、「はかない」、「一時的な」、「仮の」という意味をもつ。よって、テンポラリークラウンはあくまでも処置された支台歯を暫間的に保護し、歯の位置や咬合を一時的に維持させる目的として用いられ、それ以上の効果を期待するものではない。

それに対し、プロビジョナルレストレーションはより広範な目的を有し、治療過程における位置づけもさらに重要となる。Provision という単語は「準備する」、「提供する」という意味をもつが、その語源は「pro：前に」と「vision：観察・洞察」という言葉から成っている。よって、プロビジョナルレストレーションは、「将来の状態を想定するための観察用修復物」と捉えることができ、いわゆる TeC とは明確に解釈を分けるべきである。

単に "仮歯" の役目を果たせばよい TeC に対し、プロビジョナルレストレーションは最終修復物を模擬的に表現するための治療用修復物であり、マテリアルの違いに起因する要素を除き、最終歯冠修復物としての条件をすべて備えもつ必要がある（図1）。また、プロビジョナルレストレーションを用いるトリートメントフェーズは、生体の反応を評価するための重要な期間となる（図2）。

プロビジョナルレストレーションの目的

プロビジョナルレストレーションを用いた治療過程は、修復治療における重要な治療ステップである。にもかかわらず、いまだプロビジョナルレストレーションが単に最終修復物を装着するまでの間に使用する "仮の修復物" と捉えられがちである。したがって、プロビジョナルレストレーションの概念そのものが一般の日常臨床に定着しているとはいい難い。

修復治療において目指すべき治療のゴールは、生物学的、構造力学的、審美的な要件が満たされた修復物が長期にわたって機能し、維持することである。その目標を達成するためには、あらゆる治療ステップのなかで再評価を繰り返し、立案した治療計画どおりに治療のゴールへと向かっていくことが理想である。その過程においてプロビジョナルレストレーションを用いて行うべきことは、広範かつ非常に重要である。

以上を踏まえ、プロビジョナルレストレーションの基本的な役割を以下に挙げる。

- 歯質の保護
- 動揺歯の固定と評価
- 歯の移動防止
- 発音や咀嚼機能の回復および評価
- 咬合関係の維持と評価
- 歯冠形態の評価
- 審美性の回復と評価
- 支台歯形成の評価
- 歯周組織の改善と歯肉の反応の評価
- 清掃性の評価
- 咬合採得の指標
- 歯科技工士との情報伝達ツール
- 患者への説明ツール
- 患者の満足度評価

これにとどまらず、プロビジョナルレストレーションはブリッジポンティックやインプラントの周囲組織のマネジメント、矯正治療への応用など、治療内容や治療ステージによって、その目的は拡大する。

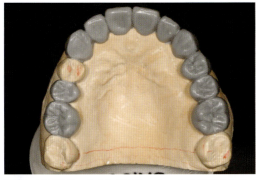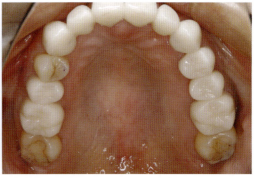

図❶　プロビジョナルレストレーションのデザインは、診査・診断に基づいたワックスアップにより決定される

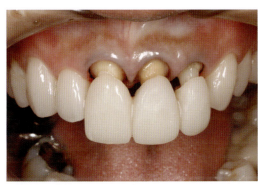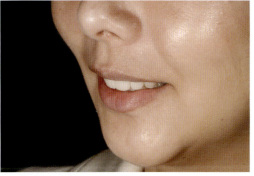

図❷　プロビジョナルレストレーションを用いたトリートメントフェーズにおいて生体の反応を評価し、目標とすべき治療のゴールを明確化する

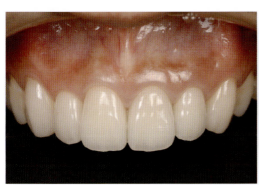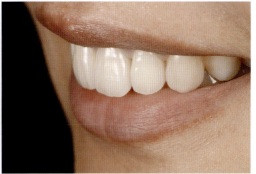

図❸　ファイナルレストレーション。診査・診断、ワックスアップ、そしてプロビジョナルレストレーションの精微な調整と再評価を経て、初めて最終修復物の形態が決定される

プロビジョナルレストレーションの意義

　前述のように、プロビジョナルレストレーションの役割を列記することは容易である。しかし、最も重要なのは、「どのような目的でプロビジョナルレストレーションを使用するのか。それによって何を評価し、そして最終修復物に何を移行したいのか」ということを明確にしたうえで、プロビジョナルレストレーションを作製・調整することである（図3）。

29/100

2章　クラウン・ブリッジ

プロビジョナル
レストレーションの
作製のポイント

東京都・西山デンタルオフィス　西山英史

表❶　前歯部のプロビジョナルレストレーション作製時に確認すべき審美的チェックポイント

歯と口唇の分析	インサイザルエッジポジション、インサイザルカーブ、安静時の歯の露出量、口唇のコリドー、歯と顔貌の正中線の関係
歯の分析	歯軸、形態、表面性状、黄金分割、隣接面コンタクトの高さ、切縁エンブレジャーの形態、切縁の構成、シンメトリー

プロビジョナルレストレーションの作製法には、チェアーサイドで術者が作製・調整する「直接法」と、歯科技工士に作製を依頼し、それを術者がチェアーサイドで調整する「間接法」とに分けられる。それぞれに利点があり、状況や目的によって方法を選択することになる。いずれのプロビジョナルレストレーションも歯冠修復治療の出発点となるため、目標とする歯冠形態の設計の第一段階と捉えたうえで作製することが重要である。また、どのような目的でプロビジョナルレストレーションを作製するのかを明確にすることで、その治療ステージでの再評価をより具体化できる。

直接法によってプロビジョナルレストレーションを作製する場合、通常はワックスアップをオーバーインプレッションしたシリコーンパテにより概形を得る。しかし、対象が多数歯の場合は、シリコーンパテを口腔内の歯列上に位置づける際に、パテの弾性によってテクニカルエラーを招きやすい。したがって、多数歯のプロビジョナルレストレーションを同時に作製する場合は、間接法を選択することを勧める。

プロビジョナルレストレーションの調整においては、重要となる形態付与の要点を、確実に認識しておかなければならない。

咬合面の付与

咬合面において重要なのは、確実なセントリックサポートを確保し、適切な ABC コンタクト、イコ

ライザー、クロージャーストッパーを意識した干渉のない咬合面形態を設定することである。それらの調整を繰り返すことにより、最終修復物に付与すべき咬合面形態をプロビジョナルレストレーション上に表現していく。

歯肉縁下形態の付与

プロビジョナルレストレーションで設定したサブジンジバルカントゥアが適正であるか否かは、そのフェーズでの歯周組織の反応によって評価する。その際に重要なのは、フィニッシュラインの設定とそれに対するプロビジョナルレストレーションのリマージングである。マージンが適合したプロビジョナルレストレーションに適正な軸面形態を付与することにより、歯周組織は安定した状態を得られ、最終修復物へ移行する準備を整えられる。

審美的要素の具現化

歯冠形態の審美的側面に関しては多分に主観的要素が含まれるため、プロビジョナルレストレーションにおいて、術者・患者共通のゴールイメージを具現化しておくことがたいへん重要となる。とくに前歯部においては、顔貌や口唇とのバランスが重要視されるため、プロビジョナルレストレーションの段階でそれらの調整を繰り返し、患者とともに最終形態を決定しておく必要がある。また、その導き出した形態を歯科技工士に正確に伝達することにより、患者と共有したゴールイメージを最終修復物に移行することが可能となる。

前歯部のプロビジョナルレストレーション作製時に確認すべき審美的チェックポイントを**表1**に、プロビジョナルレストレーションの作製ポイントを**図1～4**に示す。

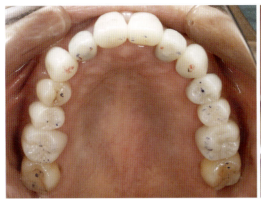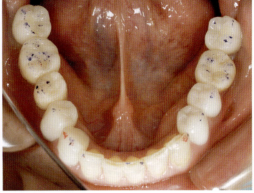

図❶ プロビジョナルレストレーションにおいて安定した咬合状態を模索する

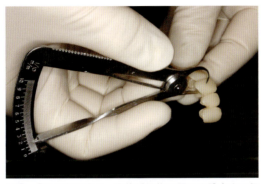

図❷ 「支台歯形成は、最終補綴物の厚みを設定する行為」であることを念頭におき、プロビジョナルレストレーションを用いて最終形態から導き出された形成量を確認する

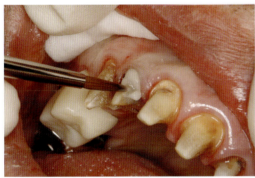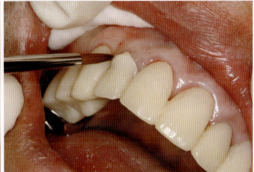

図❸ マージン部においては明確なマージンフィニッシュの付与と、それに適合した軸面形態を付与するためのリマージングが重要となる

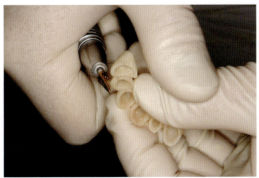

図❹ 1歯単位の形態を仕上げると同時に、クラウン全体のカントゥアを総合的に評価し、隣在歯と調和したセラピューティックカントゥアを与えていく

30/100 2章 クラウン・ブリッジ

メタルコア

東京都・六本木駅前歯科　日高大次郎

メタルコアの適応

　筆者が臨床で用いている支台築造の材料はメタルコアとファイバーコアの2種類で、オールセラミック修復にはおもにファイバーコアを用い、それ以外の修復処置では適宜材料を使い分けている。

　ファイバーコアは弾性係数が象牙質と近似しているため、メタルコアと比較して歯根破折を起こしにくいといわれている。しかし、適合に留意し、接着操作を適切に行えば、支台築造の材料によって予後に差はないと考えている（図1a～c）。メタルコアは、再治療が必要になったときに歯と見分けがつきやすいため、歯質を過剰に削合するリスクが少ないこともメリットとして挙げられる。

メタルコアに使用される金属

　メタルコアに使用する金属は、金合金・パラジウム合金・銀合金が挙げられる。前歯部には強度を保つために金合金かパラジウム合金を用い、臼歯部には形成と除去が容易な銀合金を使用する。銀合金は支台歯の黒変が問題になるが、上部構造物を精度よく修復すれば、変色はそれほど生じない。

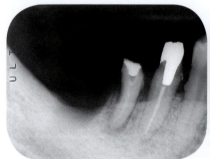
a：2001年6月

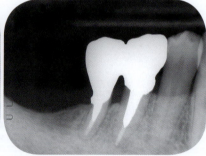
b：2003年12月

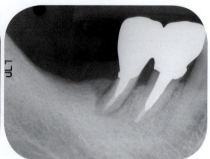
c：2012年4月

図❶a～c　5と6のM根にメタルコアと連結冠を装着した。6のM根は残存歯質が脆弱であり、歯根破折を危惧していたが、歯根膜空隙が拡大しているものの10年保存できている。臨床実感ではあるが、歯根破折の要因として咬合力や欠損の状態が大きいと考えている

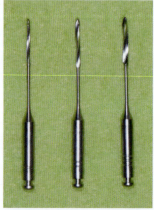

図❷　ガッタパーチャを削り取るような感じで使用する。抵抗感が生じると歯質を削っている可能性があるので、注意が必要である

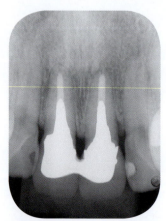

図❸　前歯部のポストコア。残存歯質の状態にもよるが、ポストの長さは根管長の1/2～2/3になるようにする

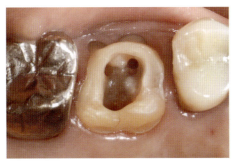
図❹ 適合性向上のために、髄腔内や根管口を可及的に凹凸のない滑らかな形成を心がける

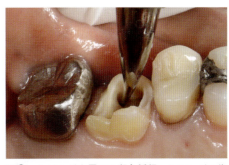
図❺ シリンジを用いた印象採得。シリンジの先が根管充填材に当たるのを確認し、その部分から根管内に印象材を流し込み、徐々にシリンジを引き抜くように印象採得する

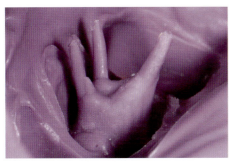
図❻ 根管の方向から分割コアが必要であることがわかる。ポストの先端に当たる部分に気泡が入っていないかを確認する

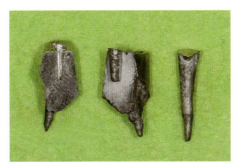
図❼ 3分割されたメタルコア。コアの分割面にキーアンドキーウェイの誘導路を作り、装着が容易になるように製作している。合着時のエラーを防ぐため、事前に装着手順を繰り返し確認することが重要である

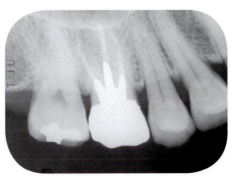
図❽ 術後15年経過したメタルコア。根管充填材とポストの間に隙間がないことが望ましい

メタルコアの形成

1．根管形成バー

筆者は、ピーソー型の根管形成バーでラルゴのストレート♯1、♯2、♯3を用いている。購入時は先端が尖っているが、先端を削って丸めたのちに使用している（図2）。

2．根管形成の実際

前歯のポストコアの場合、根管充填材が4mm以上残っている状態にし、根管長の1/2〜2/3の長さで形成する（図3）。歯根破折を防止するために、なるべく細くて長いコアを心がけている。

一方、臼歯の場合は、歯質の保護と歯根破折の防止を目的に、分割コアにする。分割コアは、形成・印象採得・技工操作・セメント合着（図4〜8）に至るすべての工程で難しさを伴うが、とくに残存歯質が少ない歯においては必須であると考えている。

31/100 2章 クラウン・ブリッジ

ファイバーコア

東京都・荻窪わかまつ歯科　若松尚吾

支台築造は、失った歯質欠損を人工材料で補い、歯冠修復装置を装着する歯を支台歯とする臨床術式である。長期間にわたる歯冠修復装置を機能させるためには、適切な材料で支台歯形態を回復させることの臨床的意義は深い。

ファイバーコアの特徴

従来より用いられてきた支台築造物は金属鋳造体（以下、メタルコア）であったが、現在はそれに加え、ファイバーポスト併用レジン支台築造体（以下、ファイバーコア）が広く用いられている。メタルコアの使用と歯根破折には相関性はないとの報告もあるが[1]、ファイバーポストは象牙質と弾性係数が近似しているため、「ファイバーコアを用いると術後の歯根破折を生じにくい」と考え、第一選択とする臨床家は多い。しかし、まだメタルコアとファイバーコアを比較したエビデンスの高い臨床研究は示されていないのが現状である。したがって、材料の長所・短所を理解し、症例に応じて使い分ける必要がある。

メタルポストに比べ、ファイバーポストは曲げ強さが劣るため、咬合圧が加わると歯頸部やセメントに応力が集中する（図1）[2]。このことから、ファイバーコアを用いると歯根破折を生じない代わりに、ポストの脱離を起こすことが懸念される。したがって、ファイバーコアを用いる際は、側方応力への抵抗のため、残存歯質の状態およびファイバーコア自体の強度を向上させることが重要となる。具体的には、残存歯質にはフェルール効果の獲得のため、十分な歯肉縁上歯質（幅1mm、高さ1mm）の存在が必須となる。また、ファイバーコアはファイバーポストとコンポジットレジンを組み合わせて使用するものであるが、その曲げ強さはファイバーポストの本数（密度）に依存する。メタルコアに強度を近づけるためには、極力根管形成内に隙間なくファイバーポストを複数本配置（ファイバーアレンジメント）する必要がある[3]。

ファイバーコアの直接法

直接法は、技工操作を挟まずに、直接ファイバーコアを歯に接着する方法である。利点として、アンダーカットを許容するため、歯質削除量が少ないことや、即日に築造が終了するため、根管内が汚染される時間が短いことなどが挙げられる。一方、接着は通常のセルフエッチングシステムを用いるため、接着システムによる外力への応力緩和が期待できないことや、C-factorの影響から、重合収縮が大きいことが懸念される。光の透過深度が重要となるため、

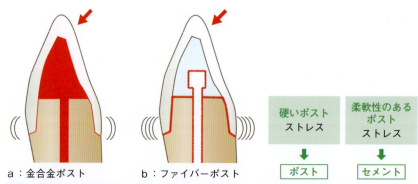

a：金合金ポスト　　b：ファイバーポスト

図❶　咬合力による歯のたわみのストレスは、メタルコアを用いた場合と比べ、ファイバーポストを用いたほうが大きいため、歯頸部やセメントに応力が集中する（参考文献[2]より引用改変）

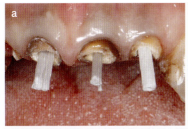
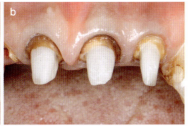
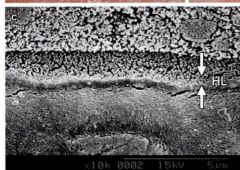
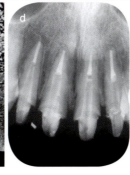

図❷ a〜d
直接法。a：試適、b：セット提出、c：SEM像、d：コアセット調整時のデンタルX線写真。直接法を行う際は、光透過性の高いファイバーポストを用いなければならない。接着で用いる一般的なワンステップボンディング材は樹脂含浸層（HL）が薄いため、重合収縮の影響が懸念される。SEM像は、AQボンドプラス（サンメディカル）と象牙質の接着界面。親水性アミノ酸系重合触媒の併用と独自のスミヤー層除去機構を有しているため、樹脂含浸層が確実に形成される

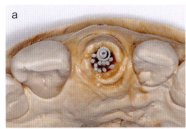
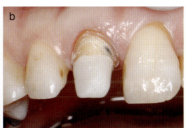
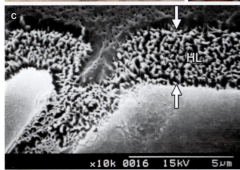
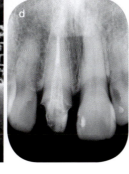

図❸ a〜d
間接法。a：咬合面ファイバー、b：セット提出、c：SEM像、d：コアセット調整時のデンタルX線写真。間接法を選択すると、ファイバーアレンジメントによって容易に曲げ強度を向上させることができる。レジンセメント（スーパーボンドC&B、サンメディカル）を用いた場合、厚く良質な樹脂含浸層が形成される。高い接着力と弾性により、築造体の脱離や歯根破折を予防してくれる

透過性の高いファイバーポストを用いる必要がある（図2）。

ファイバーコアの間接法

間接法は、根管形成後に印象採得し、技工操作によって製作したファイバーコアを接着する方法である。直接法と比べてわずかに歯質削除量は多いが、ファイバーポストを高密度に配置しやすいことや、接着はレジンセメントを使用できるため、その高い接着力とMMA系レジンのもつ弾性が、さらなる歯根破折予防になるという長所をもつ（図3）[4]。

適応症

現在のところ、ファイバーコアは金属アレルギーを有する患者および審美性の観点から、透過性の高い歯冠修復物を装着予定の支台築造に最適な材料である。

ファイバーコアは今後さらなる物性の向上も見込めるが、側方応力の大きい部位や遊離端義歯、テレスコープ義歯の支台歯に用いる際は、強度が高く、維持にも有利なメタルコアを極力用いるべきである。

【参考文献】

1) 千葉英史：メタルコアと歯根縦破折の関係―15年経過1000歯の調査から―. 36th Proceedings, 臨床歯科を語る会, 2016：112.
2) 後藤吉啓：最新支台築造 近年のエビデンスと臨床からみた米国補綴専門医の治療コンセプト. ザ・クインテッセンス, 36(6)：1194-1209, 2017.
3) 時庭由美子, 他：支台築造用コンポジットレジンとファイバーポスト複合体の三点曲げ強さ―ファイバーポストの直径・本数・配置の違いによる影響. 日本歯科理工学会誌, 29(1)：82-89, 2010.
4) 峯 篤史："2013年における"歯根破折防止策の文献的考察, 日補綴会誌, 6(1)：26-35, 2014.

32/100

2章　クラウン・ブリッジ

支台歯形成のポイント

埼玉県・関口歯科　関口寛之

プレパレーションの4原則

筆者は臨床現場に出てすぐに教わった、以下に挙げる「プレパレーションの4原則」を、いまも大切にしている。
①修復物の維持力・抵抗力
②修復物の耐久性
③マージンの適合性
④歯質の保存
④は大前提であるため、本項では外側性形成にフォーカスし、①～③の原則のポイントを解説する。

修復物の維持力・抵抗力

支台歯の維持形態が悪ければ、どんなにセメントが改良されても、補綴物はいずれ脱落してくる。

そこで、筆者が最も大切にしているのが、ファーストプレーンのテーパーである（図1）。基本的に、外側性形成の場合は3面形成にする。そのファーストプレーン形成時、バーの角度を絶対に傾けすぎないことに注意する。ファーストプレーンにテーパーをつけすぎてしまうと、後から修正することが極めて難しくなる。そのため、初めにバーをなるべく歯軸と平行に設定し、目視にて確認してからフットペダルを踏む。右手はミリングマシーンのように平行に動かす。コツとしては、タービンヘッドの角度と咬合面をつねに平行にし続けることである。マージン形成に集中しつつ、ヘッドが傾いていないか、ときどき横目でチェックしながら削合する。テーパー

は、10～20°の範囲を目指す。

形成時のもう一つのポイントは、臼歯部遠心のテーパーをつけすぎないことである。臼歯は近心傾斜をしているため、とくに遠心のテーパーをつけすぎると脱離リスクが高まる。形成時、臼歯部においてタービンは近心に寝やすいので、遠心時は意識的にタービンを起こして形成する。もしテーパーをつけすぎてしまった場合は、近心のテーパーを少なめにする配慮が必要である。また、臨床上臼歯部で十分なクリアランスを確保すると、かなり高さの低い支台歯形成になってしまうことがある。本来なら歯冠長延長術を行い、支台歯の高径と頬舌径の比率を0.4以上にしたいが、現実的に難しい症例も多い。そのようなときに補助的にグルーブやボックスを付与することで、離脱方向を制限して抵抗力を上げる工夫をする。

修復物の耐久性

「修復物の耐久性」＝「適正な歯質の削除量」と考える。削除する前に、自分の使用しているバーの直径を知ることが大切なポイントである。直径を知ったうえで形成すると、大まかな削除量が目視で判断できる。

形態としては、「最終修復物の縮小形」をイメージして形成していく。数値としては、メタルクラウンの場合、咬合面1mm、マージン幅・軸面ともに0.5mm。

オールセラミッククラウン、メタルセラミッククラウンの場合、クリアランス2mmの原則を守る。マージン幅・軸面ともに1mm以上と考えている。しかし、口腔内で実際のクリアランスを測ることはできない。その解決策として、プロビジョナルクラウンの厚みを測ることが挙げられる。

最終修復物をイメージして製作したプロビジョナルクラウンは、形成量の過不足を教えてくれる大切なツールである（図2）。

マージンの適合性

適合のよい補綴物の製作には、滑らかな支台歯形成が必須である。直視で多方向から見て形成するの

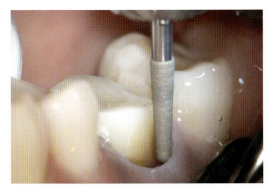

図❶　ファーストプレーンの角度に注意する

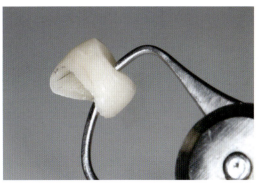

図❷　デバイスにてプロビジョナルクラウンの厚みを計測する

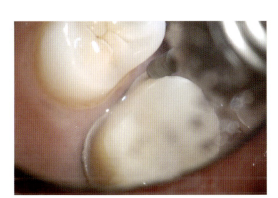

図❸　ミラーテクニックを用いて、隅角部も移行的に形成していく

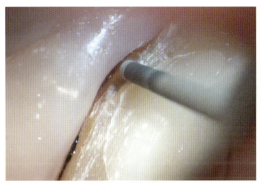

図❹　最後に拡大視野下において形成面を確認する。ダブルマージンなどが認められたら修正する

もよいが、形成が各面ごとにストップするため、隅角が移行的になりにくい。各面はきれいに削れていても、上から見ると四角い外形になりやすい。

筆者はそれを改善するため、ミラーテクニックを用いて支台歯を形成している（図3）。

術者は12時の位置から動かず、ミラーを動かしながら各面を間断なく形成していく。途切れのないタービンコントロールをすることで、隅角部も連続する丸みを帯びた形成面に仕上がる。

ミラー像では、下顎は奥行きに加えて上下が逆転してしまうため、初心者は手が反対に動いてしまって難しいが、上顎は慣れてしまえば比較的簡単にできる。きれいな形成を行うためには、必須のテクニックであろう。

フィニッシュ・ラインは、メタルクラウンの場合はシャンファー、オールセラミッククラウン、メタルセラミッククラウンの場合はラウンデッドショルダーにしている。ただし、ラウンデッドショルダー形成時には、どうしてもフィニッシュ・ラインがJ shapeになりやすいため、仕上げ時にフィニッシュ・ラインの遊離エナメル部を無注水下で修正する。審美領域の唇側フィニッシュ・ラインの仕上げでは、ミラー像ではなく、直視下で行う。その際には、強拡大のルーペもしくはマイクロスコープの使用をお勧めする。

「見える」ことは、何よりも大切である。最後に必ず拡大視野下において形成面の確認を行い、ダブルマージンなどの細かなミスを修正する（図4）。また、口腔内だけではなく、採った印象を拡大して確認することも、支台歯形成の大切なステップである。

【参考文献】
1）松本和久：はじめての審美修復．QDT，33，2008．
2）西川義昌，桑田正博：歯界展望別冊 Tooth Preparation．医歯薬出版，東京，2012．
3）三橋 純，寺内吉継：はじめての顕微鏡 マイクロスコープが「見える」「使える」ようになる本．クインテッセンス出版，東京，2018．

33/100

2章　クラウン・ブリッジ

寒天アルジネート連合印象

東京医科歯科大学　大学院医歯学総合研究科
部分床義歯補綴学分野
中村一寿

寒天アルジネート連合印象は、寒天印象材の高い細部再現性とアルジネート印象材の優れた操作性を併せもつ有用な印象法であり、補綴物を製作する際に多く利用されている。

本項では、寒天アルジネート印象を用い、精度の高い補綴物を製作するためのポイントを解説する。

印象採得時のポイント

1．寒天印象材の管理と、アルジネート印象材の混水比

寒天印象材は温度変化に敏感であるため、温度管理が重要である。寒天印象材のフローを適正に保つために、メーカーの指示に従った温度管理を行う。

アルジネート印象材の混水比が極端に小さいと、アルジネート印象材が硬くなり、寒天印象材が押し流されて精度が低下する。一方、混水比が極端に大きいと、アルジネート印象材の硬化時間が長くなって寸法変化に影響するため、混水比を守って使用する。

2．寒天の注入とアルジネートの圧接のタイミング

寒天印象材とアルジネート印象材の接着は、寒天印象材を口腔内に注入後、練和したアルジネート印象材をすみやかに圧接することで、強い接着が得られる。

精度の高い印象採得を行うには、術者とアシスタントの息の合った連携が必要である。とくに支台歯数が多い場合などは、寒天印象材を口腔内に流し終えたタイミングでただちに練和したアルジネート印象材を圧接できるように、術者も準備に積極的に参加するべきである。

3．印象の撤去

寒天印象材はシリコーン印象材と比べて、ちぎれたり変形を起こしやすい。したがって、印象域に含まれるアンダーカット部はユーティリティーワックスなどを用いてブロックアウトし、印象撤去時に形成面との抵抗が極力少なくなるようにする。

撤去する際は硬化時間を守り、印象と粘膜の間からスリーウェイシリンジで空気を入れながら、形成方向に一気に撤去することで、ちぎれや変形を少なくできる。

石膏注入時のポイント

■石膏注入のタイミングと保管

寒天とアルジネートは多量の水分を含む生もの[1]であり、時間の経過とともに変形する。水中で印象体を保管すると膨潤し、空気中では乾燥および離液によって収縮する。湿箱で保管しても、離液によりわずかに収縮する。そのため、印象撤去後はただちに石膏を注入することが望ましい。

石膏模型と実際の口腔内の誤差を少なくするために、トレーからはみ出た印象材は、ナイフなどでカットしてから石膏を注入する（**図1**）。また、石膏の重みで印象が変形しないように、石膏注入時および石膏注入後の保管する向きにも注意が必要である。さらに、硬化時間が短い石膏を選択したり、湿箱で硬化させたりすることで、石膏硬化時の寸法変化を小さくできる。

失敗しやすいポイント

1．マージン部の印象

印象採得時には、歯肉の炎症が完全に治癒していることが重要である。マージンが不明瞭になる場合は、歯肉圧排をしてから印象を採ることが望ましい。マージン部の印象をきれいに採るには、辺縁歯肉が外開き[1,2]になるように、太めの圧排糸を挿入することがポイントである（**図2**）。

寒天を流し込む際は、圧をかけながら移行的に流すことで、気泡を巻き込まず、きれいな印象を採る

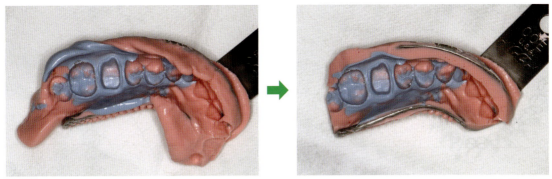

図❶ 印象用トレーは、強固かつアルジネート印象材が剝がれにくいものを選ぶ。トレーからはみ出した印象材は変形の原因となるため、石膏注入前にナイフなどでカットする

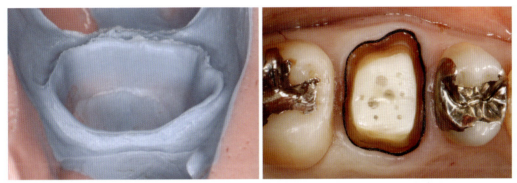

図❷ 左：歯肉の炎症が完全に治癒していれば、圧をしっかりかけながら移行的に寒天印象材を流すことでマージン部の印象を採ることができる。右：マージン部が不明瞭な場合は外開きになるように歯肉圧排をし、出血に注意して印象採得を行う

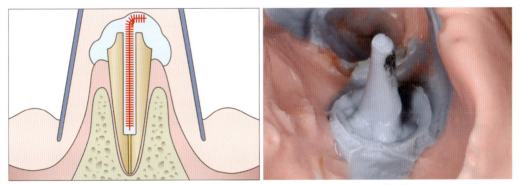

図❸ ピンの端を曲げ、ちぎれて抜けないようにする。また、印象からナイロン繊維が飛び出さないように、できるだけ根管の中央に挿入する

ことができる。歯肉をシリンジの先端で強く触ると出血し、マージン部に血液を巻き込みやすくなるので注意が必要である。

2．コアの印象

寒天印象材はちぎれやすいため、コア窩洞内のアンダーカット部は除去する必要がある。根管が複数ある場合は、ポスト部の形成方向に十分に注意する。

ポスト部が長い場合、印象撤去時や石膏の重みによって変形を起こすことがあるため、ポスト印象用補強ピンを用いて寒天印象材の補強を行う（図3）。

【参考文献】
1）吉川靖志，平口久子，野本秀材，新井俊樹，押見 一，薄 大輔，饗場理恵子，服部暢之，森本成光，出山 恵，糸川 毅，吉田惠一，進 千春：寒天アルジネート連合印象を再考する．吉田惠一，加藤 均，石上友彦（監），口腔保健協会，東京，2016．
2）新井俊樹，山崎 隼：寒天アルジネート連合印象による誰でもできる簡単精密印象．ヒョーロン・パブリッシャーズ，東京，2017．

34/100 2章 クラウン・ブリッジ

シリコーン印象①
個歯トレー法

神奈川県・中村歯科クリニック
中村貴則　清水はるか

個歯トレー（個人トレー）法は、印象の本質である「口腔内の情報を再現するための型採り」において、支台歯の情報を最も精密に採ることができるアナログ印象法の1つである。肉眼ではわかりにくい印象の流れなど、支台歯の変形を抑制する。印象材が歯肉溝へも流れやすくなるため、正確に行えば歯根からの立ち上がりを再現した補綴物の製作も可能となる。しかし、事前の技工作業や、チェアーサイドでの調整があり、ある程度の習熟は必要であろう。

本項では、精度の高い補綴物を製作するための個歯トレーの製作方法から、チェアーサイドにおける調整方法・印象採得、印象の確認ポイントを示す。

個歯トレー製作方法

印象採得前にチェアーサイドで調整するため、個歯トレー製作時の適合やマージンは甘めでよい。保持用の屋根がアンダーカットとなり、シリコーン印象時の分離を防ぐ（図1a〜d）。

■**個人トレー製作方法**

印象採得時に個歯トレーが歯列トレーに干渉しないように、個歯トレーを一緒に製作することを推奨する。濡れたティッシュとガーゼの使用で簡便になり、製作時間の短縮にも繋がる（図2a〜d）。

チェアーサイドにおける調整方法・印象採得

個歯トレー法は、チェアーサイドの調整によって

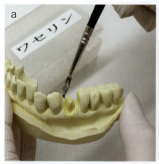 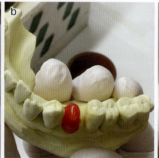 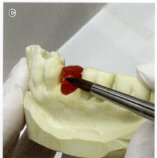 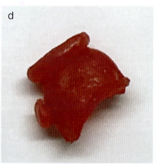

図❶a〜d　a：アンダーカットが大きい場合は、ワックスでリリーフ後に分離材としてワセリンを多めに塗布する。b：パターンレジンを盛る。支台歯を覆い、エバンスで形を整える。マージンを合わせて隣在歯とくっつかないようにする。完全に硬化する前に一度支台歯から外し、模型に固着しないように注意する。硬化後、均一の厚みになるように薄いところは盛り足す。c、d：保持用の屋根を作る（シリコーン印象時のアンダーカット）。個歯トレーが数歯あるときは、屋根の部分に歯式を記入する

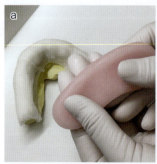 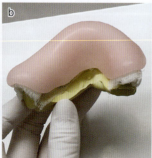 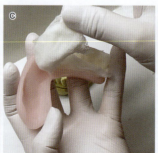 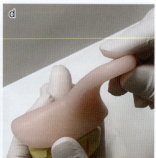

図❷a〜d　ティッシュを水で濡らし、歯頸ラインの少し下まで覆うように圧接する。2枚合わせにしたオールガーゼをティッシュが隠れるようにのせる。余った部分はハサミで切っておくとよい。a〜c：トレーレジンを練ってガーゼの上に圧接し、余分な部分があるときは、硬化前にデザインナイフなどでトリミングする。硬化が始まる前に形を整え、硬化熱を発し始めたら模型から外し、ガーゼを剥がす。d：取手を付ける位置を模型にマークして製作する。接合部はモノマーを付けてなじませ、硬化するまで保持する。硬化後、バリを取るなど修正して完成

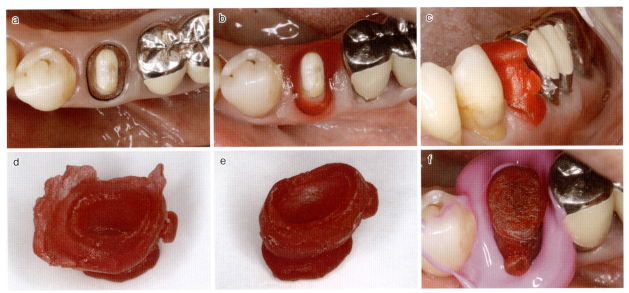

図❸ a〜f　a：細い圧排糸で歯肉を傷つけないように圧接する。b：マージン部にパターンレジンを塗布し、ラボで製作した個歯トレーを圧接する。マージンの明示が不明瞭な場合は、個歯トレーのマージン外周のバリにレジンを塗布し、再び圧接する。c〜e：個歯トレーのトリミング。内面はマージンを0.5mmほど残して一層削る。とくに、支台歯の天井部や側面に個歯トレーが触れると浮き上がりや石膏の面荒れの原因になるので注意する。隣在歯に干渉していないかも確認する。f：個歯トレー試適後、接着材を薄く塗布する。細い圧排糸を出血しないように慎重に外した後、すみやかに印象採得を行う

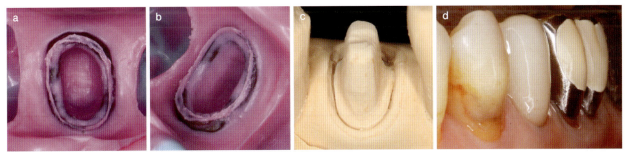

図❹ a〜d　マージンのみならず、歯肉溝まで印象材が流れているのがわかる。それにより、適合だけではなく歯根から自然なクラウンの立ち上がりを再現できる

優劣が決まるといっても過言ではないだろう。

　事前準備として、歯肉の炎症を抑えるため、歯周治療やプロビジョナルレストレーションの製作は必須である（図3a〜f）。

印象の確認ポイント

　印象の確認ポイントとしては、一般的な印象と同様な事項に加え、個歯トレーがずれていないかどうか、意図していない内面の当たりなどがないかを確認する。石膏注入後、取り外しによって支台歯が破折しそうであれば、トレーを分割する（図4a〜d）。

　一見複雑に見える処置も、1つずつ行えば、難しいことはない。

　図5は、補綴物セット時に、ブルーシリコーンを

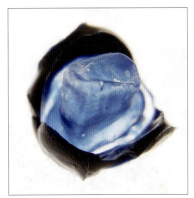

図❺　ブルーシリコーンによる適合診査

用いて適合診査したものである（|5のe.maxクラウン）。精密な印象により、適合のよい補綴物が製作されることで、チェアータイムの短縮にも繋がっている。プラークが残りやすいマージンの段差も極めて少なく、歯の長期予後にも直結するのではないだろうか。

35/100 2章 クラウン・ブリッジ

シリコーン印象②
歯肉圧排

静岡県・中舘歯科診療所 中舘正芳

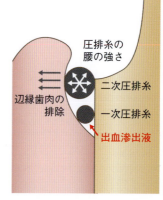

図❶ 歯肉圧排（ダブルコード法）の模式図。一次圧排で歯肉溝からの滲出液や出血を排除し、二次圧排で辺縁歯肉を排除する。二次圧排糸を深く入れすぎないように、マージン周囲に留めておくことが重要である

歯肉圧排の目的

精密なクラウン・ブリッジを製作するためには、精度の高い印象採得が必要不可欠である。しかし、歯肉縁下にマージンが設定されている場合には、辺縁歯肉や歯肉溝滲出液などが妨げとなり、そのまま印象採得を行っても、マージンラインを鮮明に出すことが難しい。そこで、そうした問題要素を排除し、より精度の高い印象採得を行うために必要な処置が「歯肉圧排」である。

歯肉圧排の方法

歯肉圧排には、機械的（圧排糸）、化学的（止血剤）、外科的（電気メス）な方法がある。状況に応じて最適なものを選択するが、筆者は止血剤を浸み込ませた圧排糸を二重に巻きつける「ダブルコード法」をおもに行っている（図1）。その理由は、歯肉溝滲出液や辺縁歯肉などの排除をより確実に行えると考えているからである。本項では、その方法についてまとめてみたい。

1．一次圧排

一次圧排は、歯肉溝内からの出血や滲出液を防ぐために行う。一次圧排で用いる糸は、歯肉溝内に収まりやすい極細タイプが望ましい。そこで、筆者はブレードシルク縫合糸4-0を使用している（図2）。また、一次圧排糸の挿入にはポケットプローブを使用しているが、無理に押し込んで歯肉溝底部（付着組織）を傷つけると歯肉退縮を招く可能性もあるた

め、挿入時には注意が必要である。

2．二次圧排

二次圧排の目的は、辺縁歯肉の排除によって印象材が流れ込むスペースを確保することである。ただ、歯肉溝の深さや辺縁歯肉の状態はさまざまなので、歯周組織の状況に応じた適切な太さの圧排糸を選択する必要がある。筆者は、吸水性・弾力性・操作性に優れている圧排糸（ウルトラパック）に止血剤（TDゼット）を浸み込ませたものを使っている（図3）。また、二次圧排糸は専用の器具（図4）を用いると挿入しやすいので便利である。ただ、歯肉溝内に深く入れすぎてしまうと辺縁歯肉の排除が不十分となるので、二次圧排糸の挿入は直視できる範囲に留めておくことが重要である。

3．圧排糸の除去

印象採得の直前に、二次圧排糸だけを除去する。このとき、焦って乱暴に糸を外すと出血の原因となるので、できるだけゆっくりと丁寧に行うことが肝要である。その後、歯肉溝や辺縁歯肉からの出血がないことを確認してから支台歯周囲を乾燥し、印象材を慎重に流し込んでいく。また、印象撤去後に歯肉溝内に残された一次圧排糸の除去を忘れないように注意する。

歯肉圧排のポイント

- 一次圧排糸の挿入は、ゆっくりと優しく
- 二次圧排糸を深く入れすぎない（肉眼で直視できる範囲に）
- 二次圧排糸の除去も、ゆっくりと優しく
- 印象後、一次圧排糸の除去を忘れないように！

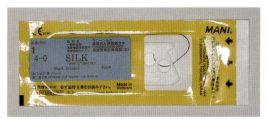

図❷ 筆者が一次圧排で用いている縫合糸（マニーシルク4-0、マニー）。必要な長さに切って使用する

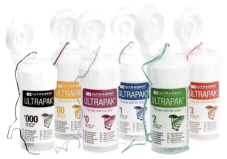

図❸ 同、二次圧排糸のウルトラパック（ウルトラデント）。♯000〜♯3までさまざまなサイズがあるため、歯周組織の状況によって使い分けられる。らせん状に編み上げられた構造で、吸水性・弾力性・操作性に優れている

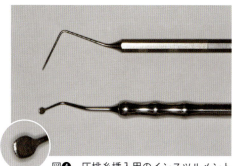

図❹ 圧排糸挿入用のインスツルメント。一次圧排にはプローブHO-1（マイクロテック）［上］、二次圧排にはウルトラパッカー（ウルトラパック）［下］を使用している。ウルトラパッカーは、尖端が非常に薄くてギザギザになっているため、圧排糸を挿入しやすい

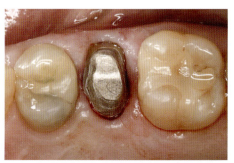

a：一次圧排では、一次圧排糸はほぼ隠れている

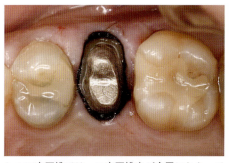

b：二次圧排では、二次圧排糸が全周にわたって直視できる状態

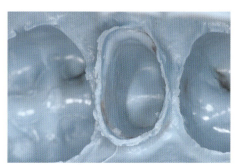

c：印象面では、マージンラインがはっきりと確認できる

図❺a〜d 歯肉圧排の実際

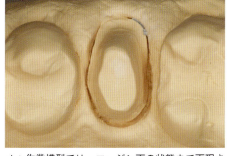

d：作業模型では、マージン下の状態まで再現されている

　印象採得は、若手歯科医師にとっては難しいと感じるステップの一つである。しかし、どれほどうまい歯科技工士であっても、マージンが不鮮明な作業模型から精密なクラウン・ブリッジを製作することは不可能である。したがって、精度の高い補綴治療を行ううえで、印象採得はどうしても克服しなければならない課題であり、そのためにも「歯肉圧排」は必ず身につけておきたいテクニックである。

【参考文献】
1）須貝昭弘，河井 聡：歯肉圧排の適応と方法．歯界展望別冊 クラウン・ブリッジの印象採得，2002：37-50．

36/100

2章 クラウン・ブリッジ

印象採得後の留意点

鶴見大学歯学部　クラウンブリッジ補綴学講座
井川知子　小川 匠

印象体の消毒

　印象体は体液で汚染されており、感染対策を講じる必要がある。しかし、消毒に使用する薬剤によって印象体の変形や劣化が生じるため、製作する補綴装置の精度に問題が生じ得ることを忘れてはならない。また、薬剤の使用中や消毒後の残留による健康被害にも注意が必要である[1]。

　感染対策のガイドラインでは対象が用途ごとの潜在的な感染リスクに応じて分類されている（**表1**）[2]。印象体は体液または病原体に汚染されたものに該当するため、セミクリティカルに分類される。一方、石膏模型は消毒された印象体を用いた場合はノンクリティカルとして扱えるが、消毒されていない印象体を用いた場合はセミクリティカルとして扱う必要がある。

　口腔内から撤去した印象材は、まず冷水で洗い流す。対象物からあらゆる異物（血液・体液・有機物

など）を除去する。これは乾燥する前にすみやかに行う必要がある。印象体に付着した体液が一度乾燥すると水洗しても十分な洗浄効果が得られず、その後、消毒を行っても感染性が残るおそれがあることが報告されている。とくに次亜塩素酸系の消毒剤は、異物の残留によって効果が減弱しやすい。

　印象体の水洗は、アルジネート印象材で120秒、シリコーン印象材で30秒間行う。これより短い水洗時間では、かえって汚染範囲を広げてしまう。また、汚染が印象体内部へ浸透しているため、これ以上水洗しても効果は得られない。

　印象体は、中水準または高水準消毒薬を使用して消毒する。印象体の消毒には、以下の方法が推奨される（**図1**）。

- 0.1〜1.0％次亜塩素酸ナトリウム溶液に15〜30分間浸漬
- 2〜3.5％グルタラール溶液に30〜60分間浸漬

　これら消毒薬による処理を行うと、印象材は約1.5〜1.8％の寸法変化（膨潤）を生じる。また、石膏模型の表面粗さは次亜塩素酸ナトリウム溶液で0.8〜1.2μm、グルタラール溶液で1.8〜2.0μmであり、精度を考えると、前者が適切であると思われる。

　消毒されていない印象体を使用して製作された石膏模型には、消毒が必要となる。石膏の消毒には、次の方法が推奨される。

- 0.1％次亜塩素酸ナトリウム溶液に10分間浸漬後、密閉容器に入れて1時間放置し、作業開始直前に塩素中和剤を噴霧
- アルコール系消毒薬を噴霧後、密閉容器に保管

　ただし、次亜塩素酸ナトリウム溶液では、模型表面に面荒れが生じる場合がある。他にオートクレーブ滅菌やEOGガス滅菌が可能で、とくに前者では模型の強度が低下する。

印象の変形・劣化・損傷

　その他印象体は、さまざまな要因によって変形や劣化、損傷を生じる（**図2**）。どのような印象材を使用するにしても、印象体を口腔内から撤

表❶　潜在的な感染リスクに応じた分類（参考文献[2]より引用改変）

分 類	定 義	例
クリティカル	・軟組織を貫通する ・骨に接触する ・血流またはその他の無菌組織中に入る、もしくは接触する	・外科用器具 ・スケーラー ・メス刃 ・口腔外科用バー
セミクリティカル	・粘膜または損傷のある皮膚に接触するが、軟組織を貫通しない ・骨に接触しない ・血液に挿入しない	・歯科用ミラー ・再使用可能な印象用トレー ・印象体 ・歯科用ハンドピース
ノンクリティカル	・損傷のない皮膚に接触する	・X線ヘッド・コーン ・血圧測定カフ ・パルス酸素濃度計

郵便はがき

料金受取人払郵便

本郷局承認

3670

差出有効期間
2021年9月
8日まで
切手不要

113-8790

（受取人）
東京都文京区本郷3-2-15
新興ビル6F
(株)デンタルダイヤモンド社
愛読者係 行

ﻟﻟﻟﻟﻟﻟﻟﻟﻟﻟﻟﻟﻟﻟﻟﻟﻟﻟﻟﻟﻟﻟﻟ

フリガナ お名前		年齢 歳
ご住所	〒　　　－ ☎　　　－　　　－	
ご職業	1. 歯科医師（開業・勤務）医院名（　　　） 2. 研究者　研究機関名（　　　） 3. 学生　在校名（　　　）4. 歯科技工士（　　　） 5. 歯科企業（　　　）6. 歯科衛生士（　　　）	

取得した個人情報は、弊社出版物の企画の参考と出版情報のご案内のみに利用させていただきます。

愛読者カード

[書 名]　　聞くに聞けない補綴治療 100

● **本書の発行を何でお知りになりましたか**
1. 広告（新聞・雑誌）紙（誌）名（　　　　　）　2. DM
3. 歯科商店の紹介　4. 小社目録・パンフレット
5. 小社ホームページ　6. その他（　　　　　）

● **ご購入先**
1. 歯科商店　2. 書店・大学売店
3. その他（　　　　　）

● **ご購読の定期雑誌**
1. デンタルダイヤモンド　2. 歯界展望　3. 日本歯科評論
4. ザ・クインテッセンス　5. その他（　　　　　）

● **本書へのご意見、ご感想をお聞かせください**

● **今後、どのような内容の出版を希望しますか**
（執筆して欲しい著者名もご記入ください）

新刊情報のメールマガジン配信を希望の方は下記「□」にチェックの上、
メールアドレスをご記入ください。　□希望する　□希望しない

E-mail:

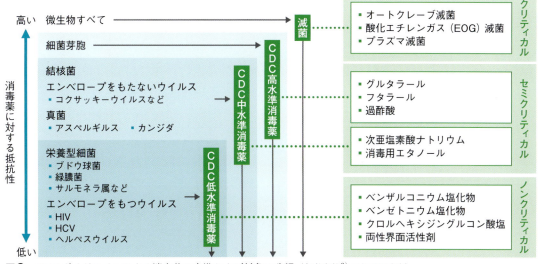

図❶ CDC ガイドラインによる消毒薬の水準および対象の分類（参考文献[2]より引用改変）

去したら、以下の項目を確認する。とくに①や②が満たされていない場合は、印象体の変形は大きくなる。
①必要な対象部位がトレー内に収まっている
②印象材がトレーから剝がれていない
③印象材の気泡や損傷などがない

1．寒天アルジネート印象材

寒天とアルジネートはどちらもハイドロコロイド印象材であり、硬化後に印象中の水分が表面に滲み出る離液現象や水中保管による水分吸収に基づく膨潤、乾燥による収縮といった寸法変化が生じる。消毒薬への浸漬による膨潤も起こるが、水中に浸漬した場合に比べて少なく、1.5～1.8％の寸法変化率であるといわれている。

変形を少なくするには、印象採得後にできるだけ早く石膏を注入する。保管の必要がある場合は、保湿箱または湿った布や紙に包んで乾燥を防ぐが、長期間の放置では離液や膨潤を生じてしまう。さらに、印象材は離液現象による表面の水分によって接した石膏の混水比が大きくなることに加え、寒天・アルジネートと石膏の成分が一部反応するため、石膏の表面が粗造になる場合がある。石膏注入の際は、できるだけ印象面の水分を除去し、超硬石膏ではなく硬質石膏の使用でその影響を抑えられる。

2．シリコーンゴム印象材（付加型）

臨床で最も使用されている付加型シリコーンゴム

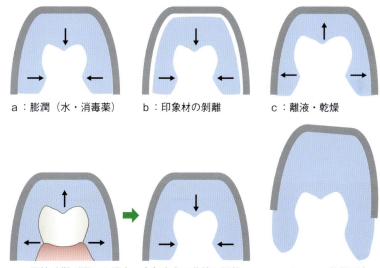

a：膨潤（水・消毒薬）　b：印象材の剝離　c：離液・乾燥

d：圧接時期が遅れた場合、内部応力の蓄積と開放　e：トレーの位置不良。印象撤去時のアンダーカット部の変形

図❷ a～e　印象材の変形パターン

印象材は寸法安定性に優れ、硬化収縮が非常に小さい。24時間後の寸法変化率は0.2～0.5％である。しかし、温度の影響を受けやすく、温度が高いと硬化時間が早くなる。硬化が始まった状態で口腔内への印象材の圧接を行うと、印象材が圧縮され、内部応力が蓄積される。この内部応力は印象撤去後に解放され、印象材の変形（収縮）を生じる。また、印象撤去後も硬化反応によって水素ガスが発生するため、印象撤去直後に石膏を注入すると面荒れが生じる。

【参考文献】
1）日本補綴歯科学会：補綴歯科治療過程における感染対策指針．http://www.hotetsu.com/s/doc/infection_measure.pdf
2）満田年宏，丸森英史（監訳）：歯科医療における感染管理のためのCDC ガイドライン．https://med.saraya.com/gakujutsu/guideline/pdf/dentalcdc.pdf

37/100

2章　クラウン・ブリッジ

咬合採得

神奈川歯科大学　大学院歯学研究科　口腔統合医療学講座
星 憲幸　大野晃教　木本克彦

咬合採得は、上下顎の正確な咬合状態を記録する作業である。その際に使用する材料としては、ワックスやシリコーン、レジンなどがあり（**図1、2**）、現在では、口腔内スキャナーを用いたデジタルでの採得も可能となっている。これらは、その特徴を十分に理解して使用する必要がある。とくに、ワックスは熱による影響や形状を、シリコーンは操作時間や硬化後の硬さを理解したうえで使用する。また、材料だけに注目するのではなく、咬合採得時の咬合位や咬合力も、正確な咬合関係を記録するためには注意が必要である。咬合位は、少しでも偏位すると咬合接触状態が大きく変化するため、基本的には咬合採得前に、通常生活と同じ咬頭嵌合位を再現できるように、十分に練習を行う（**図3**）。

ワックスによる咬合採得

1．特徴

ワックスで咬合採得を行うには、必要な大きさと形態のワックスを選択するか、または大きめのワックスを削除して使用形態に調整することから始まる。厚みも一般的な1.0㎜以外に、より薄いものや8.0㎜程度の非常に厚いものまで販売されており、形態とともに症例に合わせて選択する。また、使用時に適切な温度が必要であり、常温～60℃程度のものが用意されており、精度や操作性、快適性を検討したうえで選択する。さらに、ワックス自体の硬さやアルミ箔などが塡入されているもの、変形などに対応したものもあるので、適宜使用するとよい。

ワックス採得後は、外力や熱による変形に対する配慮も忘れないことが重要である。

2．実際の手順（図4）

①バイト用のワックスを準備する。
②歯列形態に合わせて馬蹄型（U字型）や半楕円型に調整する。
③咬合採得前に、患者に適切な咬頭嵌合位になるように練習してもらう。
④お湯やトーチなどでワックスを軟化する。
⑤歯列に合わせてセットし、静かに咬頭嵌合位で咬合させる。
⑥エアーなどで冷却し、変形させないように取り出して水洗・消毒をする。

シリコーンによる咬合採得

1．特徴

咬合採得する際は、採得時間と硬さに注目する。

- **採得時間**：操作時間と口腔内での保持時間（硬化時間）である。操作時間はある程度確保されており、口腔内ではすみやかに硬化するものを選ぶとよい。一般的には、操作時間が30秒程度、口腔内保持時間が1分程度のものが多い。

- **硬さ**：十分な硬度を有する材料は高い再現性と良好な操作性を備える。そのため、使用前に材料の硬度（多くはショア硬度A90）を確認するとよい。

- **その他**：咬合採得時、不快感をなくすように香りつきや、咬合状態が正しいかを直視できるクリア色のものがあるため、必要・目的に応じて使用する。

2．実際の手順（図4）

①シリコーン練和の準備をする。多くのものがオートミックスのため、簡便である。
②咬合採得前に、患者に適切な咬頭嵌合位になるように練習してもらう。
③歯列に沿って咬合面や切縁部に必要量のシリコーンを静置する。
④すみやかに咬頭嵌合位で咬合させる。
⑤指定硬化時間後に取り出し、水洗・消毒をする。
⑥採得後は、強い咬合部は抜けが確認できる。
⑦必要に応じて、上下模型が正確に咬合するように歯間乳頭部などを調整する。

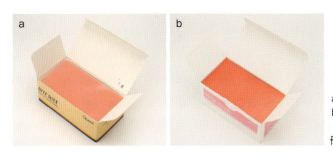
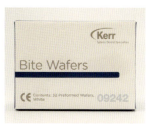
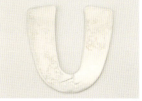

a：バイトワックス（クエスト）。
b：バイトワックス プリカットタイプ（山八歯材工業）。短冊状やプレート状などがある

c：アルーワックス（Aluwax Dental Products）。中央：スコアード、右：クロスフォーム。厚みや形がいろいろ揃っており、選択肢が多い

d：バイトウエファー（Kerr）。ワックスの間にアルミ箔がラミネートされたもの。変形などが少ない

図❶a〜d　ワックスバイト

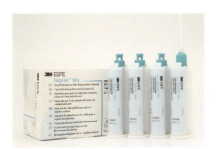
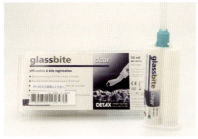
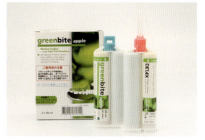

a：インプリント™ バイト（3M）。採得時間が60秒で、硬さA90と使い勝手がよいシリコーンバイト材

b：グラスバイト（Detax）。採得時間が90秒でA80の硬さをもつ。透明色のため、顎位のズレを口腔内や模型上で確認しやすい

c：グリーンバイト アップル（Detax）。リンゴの香りのするバイト材で、採得時間は90秒、硬さはA95以上、D45以上である。歯列に必要量を薄く乗せやすくするチップが付属する

図❷a〜c　シリコーンバイト材

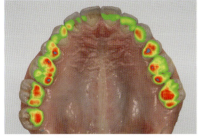
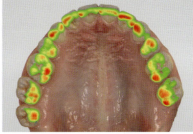
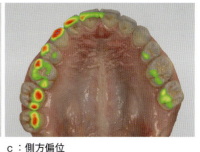

a：咬頭嵌合位　　b：前方偏位　　c：側方偏位
図❸a〜c　咬合接触状態。赤が咬合接触部。顎位が少しでも偏位すると、咬合接触状態は大きく変化する

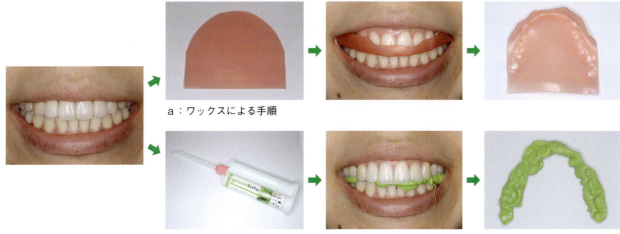

a：ワックスによる手順

b：シリコーンによる手順

図❹a、b　咬合採得

38/100

2章 クラウン・ブリッジ

フェイスボウ
トランスファー

神奈川歯科大学 大学院歯学研究科 口腔統合医療学講座
星 憲幸 大野晃教 木本克彦

フェイスボウトランスファーの意義

フェイスボウトランスファーは、フェイスボウによって、2つの後方基準点と1つの前方基準点からなる平面で位置づけられた上顎模型を咬合器に付着する一連の操作である[1]。補綴装置は、生体に近似した位置関係に装着された模型で製作されることで、中心咬合位での咬合接触および側方運動時の咬頭干渉が発生する可能性が低くなり、チェアーサイドの調整量を少なくすることができる。とくに多数歯の補綴治療を行う場合は、フェイスボウを行うメリットは大きい。

フェイスボウの種類

現在市販されているフェイスボウの多くはイヤーピースタイプであり、後方基準点が誰でも容易に決定できるようになっている。前方基準点は各社により異なるが、FH平面やカンペル平面・自然頭位・アキシス・オルビタル平面での基準点などを用いる製品が多い。また、操作方法についても、実際の患者において前方基準点を明記する方法と明記しない方法（**図1**）があり、使用する咬合器とのマッチングで選択することとなる。

実際の手順（前方基準点を明記する方法）

①フェイスボウ一式を準備する（図2a）

バイトフォークには、事前にモデリングコンパウ

ンドを準備する。

②基準点（とくに前方基準点）を決定する

後方基準点は現在の多くの製品が外耳道を使用するイヤーピース型であり、使用が簡便になっている。しかし、前方基準点は顔面皮膚上に設置するため、若干難しい。そこで、皮膚が可動しにくいところを選択し、わかりにくいときは医療用テープを相当部に貼り、その上からマーキングする（**図2b**）。

③バイトフォーク上のモデリングコンパウンドに上顎歯列の圧痕をつける

使用するモデリングコンパウンドは、通常板状のものが多い。また、丸い粒状で扱いやすい製品もあるので、使用しやすいものを選択するとよい。こちらを上顎模型が安定するように、3点（通常は前歯と両側臼歯部）に設置する。咬合で安定を求める際には、下顎にもモデリングコンパウンドを使用して咬合させ、バイトフォークを安定させる方法もある（**図2c**）。

④後方基準点用のイヤーロッド部を後方基準点（多くは外耳道）に設置する

このとき、左右の距離が均等となるように調整することが大切である。製品によっては、スライドバーの裏側に後方基準点間の距離を計測できるものや、締めていくと左右が均等に動くものなどがあり、その調整は容易になっている。しかし、イヤーピース型は軟らかな外耳道に挿入するため、最終的な採得時に位置がズレることがあるので注意が必要で、また患者に不快感を与えないように、注意して扱うようにしたい（**図2d**）。

⑤バイトフォークの固定ネジは、片方の手でフェイスボウ本体が動かないように固定する

固定の際、患者に不快感を与えないことが大切である。前方基準点にリファレンスピンを静置し、固定ネジを締めて固定する（**図2e**）。

⑥イヤーロッドの固定ネジを緩めてフェイスボウ全体を患者から取り外す

取り外してからはすみやかに咬合器に装着し、上顎模型の位置にズレがないかを確認することをお勧めする。もし誤って採得した場合は、その場で修正が可能となるからである。その場で咬合器に装着が

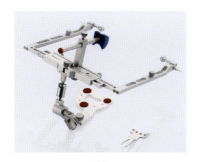

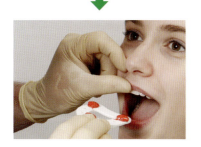

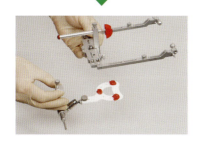

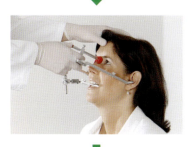

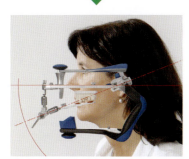

図❶ フェイスボウトランスファーの流れ（前方基準点を明記しない方法）
［アマンギルバッハ社より提供］

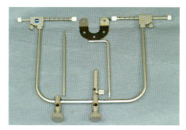

a：フェイスボウ一式を準備する

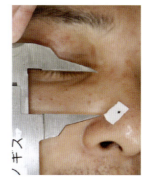

b：前方基準点の決定。わかりにくいときは、医療用テープを相当部に貼り、マーキング

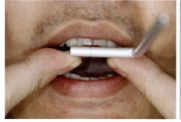 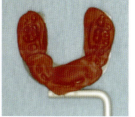

c：バイトフォークの正中マークを顔貌の正中に合わせる（左）。模型を用いて事前に圧痕を付与する（右）

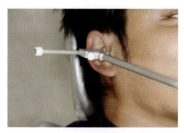

d：イヤーロッド部を後方基準点に設置する

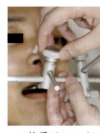 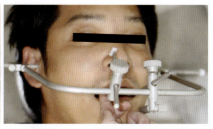

e：片手でフェイスボウ本体が動かないように固定ネジを締める（左）。前方基準点にリファレンスピンを静置する（右）

図❷a～e フェイスボウトランスファーの流れ（前方基準点を明記する方法）

無理な場合は、位置ズレがないようにフレーム部をユニットなどのアームなどに引っかけて保存していることが多いようである。もしハンガーと洗濯ばさみなどがあれば、フレームを吊すのも変形が少ない保存法である。

【参考文献】
1）日本補綴歯科学会（編）：歯科補綴学専門用語集 第5版．医歯薬出版，東京，2019：93．

39/100　2章　クラウン・ブリッジ

咬合器付着

神奈川歯科大学　大学院歯学研究科　口腔統合医療学講座
大野晃教　星 憲幸　木本克彦

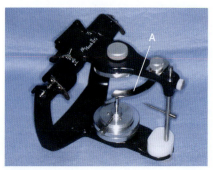

図❶a　咬合器。上弓にはリファレンスインディケーター（A）、下弓にはキャストサポートを装着する

　咬合器とは、頭蓋に対する歯・歯列の相対的位置関係や下顎運動を生体外に再現し、顎口腔機能の診断や生体に調和した補綴装置の製作に利用されるものである。咬合器に歯列模型を付着する際は、まず上顎模型を咬合器に付着し、それに合わせて下顎模型を付着する。上顎模型の付着は、フェイスボウを用いた方法と咬合平面板を用いた方法に大別されるが、生体情報を正確に咬合器へ再現するには、フェイスボウを用いる方法が推奨される。

上顎模型の付着

1．フェイスボウを用いた方法
①咬合器へ付着する前に、歯列模型の状態や咬合面の気泡の有無を確認する。また、咬合器の上弓には前方基準点の指標となるリファレンスインディケーター、下弓にはキャストサポートを装着する（図1a）。
②フェイスボウのイヤーロッド部を咬合器の後方基準点となる場所に装着し、固定ネジを締める。顆路角などは、事前に初期設定値に合わせておく（図1b）。
③前方基準点を設定するため、リファレンスピンをインディケーターに軽く接触するようにフェイスボウを調整する（図1c）。
④バイトフォーク下面にキャストサポートを当てて、上顎模型が偏位しないようにする（図1d）。
⑤上記のセッティングが終了したら（図1e）、上顎模型をバイトフォークのモデリングコンパウンドに乗せ、その後、石膏にて付着する（図1f）。
　なお、付着の際に使用する石膏は、咬合器付着用の硬化膨張率の低い石膏を使用する。

2．咬合平面板を用いた方法
　平均値咬合器を使用する場合は、咬合平面板上に模型を正中線と左右の咬合平面に一致するように位置づけし、石膏にて付着する（図2）。

下顎模型の付着

　下顎模型を上顎模型に位置づけるバイト材は、模型上で再現されていない歯間部などの調整（削合）を行う必要がある（図3）。
　上顎の付着石膏が硬化したのち、咬合器を天地逆にし、バイト材を介在させて下顎模型を固定する。このとき、上下顎歯列模型の咬合が安定している場合は、バイト材を介在させないほうが浮き上がりは少ない。上下顎模型の固定は、不要のバーや専用のMTマウントクリッパー（図4）を用いて上下模型が位置ずれを起こさないように固定する。固定できたことを確認し、石膏にて下顎模型を付着する（図5）。

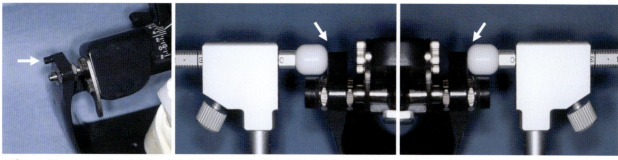

図❶b　イヤーロッド部を咬合器の後方基準点となる場所（矢印）に装着し、固定ネジを締める（左：矢印）。顆路角は初期設定値に合わせる（中央・右：矢印）

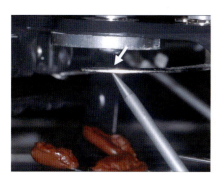

図❶c　前方基準点を設定するため、フェイスボウを調整する。リファレンスピンをインディケーターに軽く接触させる（白矢印）

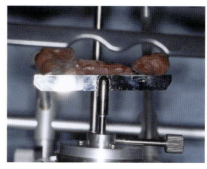

図❶d　バイトフォーク下面にキャストサポートを当てる

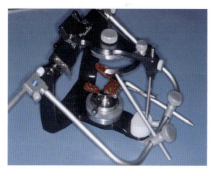

図❶e　上顎模型が偏位しないようにセッティングする

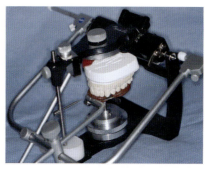

図❶f　上顎模型をモデリングコンパウンドに乗せ、石膏で付着する

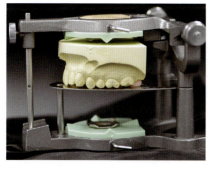

図❷　模型を正中線と左右の咬合平面に一致するように位置づける

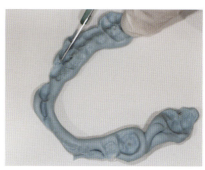

図❸　模型上で再現されていない歯間部などのバイト材の調整を行う

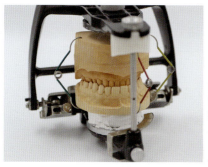

図❹　上下顎模型の固定は、咬合器を天地逆にして不要のバーや専用のMTマウントクリッパーを用いて行う

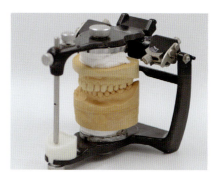

図❺　固定できたことを確認したら、石膏で下顎模型を付着する

40/100

2章　クラウン・ブリッジ

シェードテイキング

東京都・中野駅南歯科クリニック　岡田祐輔

日常臨床のなかで、歯冠色の補綴物を製作することは非常に多い。レジン前装冠に始まり、CAD/CAM冠やメタルボンド、オールセラミックなど多岐にわたるが、口腔内にある歯の情報をラボサイドに正確に伝えるのは、容易なことではない。本項では、シェードテイキングに必要な基礎知識から使用する機材、実際の臨床で行う注意すべき点についてまとめる。

シェードテイキングに必要な基礎知識

1. 明度・彩度・色相を知る

1）明度

明度は色の明るさの値で、高いほど明るく、低いほど暗くなる。補綴物が意図した明度と異なると再製作の可能性が高くなるため、注意が必要である。一般的なシェードガイド（図1）では、番号が小さいほど明度が高い。

2）彩度

彩度は色の鮮やかさの値で、高いほど鮮やかになり、低いほどモノクロに近づく。シェードガイドでは、番号が大きいほど彩度が高い。

3）色相

色相は赤や黄色、緑、青といった色味の違いで、一般的なシェードガイドでは、A（赤茶系）、B（赤黄系）、C（灰系）、D（赤灰系）の4種類に分類されている。日本人の歯はA系統が多い。

4）口腔内撮影用カメラの調整

口腔内写真を撮影するうえで、口腔内撮影用カメラ（一眼レフ）の調整は必須である。口腔内の情報をより正確に撮影するためには、最低限ホワイトバランスやフィルム感度、シャッタースピード、ストロボの光量を、撮影環境に合わせて調整する必要がある。

2. シェードテイキングは来院直後に行う

歯は乾燥すると表面に白帯や白斑が出現し、本来の色よりも彩度が低くて明るい色調に変化してしまう。そのため、治療前にシェードテイキングを行うのが基本である。

使用する機材

1. 必要な機材

1）シェードガイド

ラボサイドと同じものを使用することが基本である。筆者は、歯肉色のガイドもついたものを使用している（図2）。

2）カメラ

口腔内撮影用カメラを使用し、カメラの特性と撮影環境に合わせて調整する。

2. あると便利な器具

- 口角鉤（口唇や頬を圧排する）
- キャスマッチ（色調補正用カラーチャート：図3）

シェードテイキング時に注意すべき点

■チェックポイント

- 正確なホワイトバランスに調整されている
- 適正露出である
- 歯が乾燥していない
- シェードタブは、直感的に近い色を3種類ほど選ぶ
- 歯とシェードガイドを同一平面上に並べ、切端同士を1mmほど離して撮影するとよい
- シェードタブの番号が写り込んでいる（高倍率の場合は、他の写真にシェードタブの番号が写っていればよい）

1）前歯部

対象歯の明度や色調を判断するための低倍率の正面観（図4a）と、エナメル質表面のキャラクターや質感を観るため、歯頸部方向正面と左右斜めから

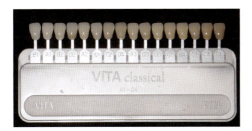
図❶ シェードガイド（VITA）

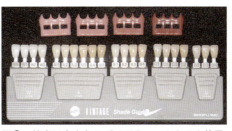
図❷ 筆者は歯肉色のガイドもついたものを使用

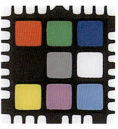
図❸ キャスマッチ

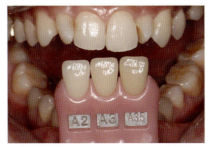
図❹a 低倍率の正面観

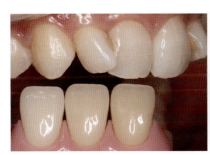
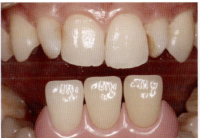
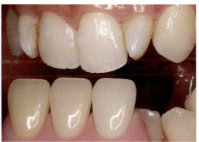
図❹b 歯頸部方向正面（中央）と左右斜め（左、右）から、高倍率の写真を撮影する

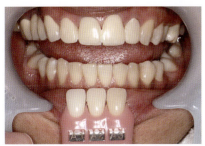
図❺ シェードタブは対合歯に合わせる

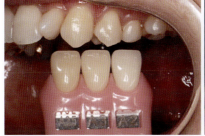
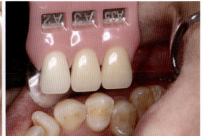
図❻ 臼歯部。左：頰側面観、右：咬合面観

高倍率の写真を撮影する（図4b）。審美領域であるため、口もととのバランスを考慮し、顔貌写真（とくにスマイル）も撮影する。多数歯の場合、参考になるのは対合歯となるため、シェードタブは対合歯に合わせる（図5）。

2）臼歯部

前歯部ほどシビアなキャラクターは必要としないため、頰側面観と咬合面観の2枚を最低限必要とし、むしろ歯が乾燥しないことを優先的に考え、すばやく撮影すべきである（図6）。また、反対側の歯が天然歯の場合は参考になるため、反対側も撮影することが望ましい。

以上、シェードテイキングに必要な知識や機材・器具、注意事項をまとめたが、肝心なのはラボサイドとの緊密な連携である。資料採得の場に立ち会わないかぎり、歯科技工士は送られてきた写真のみを手がかりに技工物を製作するしかない。セット後の写真をラボサイドと確認し、院内とラボとの相違を少しずつ擦り合わせていく作業も必要である。

【参考文献】
1）須呂剛士：成功例・失敗例で学ぶ 規格性のある口腔内写真撮影講座．クインテッセンス出版，東京，2018．
2）小田中康裕，他：デジタル対応で学ぶ！ 歯科医師・歯科技工士必携 シェードテイキング超入門．小田中康裕（監），クインテッセンス出版，東京，2018．

ラボとのコミュニケーション

2章 クラウン・ブリッジ

埼玉県・斉田歯科医院　斎田寛之

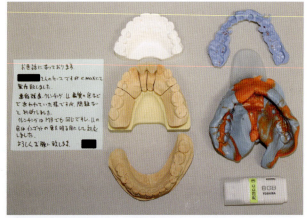

図❶　補綴物製作時には、精密印象、対合模型、バイト、プロビジョナルの参考模型、シェードを送る。本図は補綴物が製作され、ラボから納品されたもの。お互いにコメントを送り合うことで、よりよいコミュニケーションが図れる

　補綴治療を成功に導くために、ラボとの適切なコミュニケーションは欠かせない。歯科医師と歯科技工士のコミュニケーション、それはつまり、チェアーサイドとラボサイドの情報交換である。

　歯科医師側がチェアーサイドで印象を採って模型に起こし、それを元に歯科技工士は補綴物を製作する。適切な補綴物を作るためには、通常実際の口腔内を見る機会がない歯科技工士に、できるだけ多くの情報を伝えるべきである。情報伝達の方法はさまざまであるが（指示書・写真・メール・電話など）、とくに審美性が要求される補綴物などでは、歯の状態や咬合状態、シェードだけではなく、患者の希望や顔貌写真、プロビジョナルレストレーションの状態とそれに対する患者の感想なども伝えると、歯科技工士は製作すべき補綴物の目標を立てやすくなり、よりよい補綴物が生まれることになる（図1～3）。

　また、歯科技工士から歯科医師への情報伝達も有効な場合がある（図4）。支台歯形成や義歯などの補綴設計は、模型に起こしたほうがよりわかりやすいことが多い。最終補綴物を想定したクリアランスの確認などは、製作する歯科技工士にあらかじめお願いすることにより、シェードの不一致や補綴物形態の不恰好さを避けられる。当院では、補綴物製作時にはほとんどの場合、歯科技工士に一度形成チェックをしてもらってから印象採得をするようにしている。

　製作された補綴物の評価を共有することも重要である。製作された補綴物がうまく入らなかったとき、また咬合が高かったり低かったりしたときに、その責任をすべて歯科技工士に負わせるのは間違いである。そのような誤差が起こった原因を、チェアーサイドとラボサイドのそれぞれから検証することが重要である。歯科技工士は、送られてきた石膏模型に合う補綴物を製作する。石膏模型に補綴物が合っていれば、その誤差はチェアーサイドで起きた可能性が高い。間接法の誤差を理解し、お互いがその誤差を最小限になるように心がけることが重要である。そして、すばらしい補綴物が装着されたときには、そのことを（写真なども添えて）感謝の気持ちを込めて伝えることも、ラボとの良好なコミュニケーションを築くうえでの一つの方法である。

　以下、ラボとのコミュニケーションの一例を症例で示す。

シェードテイキング

　シェードテイキングは、審美的な補綴物を製作するうえで、非常に重要なステップである。シェードは、極力当該歯に近づける。シェードは一つだけではなく、より暗いもの、より明るいものを含めて複数あることが理想である。また、フラッシュによってシェードが白飛びしないように気をつける（図1）。テトラサイクリンによる変色歯など、シェードテイキングの難しい歯の場合には、あらかじめシェードを確認し、カスタムシェードを用いて補綴物を製作することもある（図3）。

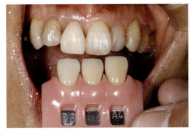
図❷ シェードが白飛びしないように、フラッシュ光に対して垂直よりも少し傾ける

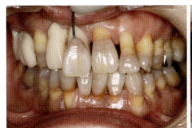
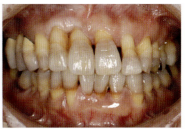
図❸ カスタムシェードを用いた前歯部補綴処置。2 1|はテトラサイクリン歯。まず仮のシェードテイキングを行って製作した。カスタムシェードガイドで再度シェードテイキング実施。理想的なシェードの歯冠補綴を実現できた

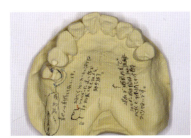
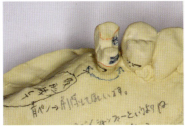
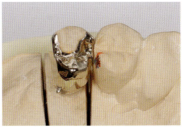
図❹ 義歯の支台歯となる5|には、レストシートやガイドプレーンなどの付与を想定して、印象採得前に、形成量などの確認を補綴物を製作予定の歯科技工士に依頼した。歯科技工士は紙に書いたり、写真のように模型に書き込んだりして、歯科医師に伝えてくる

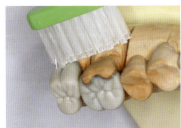
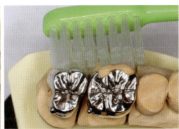
図❺ プロビジョナルレストレーションにて補綴物の清掃性を確認したうえで、その形態のポイントを歯科技工士に伝え、補綴物製作の参考にする。ワックスアップの段階で確認できれば、場合によっては担当の歯科衛生士にも意見をもらいながら、補綴物製作に活かす

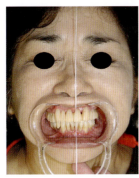
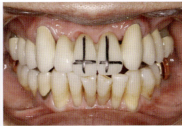
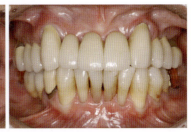
図❻ 大型の補綴物では、口腔内写真だけでなく顔貌との関係も記録し、歯科技工士に伝える必要がある。正中や歯軸のズレは、歯に書き込むだけでなく、デンタルフロスなどを用いて顔貌写真に入れ込むことで、より伝わりやすくなる

支台歯形成のチェック

　義歯の製作に先立ち、適切な支台歯製作のために、義歯の設計も考慮して支台歯形成のチェックを歯科技工士にお願いする。補綴物製作前に支台歯形成をチェックしてもらうことにより、その後の補綴物製作はスムーズに進み、よりよい補綴物の製作が可能になる（図4）。

補綴物の清掃性

　補綴物を製作する際、使用する清掃器具や患者の癖など、ブラッシング時のポイントを歯科技工士にも伝え、可能であれば、ワックスアップの段階で歯科医師が清掃性をチェックする（図5）。

大型補綴物製作時の情報伝達

　大型の補綴物を製作依頼する際には、印象や咬合採得の他に、プロビジョナルクラウンの入った口腔内の模型やその写真、また顔貌写真などを送ることで、歯科技工士は多くの情報を得られ、製作する補綴物の目標を立てやすくなる（図6）。

42/100 クラウンの試適

2章 クラウン・ブリッジ

東京都・野地デンタルクリニック　野地一成

試適に必要な知識

1．クラウンは支台模型のとおりには入らない

支台模型に適合しているクラウンは、口腔内ではそのとおりには支台歯に入らない。模型変形や支台歯の移動などによる誤差や、支台歯とクラウンの間に介在する合着材などによる誤差が原因である。

セット時に生じる「浮き」と「傾き」は症例ごとに異なるため、試適時に把握・調整が必要となる。

2．マージンの適合には、歯周組織に問題の出るものと出ないものがある

マージンの適合には、辺縁歯肉が比較的よい経過を示す場合（図1a～d）と、辺縁歯肉が比較的不良な経過を示す場合（図2a～c）が存在する[1]。

3．マージンの適合を探知する

図2は、支台歯のマージン下の部位からおもに垂直的・水平的ギャップが存在することを示しており、探針と適合試験、デンタルX線写真を用いて確認する方法が有用である。

1）探針

既知の厚みの材料を用いて手指感覚を養う。図3は、50μmのコンタクトゲージをガラスの上に置いて、探針でギャップの程度を触知している（図2a、bようなギャップを触知する）。

2）適合試験

適合試験材を入れて咬合圧で圧接し、硬化後に余剰部を「下方向」に引っ張って取り除く。

マージン部で「ちょん切れて」いる部分は、図1、2bの状態であると想像する。

3）デンタルX線写真

クラウン試適時にデンタルX線写真で近遠心マージン部をチェックする。X線の入射方向や黒化度によってギャップは容易に隠されてしまうため、他の方法と併せて診査すべきである。

試適の実際

1．マージン部のチェック

6|口蓋部マージン支台歯の清掃、コンタクト調整

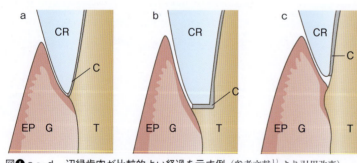

図❶a～d　辺縁歯肉が比較的よい経過を示す例（参考文献[1]より引用改変）

CR：クラウン辺縁
C：セメント
T：支台歯
G：歯肉
EP：上皮

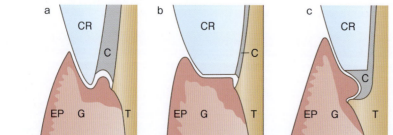

図❷a～c　辺縁歯肉が比較的不良な経過を示す例（参考文献[1]より引用改変）

CR：クラウン辺縁
C：セメント
T：支台歯
G：歯肉
EP：上皮

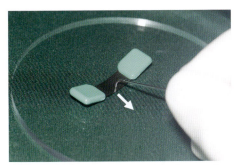

図❸ 50μmのコンタクトゲージをガラスの上に置き、探針でギャップの程度を触知する

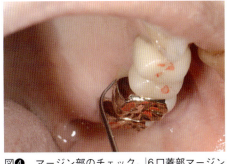

図❹ マージン部のチェック。|6口蓋部マージン 支台歯の清掃を行い、コンタクト調整を済ませ、探針を用いて診査を行う

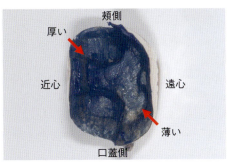

図❺ 適合試験材によるクラウンの「傾き」。試験材は遠心口蓋側方向の適合試験材が薄く、この方向に傾いていることを示す

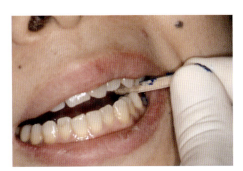

図❻ 硬い木片で傾きをコントロールする。2回目の適合試験は、一度バルサ材を咬ませた後に割り箸を近心頬側部に置き、咬んでもらう

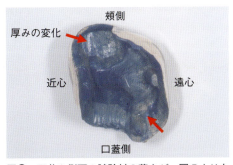

図❼ 天井や側面の試験材の薄さが、図5よりも薄くなっている。この時点で適合試験材の抜けた部分を調整する

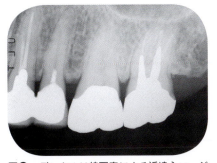

図❽ デンタルX線写真による近遠心マージン部のチェック（|6部）

を済ませ、前述の探針を用いて診査を行う（図4）。

2．適合試験材によるクラウンの「傾き」

バルサ材を介した咬合圧による試適により、「どの方向にクラウンが傾いているか？」が天井部分に現れる。図5では、試験材は遠心口蓋側方向の適合試験材が薄く、この方向に傾いていることを示す。この時点では、適合試験材の抜けた部分の調整を控えめに行い、できるだけ天井部分が均一になるように、割り箸を用いて咬合圧をコントロールする。

3．硬い木片で傾きをコントロールする

クラウンの傾く傾向と再現性を把握したら、傾かないような方向に力をかける。2回目の適合試験は、一度バルサ材を咬ませた後に割り箸を近心頬側部に置き、咬んでもらう（図6）。

4．内面の調整

近心頬側の適合試験材が薄くなってくるまで割り箸などを咬ませることで、試適時の力の方向をコントロールする。試験材の抜けるところや、金属が「こすれ」ている部位を調整する。図7は、天井や側面の試験材の薄さが、図5よりも薄くなっている。再度マージン部が移行的となったことを探針やルーペで確認後、試適した状態でデンタルX線写真撮影を行い、咬合調整へと移行する（図8）。

【参考文献】

1) 菅野博康, 伊集院正俊, 滝沢 正, 石橋寛二, 国島康夫, 黒田昌彦：シリーズ クラウンの周辺4 クラウンの適合をめぐって. 歯界展望, 60(5)：892-909, 1982.

43/100 2章 クラウン・ブリッジ

咬合調整

東京都・野地デンタルクリニック　野地一成

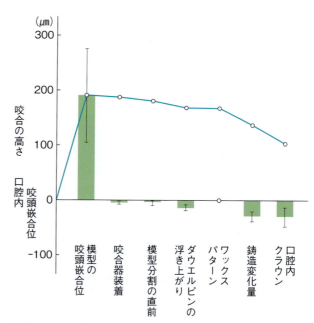

図❶　クラウン製作過程における咬合の高さの変化。ヒストグラムはすぐ前のステップからの変化の平均値を示し、標準偏差を上下に示した。折れ線グラフは全体の変化傾向を示す

調整にあたり必要な知識

1．そもそもなぜ咬合調整が必要になるか

　松下ら[1]は、全顎の範囲で製作した作業模型による臼歯部クラウンのそれぞれの製作過程で、咬合の高さの変化を測定している（図1）。

　各工程のなかで咬頭嵌合位から咬合が最も高くなるのは、「模型の咬頭嵌合位」である。それ以外の技工操作は誤差も少なく、さほどクラウンを高くする要因ではない。模型の咬頭嵌合位を生体に近似させる方法は他項に譲るとして、それが生体とずれることによってクラウンが高くなり、咬合調整が必要となる。製作したクラウンを意図どおりに口腔内にセットするためには、このズレを少なくする努力をすべきである。

2．咬合調整はどのような手順で行うか

　結論から述べると、咬頭嵌合位における高さ調整を最初に行い、次いで側方運動時の干渉がないか、もしくは与えるガイドの過少を考慮する順番に調整を行う。その理由は、上下模型の位置関係で規定される「第一顎位」よりも、咬合器の自由度に運動を制限される「第二顎位」のほうが不確かになりやすいからである。

3．高さ調整量をどこまで追い込むか

　田中ら[2]の研究によると、30μm以上の過高クラウンは生体に害を及ぼす。また、池田[3]は咬合調整によって10μm程度には追い込むべきとしている。

4．クラウンが高いか低いかをどのようにして判断するか

　補綴部位が臼歯部の場合、隣接歯の咬合紙による印記の様相や、オクルーザルストリップスによる引抜試験により、高いか低いかおおよその見当がつく。補綴歯の手前の咬合接触部でオクルーザルストリップスが引き抜けてしまう場合は、補綴物が高いため、調整が必要であることがわかる。補綴物の咬合面部に咬合紙の印記が付かなかったり、同部位上で引抜試験を行ってオクルーザルストリップスが引き抜ける場合は、補綴予定のクラウンが低いことを現す。

咬合調整の実際

　図2は、クラウン製作時に咬合器上で与えられた補綴物の咬合接触である。この咬合接触の様相に近似するように調整を施す。

　コンタクトおよび内面調整を終えた状態で、6|の咬合接触点を印記する（図3）。咬合紙は30μmの厚みのものを使用する。咬合器上の咬合接触に近似している。手前の小臼歯部に咬合接触の印記がみられる。このクラウンの高さは、少なくとも咬頭嵌合位から30μm以内の過高であることがわかる。

　12μmのオクルーザルストリップスを修復物の手前の咬合接触部位に置いて、引き抜き試験を行う（図

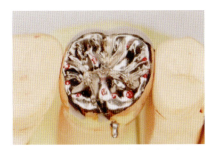

図❷ クラウン製作時に咬合器上で与えられた補綴物の咬合接触

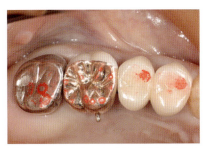

図❸ コンタクトおよび内面調整を終えた状態で、6|の咬合接触点を印記する。咬合器上の咬合接触に近似している。手前の小臼歯部に咬合接触の印記がみられる

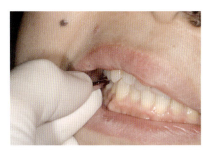

図❹ 12μmのオクルーザルストリップスを修復物の手前の咬合接触部位に置いて、引き抜き試験を行う

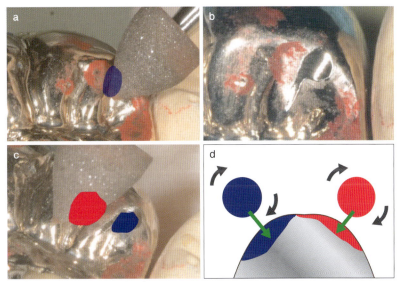

図❺ a～d　a～c：過高部分の調整は、咬合紙の印記を一面で削ってしまわず、形態を崩さないように多面状に複数回に分けて行う。d：隆線の断面

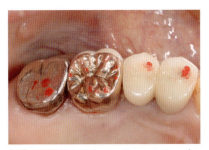

図❻ 調整後のオクルーザルストリップスが手前で引き抜けなくなった状態

4)。この症例では、かすかな抵抗をもって引き抜けた。図3の手前の咬合紙の印記情報と合わせて考えると、このクラウンは12～30μmの過高であることがわかる。

過高部分の調整は、咬合紙の印記を一面で削ってしまわず、形態を崩さないように多面状に複数回に分けて行う（図5）。

図6は、調整後のオクルーザルストリップスが手前で引き抜けなくなった状態である。茶色のシリコーンポイント（2回）と緑のシリコーンポイントで研磨する。

【参考文献】
1) 松下和夫：歯冠補綴物の咬合面精度に関する研究—全部鋳造冠の製作過程が咬合の高さに及ぼす影響—. 日補綴会誌, 26(2)：250-266, 1982.
2) 田中伐平：咬頭嵌合位における補綴物の高さが顎口腔系に及ぼす影響. 日補綴会誌, 19(4)：666-692, 1975.
3) 池田隆志：IPチェッカー. 臨床咬合学事典, 長谷川成男, 坂東永一 (監), 医歯薬出版, 東京, 1997：432-433.

44/100

2章 クラウン・ブリッジ

仮着の意義

千葉県・安藤デンタルクリニック **安藤正明**

表❶ 仮着時の確認事項

- 咬合
- 清掃性
- 審美性・形態
- 根尖病変の予後や歯周組織の変化
- その他、患者の要望により

日常臨床において、調整の終わった最終補綴物を良好であると判断した場合は、合着することが多い。一方、何らかの理由によって仮着で経過観察を行う場合もある。本項では、仮着の意義について述べたい。

なぜ仮着するのか？

前述のように、最終補綴物装着前にプロビジョナルレストレーションにて確認することも多いため、すべての症例において仮着するわけではない。では、「なぜ仮着するのか？」と問われれば、「わずかに不安があるため、確認したうえで安心して最終補綴物を合着したい」というのが筆者の答えである。

筆者も含め、多くの歯科医師は、装着後に患者からの違和感や不満などの訴えにより、合着した補綴物をやり直した苦い経験はないだろうか？ その場合、患者・術者はともに時間的にも精神的にも大きなストレスとなることは否めない。状況次第では、治療の過程で築いてきた信頼関係を失うこともある。そのため、マテリアル上、仮着ができない場合は別として、わずかでも不安がある場合は一度仮着にてシミュレーションし、問題ないと判断した場合は合着、問題ありと判断した場合は再度調整を行い、改めて確認する。

仮着で何を確認するか？

仮着での確認事項は症例によって異なるが、おもに**表1**に挙げた理由などであることが多く、1歯の

ときもあれば、数歯にわたる場合もある。最終補綴物は、プロビジョナルレストレーションとはマテリアルが異なるため、その点も考慮して確認する。

とくに、治療期間が長く、全顎に及んだ症例においては、プロビジョナルレストレーションにて調整を重ねてきた場合でも確認事項が多いため、必然的に仮着となることが多い。

仮着する際の注意点

仮着する際、患者にどのような目的で、どの程度の期間、仮着を行うのか、詳しく説明するようにしている。その理由は、患者の心理としては、早く最終補綴物を合着したいという想いがあるためである。単に仮着にて様子をみたいでは言葉足らずで、「いつになったら合着されるのか」、「外れないか」などの不安もあるため、しっかりとこちら側の意図を説明すれば、仮着という処置が患者の安心感へと繋がると考えている。

症例

症例1（**図1**）としてクラウン、症例2（**図2**）としてブリッジで最終補綴を行ったケースを供覧する。

◉

仮着は、これまで述べてきたように最終補綴物を装着する前の最終確認であり、その意義は、患者と術者がともに不安なく最終補綴物を合着できるという"安心"にあると考えている。「終わりよければすべてよし」ではないが、結果として術後に早期のトラブルを回避できるため、必要と判断した場合は、ひと手間と考えずに仮着を取り入れると有効である。

【参考文献】
1）石橋寛二, 川添堯彬, 川和忠治, 福島俊士, 三浦宏之, 矢谷博文（編）: クラウンブリッジ補綴学 第4版. 医歯薬出版, 東京, 2009.

症例1

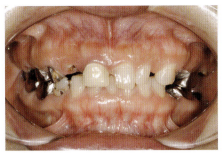

図❶a　56歳、女性。初診時の口腔内写真。欠損や補綴物の脱離を認め、下顎位は不安定であった。また過蓋咬合のため、顎運動の制限も認めた

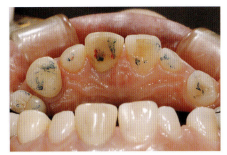

図❶b　プロビジョナルレストレーション。下顎位と顎運動の調和を目指し、咬合関係の調整を重ねていった。とくに前歯部のガイドに関しては、注意深く検証した

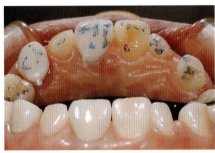
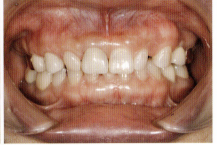

図❶c　仮着時。最終補綴物の調整後、仮着にて2ヵ月間経過観察を行った

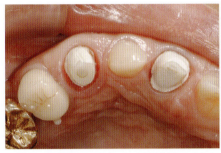
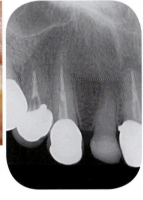
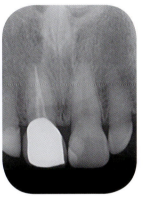

図❶d　仮着後2ヵ月。2ヵ月間使用してもらい、仮着材の溶解やX線像にて外傷像を認めないため、安心して合着した

症例2

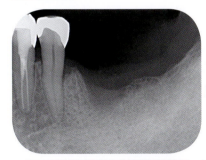

図❷a　46歳、女性。補綴前のデンタルX線写真。歯周病治療後、5は全周プロービング値3㎜、動揺もなくなるまでに改善したが、X線像にて遠心に垂直性骨欠損が残存した

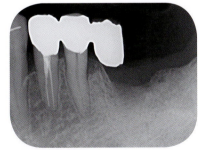

図❷b　仮着時。以前に義歯を装着できなかった既往があり、治療経過から咬合力は弱い。パラファンクションは認めない。不安もあったが、④⑤6の延長ブリッジを仮着し、問題が起きないか慎重に経過観察を行った

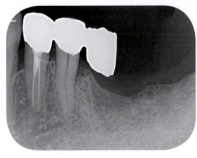
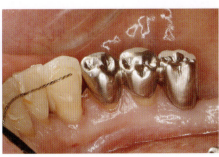

図❷c　仮着後8ヵ月。他の部位の経過観察もあり、8ヵ月間仮着した。清掃性は問題なく、歯周組織検査やX線像においても仮着時と変化を認めず、補綴物の浮き上がりもないため、合着を行った

45/100

2章 クラウン・ブリッジ

合着と接着の違い

明海大学歯学部　機能保存回復学講座　歯科補綴学分野
佐藤雅介　藤澤政紀

まず、狭義の合着と接着について、**表1**にまとめる。

合着

歯科領域で用いる広義の「合着」とは、歯冠修復物であるインレーやクラウン、ブリッジなどを、窩洞や支台歯と一体化する操作のことである。それに対して、物理的な接合（機械的嵌合力や摩擦力）によって2つの被着体が一体化する場合を、狭義の「合着」としている。

歯科用合着セメントのなかで、「①嵌合力によって合着効果が発揮されるもの」は、リン酸亜鉛セメントと酸化亜鉛ユージノールセメントである。一方、グラスアイオノマーセメントやポリカルボキシレートセメントは、「②機械的嵌合力に加えて歯質のCaとイオン結合することによって合着効果が発揮されるもの」である。②は歯質や修復材料表面に対して、機械的嵌合力に加えて化学的な接合機構が含まれており、接着材としての機能を有しているものの、接着効果は小さく、合着効果の主体は嵌合力によってなされる。以上の①および②が狭義の「合着」に属する。

接着

「接着」とは2つの固体（被着体）表面が接着材を介して互いに接合する現象をいう。接着材と被着体表面の間で化学的または物理的な力、あるいはその両者によって一体化した状態となることである。

歯科領域においては、化学的に接合される現象を接着と表現するのが一般的な考え方である。

接着性レジンセメントは「③象牙質に対しては前処理剤を用いて被着面を処理し、接着性モノマーを浸透させることにより、また、被着体表面に対しては接着性モノマーが被着体表面の膜を介してそれぞれ化学的結合することにより、合着効果が発揮されるもの」であり、③に属するセメントを用いて行う場合を「接着」という。

合着と接着

合着と接着は、その被着体への接合方法は異なるが、歯科領域ではどちらも重要な接合機構である。いずれにしても、合着材または接着材が、被着体表面の微細な凹凸部分に至るまで浸透あるいは密接に接着することが、大きな合着力または接着力を発現するための第一段階となる。そのため、被着体の表面性状や合着材・接着材の被着材表面に対する「ぬれ」の状態が、結果を大きく左右する一因となる。

前処理における
各種接着性モノマーの被着体に対する結合機構

接着性モノマーを結合する被着体の種類により大別すると、歯質、貴金属、非貴金属、セラミックスに分類できる。**図1**に、代表的な接着性モノマーの構造式と被着体に対する結合機構図（推定）を示す。

1．歯質との結合

リン酸エステル系モノマー「MDP」やカルボン酸系モノマー「4-META」、その加水分解物「4-MET」が、歯質と強く相互作用すると考えられている。

2．貴金属合金との結合

有機硫黄化合物（一般名：チオン、チオール、ジスルフィド）である機能性モノマー（トリアジンジオチン系接着性モノマー「VBATDT」など）を含むプライマーが、金などの貴金属表面と相互作用をすることで、化学結合に関与すると考えられている。

3．非貴金属合金との結合

酸化化合物（一般名：リン酸エステル、ホスホン酸、カルボン酸など）である機能性モノマー（リン酸エステル系「MDP」やカルボン酸系モノマー「4-

表❶ 狭義の合着と接着に属する歯科用セメント

分類	セメント	備考
合着	リン酸亜鉛セメント	①嵌合力によって合着効果が発揮されるもの
	(レジン添加型)グラスアイオノマーセメント	②機械的嵌合力に加えて歯質のCaとイオン結合するもの
	ポリカルボキシレートセメント	
接着	接着性レジンセメント	

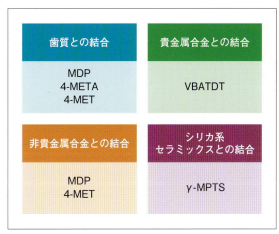

図❶ 被着体ごとの代表的な接着性モノマー

MET」)を含むプライマーが、非貴金属表面に金属酸化物層を形成し、水素結合またはイオン結合で結合する。

4．セラミックスとの結合

シランカップリング剤「γ-MPTS」のメトキシ基とセラミックス中のシラノール基が縮合反応することで結合する。陶材の表面処理や硬質レジンなどの無機フィラーを大量に含んだコンポジットレジンの表面処理に使用される。

また、ジルコニアに対しては、機能性モノマー10-MDPが結合することが報告されており、10-MDPが配合されたセラミック用プライマーがある。

【参考文献】
1) 日本接着歯学会 (編)：接着歯学 第2版. 医歯薬出版, 東京, 2015：120-123.
2) 中嶌 裕, 他 (編)：スタンダード歯科理工学 第6版. 学建書院, 東京, 2016：245-253.
3) 矢谷博文, 他 (編)：クラウンブリッジ補綴学 第5版, 医歯薬出版, 東京, 2014：227-228.

46/100

2章 クラウン・ブリッジ

補綴装置の違いによる
セメント材料の選択

明海大学歯学部　機能保存回復学講座　歯科補綴学分野
勅使河原大輔　藤澤政紀

　近年における補綴装置の装着には、接着性レジンセメントの使用が主流となっている。確実な接着を獲得するためには、使用されている材料に応じて、機械的嵌合効力を得るための微細な凹凸構造の付与や、分子間での化学的結合を得るための機能性モノマーによるプライマー処理など、適切な被着面処理が重要である。本項では、補綴装置の違いによるセメント材料の選択や、材料に応じた被着面処理について解説する（**表1**）。

補綴材料に応じた被着面処理

1．オールセラミッククラウン、ポーセレンラミネートベニア、ポーセレンインレー（長石系陶材、二ケイ酸リチウム含有ガラスセラミックス、リューサイト強化型ガラスセラミックス）

　これらのセラミックはシリカを主成分としている。

被着面の粗造化を目的とした従来のアルミナサンドブラスト処理は、材料の亀裂を生じる可能性があるため、酸処理による表面の粗造化を行う。フッ化水素酸による酸処理は被着面処理として有効であるが医薬用外毒物であり、使用には注意が必要である。

　チェアーサイドでは、被着面の清掃を目的としたリン酸エッチングを行う（**図1**）。化学的結合のための被着面処理として、γ-MPTSに代表されるシラン処理剤を用いたカップリング処理が有効である。

2．オールセラミッククラウン、オールセラミックブリッジ（酸化アルミニウム、酸化ジルコニウム）

　これらのセラミックはシリカの含有率が低く、酸処理やシラン処理による被着面処理が有効ではないとされている。とくに酸化ジルコニウムに対するリン酸エッチングは接着性の低下を生じる可能性もあり、注意が必要である（**図2**）。

　一方で、機械的強度が高いためにアルミナサンドブラスト処理が可能であり、MDPに代表されるリン酸エステル系酸性モノマーによるプライマー処理が有効である（**図3**）。トライボケミカル反応を応用し、被着面に対してシリカ層を定着させることで、従来のシランカップリング処理を有効にする手法もある（**図4**）[1]。

3．CAD/CAM冠［コンポジットレジン（シリカフィラーおよび多官能性モノマーの重合体）］

　専用ブロックの削り出しによって製作されるCAD/CAM冠は、モノマーの重合度が極めて高く、未反応モノマー間での接着が期待できない。そのた

表❶　補綴装置の種類および使用材料別のコンポジット系接着性レジンセメントを用いる場合の被着面処理

補綴装置の種類	使用材料	コンポジット系接着性レジンセメントを用いる場合の被着面処理
ポーセレンラミネートベニア オールセラミックインレー・クラウン	シリカ系セラミックス	酸処理、シラン処理
オールセラミッククラウン・ブリッジ	非シリカ系セラミックス	サンドブラスト処理、酸性モノマーによるプライマー処理
インレー、部分被覆冠 全部金属冠・ブリッジ 前装金属冠・ブリッジ 接着ブリッジ	貴金属	金属プライマー処理
陶材焼付金属冠・ブリッジ 接着ブリッジ 全部金属冠・ブリッジ	非貴金属	酸処理
CAD/CAM冠 レジンジャケットクラウン	コンポジットレジン	サンドブラスト処理（弱圧）、シラン処理

め、化学的結合は重合体内に含まれるシリカ含有のフィラーを対象とする。従来のアルミナサンドブラスト処理では被着面が削合されるため、被着面の清掃を目的とした1～2気圧程度の弱圧でのサンドブラスト処理に留める（図3）。酸処理後、シラン処理剤によるカップリング処理を行う。

4．陶材焼付金属冠、接着ブリッジ、全部金属冠（Co-Cr合金、Ni-Cr合金、Ti、Ti合金などの非貴金属）

アルミナサンドブラスト処理による表面の粗造化を行った後、酸処理を行う。酸処理によって化学的結合に必要な酸化被膜を容易に獲得できるため、特別なプライマー処理を必要としない。

5．全部金属冠、ブリッジ、前装金属冠、前装ブリッジ（金合金、金銀パラジウム合金などの貴金属）

これらの金属材料は耐酸性が強く、酸処理のみでの酸化被膜の形成が困難である。よって、アルミナサンドブラストおよび酸処理後、VTBに代表される硫黄含有モノマーを用いたプライマー処理を行う。

セメント材料の選択

■機械的嵌合効力を主体とした合着用セメントの利用

接着性レジンセメントによる固定性補綴装置の装着には、化学的結合を得るための被着面処理が必須であり、チェアーサイドでの装着操作が煩雑になりやすい（図5）。一方で、リン酸亜鉛セメントやグラスアイオノマーセメントなどの従来型の合着用セメントは、特別な被着面処理を必要とせず、硬化後の余剰セメントの除去も容易である。支台歯形態や咬合接触などの機能時の補綴装置の挙動に十分配慮されており、特別な制限がない場合、いずれの材料に対しても使用することができる。

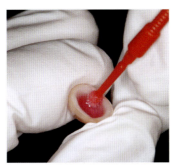
図❶ リン酸エッチング。試適後の唾液などによる汚染物質の除去や被着面の極性の付与（ヌレの向上）に有効である

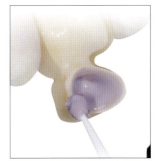
図❷ イボクリーン（Ivoclar Vivadent）。試適後の被着面の汚染除去を目的とした清掃材。リン酸を含まないため、酸化ジルコニウムを含めたさまざまな補綴装置に利用できる（画像は http://www.ivoclarvivadent.jp より転載）

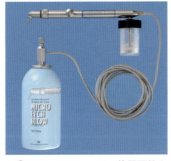
図❸ チェアーサイドで使用可能なサンドブラスター（マイクロエッチャーⅡAブローキット、モリムラ）。補綴装置だけでなく支台歯に対しても使用できる

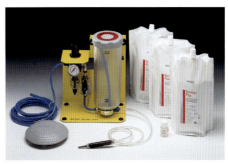
図❹ ロカテック™システム（3M）。ロカテック™処理には、専用のロカテックサンドプラス（シリカコーティングされたアルミナ粒子）が必要となる（画像は https://multimedia.3m.com より転載）

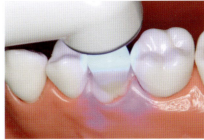
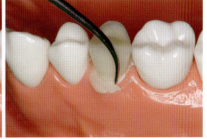
図❺ タックキュアでのセメント除去。光重合可能な接着性レジンセメントを用いる場合、1秒程度の仮照射（タックキュア）の後、完全に硬化する前に余剰セメントを除去する

【参考文献】
1) Tzanakakis EG et al: Is there a potential for durable adhesion to zirconia restorations? A systematic review. J Prosthet Dent, 115 (1): 9-19, 2016.

47/100

2章 クラウン・ブリッジ

メインテナンス時の
注意すべきポイント

東京都・みどりが丘歯科クリニック 稲垣伸彦

補綴物の長期安定には、的確な診断のもと、治療途中の各ステップが適正かつ精密に行われなければならないことは、他の項でも挙げられているとおりである。しかし、それらの諸条件を満たすことだけが、補綴物の予後を左右するものではない。

われわれ歯科医師の役割は機能回復までではなく、その後のメインテナンスによって、長期的に管理していくことまでが含まれる。補綴治療においても、このメインテナンスのステップは重要であり、補綴物の長期安定には欠かすことのできないステージである。本項では補綴物のメインテナンス時において、留意すべき点についてまとめたい。

咬合状態のチェック・
フレミタス・動揺度の有無

メインテナンス時に、装着された補綴物が患者の口腔内で生理的に機能しているかどうかを診査することは、たいへん重要である。プロビジョナルレストレーションで検証された咬合状態が、メインテナンス時にも維持されているかどうか（**図1**）、過度な咬合接触を起こしていないか、干渉はないか、歯の動揺度に加え、機能させた際のフレミタスの有無を確認する（**図2**）。フレミタスや動揺度の増加を認める部位は、咬合調整の対象となる。また、セラミックス面の咬合紙の印記は、アルジネート印象材用の接着材を塗布すると確認しやすい（**図3**）。

X線診査

デンタルX線写真上での補綴歯の歯根膜腔の状態

にはとくに注意を払い、同部が拡大している場合には過重負担を疑い、咬合調整を検討する必要がある。また、補綴物のマージン部を先の細い探針やエキスプローラーを用いて二次う蝕の診査を行うことが一般的であるが、デンタルX線写真と併せて診査すると有効である（**図4**）。

歯周組織との調和

装着された補綴物が、歯周組織に為害性のない状態で維持されているかどうか、視診やプロービングデプス、BOPだけではなく、清掃状態も併せて確認する（**図5**）。為害性のない補綴形態が術前のプロビジョナルレストレーションで検証されていることが前提であるが、歯肉辺縁に炎症が認められた際は、再度ブラッシング指導を行う必要もある。補綴形態の影響により、歯周組織に問題を生じている場合は、再補綴処置も視野に入れる必要がある。

補綴物の変化（破折、摩滅、変形など）

補綴された歯が、過剰な力を受け続けた際に起こり得る変化として、前述した歯を支える側（歯根膜）に生じる場合と、実際に接触している面（補綴物表面）に生じる場合がある。過剰な力を受け続けた補綴物表面の変化は、セラミックス面であれば破折、メタル面であれば摩滅や変形として現れる（**図6**）。経年的な変化で患者自身が許容できているのか、または今後大きな問題へと発展していく可能性があるのかを、慎重に判断する必要がある。その際には、どのような力の作用が補綴物に影響を及ぼしているのかを見極めることにより、咬合調整やガイドの付与、場合によってはナイトガードを装着するなど、対応も異なる。

補綴物の脱離、浮き上がり

補綴歯をピンセットや手指を用いて垂直方向に動かしてみることで、補綴物の浮き上がりをチェックする（**図7**）。あきらかな浮き上がりは容易に判断できる。わずかな浮き上がりの場合、補綴物内部からわずかにバブル（唾液）が出てくるのがマージン部で観察できるが、動揺が少ないケースではその変

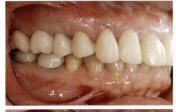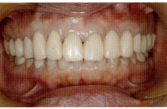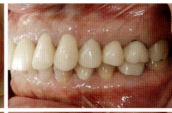
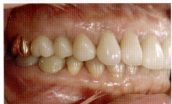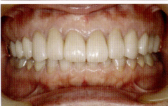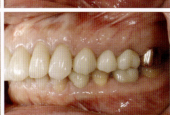

図❶ とくに全顎的に補綴治療を行った場合は、プロビジョナルレストレーションで得られた咬合状態が補綴物装着後も維持されているかどうか、メインテナンスのたびにくまなく確認する必要がある

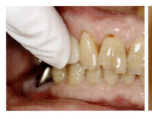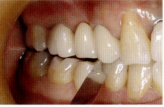

図❷ 動揺度だけでなく、機能時のフレミタスや側方運動時の干渉も確認することが望ましい

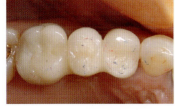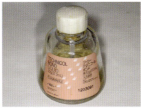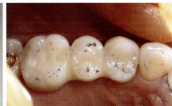

図❸ セラミックの咬合面は、咬合紙の印記を確認しにくい。アルジネート印象材用の接着材（テクニコールボンド、ジーシー）を咬合面に薄く塗布すると、確認しやすい

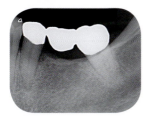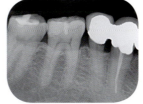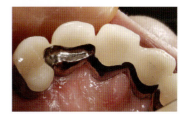

図❹a ブリッジの支台歯の過重負担。X線上では歯根膜腔の拡大として確認できる

図❹b 5̲近心部、補綴物マージン直下の二次う蝕。探針の診査のみでは確認できないこともある

図❺ 歯周組織に対し、為害性のない状態を維持

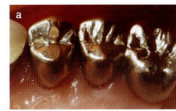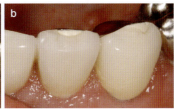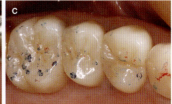

図❻ a：金属面に過剰な力がかかっていると、シャイニングスポットとして現れる、b：レジン前装部のチップ、c：ポーセレンの破折

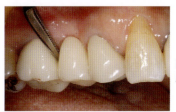

図❼ ブリッジが片側脱離を起こしていないか、ピンセットを用いて確認する

化を見抜くのは難しい。また、咬合面に穿孔を認める場合は、セメントのウォッシュアウトを引き起こしている可能性が高いため、再治療の検討が必要となる。一方、患者から冷痛や咬合時の違和感、セメントの味がするなどの訴えがあった場合も、脱離の徴候を疑い、注意深く診査すべきである。

補綴治療によって回復された機能や審美性が長期的に維持されていくことは、患者も術者も強く望んでいる。メインテナンスをとおして、微細な変化や管理状況を患者と共有し、そのつど改善し対応していくことが重要である。

48/100 2章 クラウン・ブリッジ
CAD/CAM冠の定義

東京都・ブロッサムデンタルオフィス　熱田 亙

　CAD（Computer-Aided Design）はコンピュータ支援による設計、CAM（Computer-Aided Manufacturing）はコンピュータ支援による加工・製作のことで、CAD/CAM冠は、歯科用CAD/CAMシステムを用いて設計後、製造機械と連結して加工・製作した補綴装置を指すとされている[1]。

　現在、条件付きで保険収載され、今後ますます普及が予測される。一方、臨床で実際に用いた歯科医師の評価は、その是非が分かれているように感じる。本項では、その現況について述べたい。

CAD/CAM冠の分類

1．ハイブリッドレジンブロック（保険適用）

　CAD/CAM冠は、金属アレルギー患者や審美的要求への対応を目的に保険収載された。その経緯は、2014年に小臼歯、2016年に金属アレルギー患者への限定的な大臼歯、そして2017年に第2大臼歯残存状態での下顎第1大臼歯への適用と拡大され、今後さらなる条件緩和が予測される。現在のところ単冠での適用であり（高強度レジンブリッジはCAD/CAMではない）、認可を得たハイブリッドレジンブロックによるモノリシックタイプ（単体）クラウンとなる。接着にはシラン処理が必要となり、接着性セメントが推奨される。また、クラウン・ブリッジ維持管理（補管）の対象であるため、最低2年は維持できるように、支台歯の条件や対合関係、口腔内状態、個体差などを考慮し、慎重に適応症例を選択する必要がある（症例1：図1）。

2．セラミックブロック

1）ガラスセラミックス（シリカ系）

　ガラス中に結晶粒子を分散させ、その複合効果で強度向上を付与したものである。長石系やリューサイト系はガラス含有が高く審美的に優れるが、強度は120MPa程度であるため、使用箇所が限られる。IPS e.max CAD（Ivoclar Vivadent）を代表とする二ケイ酸リチウム系は、加熱処理によって400MPaと強度が上がる。接着は、従来のガラスセラミックス同様、酸エッチング後にシラン処理を行い、接着性セメントの使用が推奨される。

2）酸化セラミックス（ジルコニア）

　ジルコニア（ZrO_2）はチタン族元素であるジルコニウムの酸化物で、CAD/CAM冠に利用されるのは、その粉末を高密度に圧した状態で半焼成されたブロックもしくはディスクである。従来は加工が難しかったが、CAD/CAM技術の進化で補綴材料として多く利用されるようになった。

　初期のアルミナを添加した従来型TZP（Tetragonal Zirconia Polycrystal：正方晶多結晶体）は、耐久度や強度は高いものの透光性が低く、おもにコーピングとして陶材が築盛されていたが、陶材のチッピングや剥離が高頻度で発生した。そのため、アルミナを減らして透光性を高めた高透光性TZPや、イットリウムを増加させた部分安定化ジルコニア（PSZ：Partially Stabilized Zirconia）が開発された。

症例1

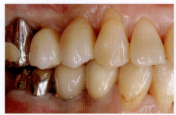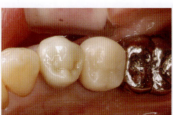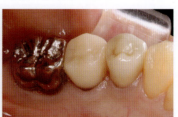

図❶　4は高透光性TZP（モノリシッククラウン）、5はハイブリッドレジンクラウン（保険）。製作：LEAP。どちらもCAD/CAM冠であり、審美性は同じシェードであるが、質感はジルコニアクラウンのほうがよいように感じられる。費用の問題だけではなく、患者にとってどちらが有用なのかを説明することが求められると思われる

症例2

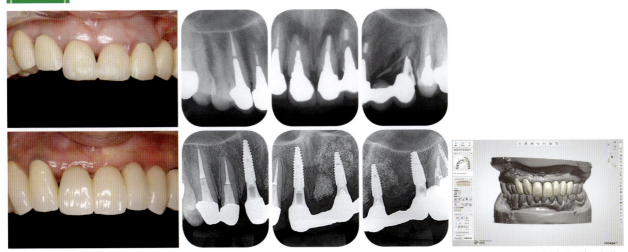

図❷　高透光性TZP＋レイヤリング（インプラント上部構造）。使用ディスク：Dental Direkt ジルコニア DD バイオ ZX2（大信貿易）。製作：協和デンタルラボラトリー。インプラント治療におけるロングスパンブリッジは、難しい補綴治療の代名詞であったが、カスタムアバットメントからクラウンまで CAD/CAM で製作することにより、従来法より少ない治療ステップで、パッシブフィットを得られるようになった

症例3

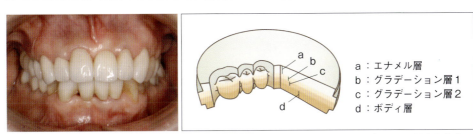

a：エナメル層
b：グラデーション層1
c：グラデーション層2
d：ボディ層

図❸　マルチレイヤー型ディスクの一例。高透光性TZP（モノリシッククラウン）による前歯部修復。製作：LEAP。マルチレイヤー型ディスクにより、モノリシックでも質感のあるクラウンができあがる

そのため、従来のレイヤリングだけではなく、モノリシッククラウンでも審美補綴が可能となり、難しい補綴の代名詞であったインプラント上部構造の製作が進化した（症例2：図2）。現在、これらに色がついたプリシェードや、さらに積層されたマルチレイヤー型ディスクが販売されている（症例3：図3）。

ジルコニアの接着は、ガラスセラミックスのようにシリカを含まないため、酸エッチングおよびシラン処理は有効ではない。サンドブラスト後に疎水性リン酸エステル系モノマーであるMDP（10-methacryloyloxydecyl dihydrogen phosphate）を含むプライマーで処理を行い、レジン系接着セメントの使用が推奨される。

世界の補綴は、すでにデジタルデンティストリー主流の時代へ突入している。わが国においても、口腔内スキャナーの普及などにより、デジタル化はさらに加速することが予測される。

だが、是非の非の部分があることも事実である。CAD/CAMを含めたデジタルデンティストリーは日進月歩であり、マテリアルや知識はほんの数年で大きく変化しており、完全に確立された方法とはいえない。現在の性能は、出始めのころとは適合も審美性も雲泥の差であるが、初期に苦い経験をし、否定的に捉える臨床家も多いのではないだろうか。また、CAD/CAM冠は比較的長期経過が少ないことも非の部分であろう。

しかし、逆に是の部分も捉える必要がある。ブロックからの削り出しは鋳造のエラーもなく、材質は均一であり、とくにインプラント上部構造における適合のよさは信頼性が高く、審美性にも優れている。また、技工操作のステップの簡略化やデータの保存により、補綴再製や複製が比較的容易にできるなど、歯科技工士の長時間労働や仕事の質の改善も期待できる。

現在、わが国では歯科技工士不足や歯科用金属の高騰などにより、とくに保険での歯科医療が深刻な状況であることを踏まえると、国民の健康を守るためにCAD/CAM冠を上手に利用すべきであろう。

【参考文献】
1）日本補綴歯科学会 医療問題検討委員会：保険診療におけるCAD／CAM冠の診療指針. http://hotetsu.com/j/doc/cadcam.pdf

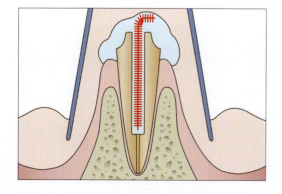

第3章

パーシャルデンチャー

49/100

3章　パーシャルデンチャー

患者理解のための情報収集

北海道大学　大学院歯学研究院
口腔機能学分野　口腔機能補綴学教室
横山敦郎

部分床義歯は、1歯欠損から1歯残存までの多様な欠損と咬合を対象とすることから、治療は複雑で難しいと感じる歯科医師は多い。しかしながら、主観的な情報を確実に収集して分析し、それに基づく検査と診察によって診断を行い、治療計画を立案することで、困難と思われる問題も解決し得る。本項では、患者理解のための情報収集について、実際の臨床例を用いて説明する。

医療面接

主訴を解決し、より満足度の高い治療結果を得るためには、患者を理解して情報収集を行うことが重要である。患者からの情報収集に関しては、従前の「主訴」をはじめとする「疾病」に関する情報を収集する「問診」から、現在は「医療面接」という概念に変わっている。医療面接は、診断と治療に必要な患者の情報（主訴や既往歴、現病歴など）を収集し、患者には治療に関する説明と教育を十分に行い、患者との信頼関係を構築して良好な人間関係の確立を目的としている。これを適切かつ確実に行うことが、正確な診断や治療計画の立案、さらには良好な治療成果に繋がる。

1. 主訴と病歴の聴取

部分床義歯に関する患者の主訴は、「痛い」、「噛めない」、「外れる」、「動く」、「見た目が悪い」、「話しにくい」、「気持ち悪い（異物感）」など多様である。さらにこれらが一つではなく、いくつか重なっていることが多いのも特徴である。主訴を的確に聴取す

るとともに質問方法を工夫し、主訴たる「症状」が「いつ」から「どこに」、「どのように」生じたのかについての情報（現病歴）を収集することが重要である。

●臨床例

患者は50代の女性で、近医からの紹介により来院した。

主訴は、「開かれた質問：患者が自分の言葉で自由に話すことができる様式」を用いて、「どうされましたか？　お困りの点は何ですか？」と尋ねた。すると、同じようなものも含めて多くの訴えがあったため、「選択型の質問：いくつかの選択肢を示して答える様式」と「閉ざされた質問：『はい』もしくは『いいえ』で答える様式」を組み合わせて絞り込んでいったところ、最も困っていることは「食事のときに歯ぐきが痛い、うまく噛めない」であった。

現病歴は、10年ほど前に上顎左側臼歯と下顎右側臼歯を抜歯して部分床義歯を装着したが、直後から義歯の動揺と咀嚼時の顎堤粘膜の疼痛があり、調整を繰り返したが、改善しなかった。数年前に、上顎残存歯と下顎左側臼歯を根面板として、上顎に総義歯、下顎に部分床義歯を装着したが、顎堤粘膜の咀嚼時疼痛は軽快しなかったため、紹介医を受診した。義歯を再製作したが、症状が改善されず、当院を紹介された。症例を理解するため、初診時の口腔内と義歯を図1～5に示す。

病歴は、かなり長い経過を辿っているため、表情や態度などの非言語的コミュニケーション方法も有効に用いて、さまざまな質問法を組み合わせて聴取した。その際に、これまでの治療に対する不満なども遮らず、「たいへんでしたね」といった共感をもって傾聴するとともに、患者の言葉を担当医の言葉として要約することが、相互に理解し、良好な関係を構築するには重要である[1]。また、部分床義歯による治療を必要とする患者は高齢であることが多いので、高血圧症や糖尿病などの基礎疾患についても把握し、時に家族的背景や職業などの社会的背景についても情報を収集する必要がある。

2. 解釈モデル

病歴聴取で注意すべき点は、患者が自らの疾患の

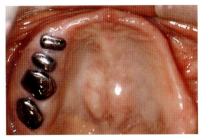
図❶ 上顎口腔内。右側残存歯には根面板が装着され、左側顎堤は吸収が強い

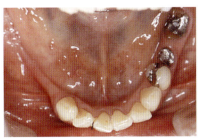
図❷ 下顎口腔内。|5 6は歯冠がカットされ、右側顎堤は吸収が進んでいる

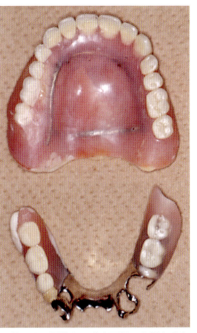
図❺ 上下顎義歯の咬合面観。右側臼歯部の人工歯咬合面には、削合の痕跡が顕著に認められる

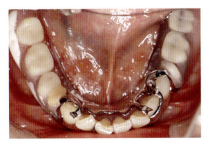
図❸ 下顎義歯装着時の口腔内。設計の不備、不適合が認められ、右側には粘膜調整材が貼付されている

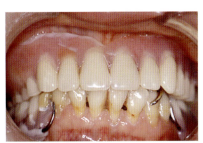
図❹ 上下顎義歯装着時の正面観。上顎義歯にも粘膜調整材が貼付されている

原因や病態、治療などをどのように考えているのかということである。これは「解釈モデル」と呼ばれ、良好な医師─患者の関係の構築において重要な情報である。

本症例においては、「歯ぐきが痩せてきたから食事のときに痛みが出る。上下の残っていた歯を削って入れ歯を被せたから、入れ歯が動くようになった。歯があったほうが歯ぐきも痩せず、痛みもなく噛むことができたのではないか？」が、患者の「解釈モデル」であった。口腔内所見からは、前後左右のすれ違い咬合や上下残存歯数の相違、顎堤吸収のため義歯の支持は厳しく、動揺や咀嚼時疼痛が生じることは、容易に理解できる。前医が行った臼歯残存歯を根面板としてオーバーデンチャーを装着したことは、咬合平面を改善して加圧要素を減ずる方法（医療者の解釈モデル）であったと考えられるが、両者の解釈モデルの齟齬と患者への説明不足が患者の不満となり、歯科医院を何度も変えるというトラブルに繋がったのではないかと考えられる。

情報の整理

得られた情報を適切に整理して補綴的解釈を行うことは、補綴的問題点が何かをあきらかにして診察と検査に繋げ、正確な診断と治療を可能とする。そのため、問題点をまとめたプロブレムリストを作成しておくことが必要である。問題点を「咬合（下顎位を含めて）」、「残存歯と顎堤」、「義歯の支持・把持・維持」、「義歯床・支台装置・連結子などの構成要素」などに分類してまとめておくと、次の診察のステップに進みやすい。

【参考文献】
1）三谷春保：第15章 診察と診断．歯学生のパーシャルデンチャー 第6版，赤川安正，岡崎定司，志賀 博，横山敦郎（編著），医歯薬出版，東京，2018：128-142．

50/100

3章　パーシャルデンチャー

診察のポイント

北海道大学　大学院歯学研究院
口腔機能学分野　口腔機能補綴学教室
横山敦郎

　初診の患者が来院したら医療面接にて情報を収集し、補綴的な解釈を行って問題点を抽出し、主観的な問題点をまとめたプロブレムリストを作成する。その後、プロブレムリストに添って診察を行う。

　本項では、プロブレムリストをもとにした診察のポイントについて、症例を用いて述べる。

医療面接から得られた情報とプロブレムリスト

患者：60代、女性
主訴：食事がしにくい。食事のときに義歯が動く。義歯が何となく気持ち悪い
病歴：数年前に、上顎総義歯（オーバーデンチャー）と下顎部分床義歯を装着したが、直後から上顎義歯に違和感があり、何度か調整したが解消されなかった。上顎義歯の違和感のほかにはしばらく大きな問題もなく経過したが、義歯の動きとともに、食事でとくに硬いものを噛んだときに痛みを感じるようになり、さらに違和感も強くなったことから、当院を受診。特記すべき既往歴はない。

●プロブレムリスト

1）義歯の支持・把持・維持の問題

　硬いものを噛んだときの痛みは、義歯の支持の低下、義歯の動きには把持や維持の低下が関係か？違和感が強くなったのは、義歯の動きも関係か？

2）義歯構成要素の問題

　装着直後から上顎義歯に違和感があり、調整で改善しなかったことから、義歯床の大きさ・形態や連結装置の形態・走行が関係か？

3）咬合の問題

　食事時の疼痛と上下義歯の動きには、咬合も関係か？

プロブレムリストに基づく診察のポイント

　プロブレムリストの各項目について、何が関係するのかを診察するポイントとしてまとめ、その症例における観察記録を作成する[1]。

1．義歯の支持・把持・維持

1）支持

- **上下顎残存歯のバランス**：下顎と比較して上顎の残存歯は少なく、残存歯数のバランスも悪いため、支持にとっては不利である（**図1、2**）。
- **顎堤形態と粘膜**：上顎の顎堤吸収は少ないため支持は期待できるが、比較的大きな口蓋隆起がある（**図1**）。下顎には、中等度の吸収はあるが、顎堤粘膜には被圧変位性を含めてとくに問題はなく、顎堤による支持は期待できる（**図2**）。
- **残存歯の状態**：上下顎残存歯には歯周組織に問題はなく、骨植は良好で支持能力は高い（図1、2）。
- **支台装置**：下顎義歯のレストは3個で大きさは小さく、支持能力は低い（**図3、4**）。
- **連結装置**：リンガルプレートは適合性に劣り、間接支持は期待できない（図4）。
- **義歯床**：上顎は口蓋隆起を避けて床縁が設定されており、義歯床による支持は不十分である（**図5**）。下顎義歯床は、頬棚やレトロモラーパッドを十分に被覆しておらず、義歯床による支持は不十分である（図3、4）。

2）把持

- **顎堤形態**：上顎は良好で、把持は期待できる（図1）。
- **支台装置**：把持腕は細く短いため、把持は期待できない（図3）。
- **連結子**：適合性に劣り、十分な把持効果は期待できない（図3、4）。

3）維持

- **顎堤形態**：上顎の顎堤形態は良好で、維持は期待できる（図1）。
- **義歯床**：上顎は口蓋隆起を避けて床縁が設定され

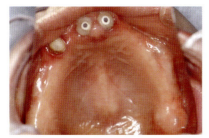

図❶ 60代、女性。上顎の口腔内

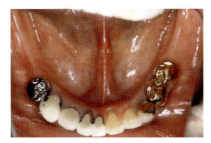

図❷ 下顎の口腔内

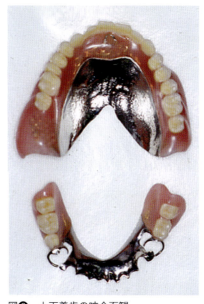

図❸ 上下義歯の咬合面観

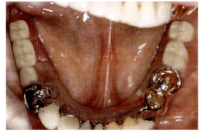

図❹ 下顎義歯装着時の咬合面観

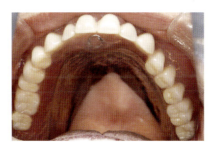

図❺ 上顎義歯装着時の咬合面観

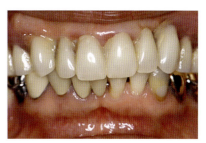

図❻ 上下義歯装着時の正面観

ており、義歯床による維持は十分ではない（図5）。
- 支台装置：下顎の支台装置の維持に大きな問題はない（図3）。

2．義歯の構成要素

1）支台装置

レストの数や配置、クラスプの適合性の低下から、義歯の動き（とくに沈下と横揺れ）を抑制することは難しい（図4）。

2）連結装置

リンガルプレートと歯面には不適合があり、舌感は劣る（図4）。

3）義歯床

上顎義歯は、前歯部がオーバーデンチャーで唇側に床が設置されておらず（図6）、口蓋隆起を避けた設計のため、床縁は舌に触れやすい位置に設定され、床縁もやや厚く、違和感の原因となり得る（図5）。

3．咬合

1）咬合平面

矢状面的や水平面的傾斜に大きな問題はない。

2）垂直的・水平的顎位

若干の垂直的な顎位の低下は考えられるが、オトガイの位置や開閉口路から、水平的顎位に治療対象となるような大きな問題は認められない。しかし、義歯の動きや食事がしにくいことから、咬頭嵌合位や偏心位での接触関係、人工歯の摩耗は確認が必要である。

●

医療面接によって得られた情報を解析して主観的問題点をまとめたプロブレムリストをもとに、これらを解決するために必要な検査と診察を行う。何が問題であるのか、どのようにすれば解決し得るのかを考えた観察記録（本症例においては、支台装置・連結子・義歯床・咬合）を作成し、評価・診断を行う。この観察記録により、義歯のデザインを含めた治療計画に繋げる。

【参考文献】
1）河相安彦，水口俊介，大久保力廣，横山敦郎（編）：Chapter 4 主訴に応じた診察（部分床義歯）．困ったときにSEOAPで解決 有床義歯トラブルシューティング，永末書店，京都，2018：81-94．

51/100 3章 パーシャルデンチャー

支台装置の種類

東京歯科大学 パーシャルデンチャー補綴学講座
池田一洋 酒井 遼 田坂彰規

直接支台装置

　直接支台装置は、欠損部に隣接した残存歯に設定される義歯の構成要素である。直接支台装置には、機能運動時における義歯の動揺を最小限にし、咬合力による負担を支台歯と粘膜にバランスよく分散させることが求められる。義歯の動揺を最小限にするためには、歯根膜支持を最大限に活用し、連結強度（支台装置が支台歯上でどの程度変位しにくいかを示す）を高めたリジッドコネクションの概念で義歯設計を行うことが望ましい。連結強度の強い支台装置として挙げられるのが、テレスコープや精密性アタッチメントである。なかでも、テレスコープは内外冠が嵌合して生じるくさび効果や摩擦効果による強固な支持・把持作用を有しているため、リジッドコネクションの典型的な支台装置といえる。しかし、すべての症例でこのような支台装置を用いるのは難しく、一般的にはこれよりも連結強度の弱いクラスプが選択されることが多い。

　クラスプにおいても、連結強度を高める工夫は可能である。たとえば、ミリング法を併用することにより、強固な支持・把持作用を与えられる（図1）。また、インフラバルジクラスプ（鉤腕が支台歯の歯肉側からアンダーカット領域に到達するクラスプ）のRPIクラスプにおいても、Kratochvil型にみられる欠損側に上下的に広いガイドプレーンを形成することで、比較的強固な把持作用を付与できる。か

つては、ガイドプレーンと接触する隣接面板の高さの違いにより、機能運動時の回転運動を許容するKrol型の考え方も紹介されていたが、積極的な可動性を有するクラスプを選択することは、義歯の動揺の抑制とは相反するものである（図2）。さらに把持作用を高めるためには、小連結子が接触する歯面にもガイドプレーンを付与することが望ましい（図3）。

間接支台装置

　間接支台装置は、欠損部から離れた位置に設定される義歯の構成要素であり、クラスプやレストなどが一般的に用いられる。義歯は機能力によってさまざまな方向に動揺するため（図4）、これを抑制するのが間接支台装置の役割である。遊離端義歯ではとくに動揺が大きく、残存組織への為害作用を最小限にするために、欠損に隣接した直接支台装置のみの設計ではなく、大連結子を延長して反対側に間接支台装置を設計する必要がある（図5）。

　機能時における義歯の動揺を抑制するには、運動量そのものを少なくする、運動方向の規制を行うという2つの考え方がある。これを実現するために維持力を高めるのではなく、支持作用と把持作用を高めることが、残存歯の保護の観点からは重要な要件となる。これに従って間接支台装置を設定することにより、支持作用と把持作用が効果的に働くために、安定した咀嚼の場を提供することが可能となる。また、この作用を最大限に活かすためには、間接支台装置は欠損より可能なかぎり離れた位置に設計することが望ましい。しかし、間接支台装置を設定することで小連結子が歯肉辺縁を被覆するため、プラークが沈着しやすいことや、舌感が不良になる欠点がある。よって、設定する際には、必要最小限の数にするのが望ましい。

【参考文献】
1）五十嵐順正，石上友彦，大久保力廣，岡崎定司，馬場一美，横山敦郎（編）：パーシャルデンチャーテクニック 第5版. 医歯薬出版，東京，2012.
2）藍 稔，五十嵐順正（編著），石上友彦，大川周治，大久保力廣，他：スタンダードパーシャルデンチャー補綴学. 学建書院，東京，2016.

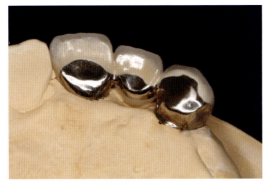

図❶a ３|の舌側に付与したミリング面

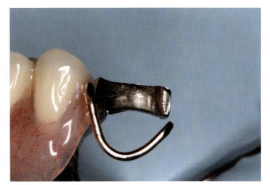

図❶b 連結強度を高めた支台装置

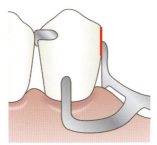

a：Krol 型

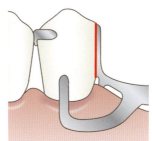

b：Kratochvil 型

図❷a、b RPI クラスプ。ガイドプレーン（赤線）

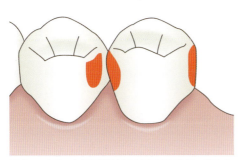

図❸a ５|の欠損側隣接面と５４|歯間部に付与したガイドプレーン

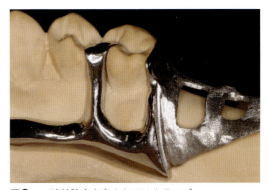

図❸b 連結強度を高めた RPI クラスプ

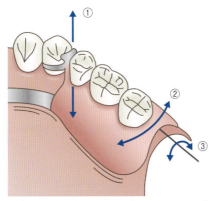

図❹ 遊離端義歯の動き。①ピッチング、②ヨーイング、③ローリング

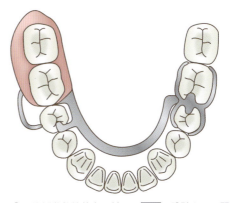

図❺ 片側遊離端義歯に対して|５６に設計された間接支台装置

52/100 3章 パーシャルデンチャー

支持・把持・維持

東京歯科大学 パーシャルデンチャー補綴学講座
上窪祐基　田坂彰規　山下秀一郎

部分床義歯の設計原則

　部分床義歯による欠損補綴は、残存歯や顎堤などの残存組織を利用するため、それらの負担を前提に行われる治療である。部分床義歯製作時には、欠損部の形態的・機能的回復ばかりではなく、残存組織への為害作用をいかに少なくするかを十分に配慮する必要がある。義歯の装着により、支台歯の喪失または顎堤吸収を促進させるようなことは避けなければならない。

　義歯の設計を考えるうえで重要となる原則は、①動揺の最小化、②予防歯学的配慮、③破損の防止、④生体追従性の4項目に集約される。

　部分床義歯では、歯の欠損様式が多様であり、歯根膜支持と粘膜支持が複雑に絡んでいる。部分床義歯を介して支持組織に力が加わったときに最も為害作用の少ない力の方向は、支台歯では歯軸方向であり、顎堤粘膜では垂直方向である。この方向に力をコントロールすることで、義歯の安定を得られる。前述した原則の①を考えるにあたり、支持・把持・維持の3要素の理解を深める必要がある。

義歯の支持・把持・維持

　部分床義歯の動揺を抑制するためには、支持・把持・維持作用が必要となる。義歯の沈下に抵抗する作用を支持、水平的な力に抵抗する作用を把持、離脱に抵抗する作用を維持と定義する。支台歯の保護の観点から、必要最小限の力をクラスプの維持部に

求め、支持・把持を高める設計にすることで、義歯の動揺を抑えるのが基本である。決して生理的許容範囲を超えた維持力のみで、義歯の動揺を抑えようとしてはならない（**図1**）。

1．支持

　義歯の垂直的な力や沈下する力に抵抗する作用が支持である。主として、歯ではレストが、顎堤粘膜では義歯床が重要な役割を担っている。

1）レストの役割

- 咬合圧の支台歯への伝達
- 義歯の動揺防止
- 義歯の沈下防止
- 食片圧入の防止
- 義歯を定位置に保持
- 咬合接触の付与

2）レストの配置

- 中間欠損の場合：歯根膜支持となり、一般的に欠損側にレストが配置されることが多い。
- 遊離端欠損の場合：歯根膜・粘膜複合支持となり、大臼歯2歯程度の短い遊離端欠損では、非欠損側にレストを配置することが多い。これは、咬合力を歯軸方向に伝えることを期待する。しかし、それ以上の長い遊離端欠損では、力の伝達方向は欠損側に配置した場合と大差ないとされる。

3）義歯床の役割

- 義歯沈下への抵抗
- 失われた歯槽部の回復
- 人工歯の保持

4）義歯床の形態

- 中間欠損の場合：歯根膜支持で、歯槽骨の吸収によって失われた形態の回復がおもな役割となる。
- 遊離端欠損の場合：歯根膜・粘膜複合支持であり、機能時に解剖学的構造物が干渉しない範囲で義歯床の面積を広げ、歯根膜支持では補いきれない役割を担うことになる。

2．把持

　義歯の水平的な力や動揺に抵抗する作用が把持である。主として、隣接面板や小連結子、鉤腕があり、種類によっては大連結子も挙げられ、補助的に義歯床もその作用を担っている。機能時に垂直方向以外の動きが生じないように、義歯全体に把持効果をもつ構造物を組み込むことで、水平的な動きに拮抗することが可能となる。

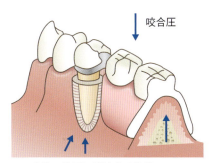
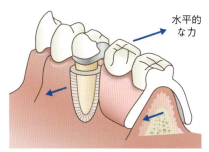
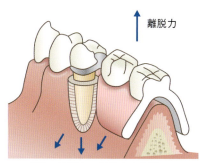

a：支持；沈下に抵抗する作用　　b：把持；水平的な力に抵抗する作用　　c：維持；離脱力に抵抗する作用
図❶　義歯の支持・把持・維持作用

1）隣接面板

　義歯の着脱方向と平行に形成されたガイドプレーンに沿って接触するように製作された金属部分で、支台装置の一部として用いられることが多い。おもな役割として、以下のことが挙げられる。
- 義歯着脱を誘導し、支台歯への負荷を回避
- 義歯の動揺に抵抗
- 食片圧入の防止
- 歯肉縁近くの不潔域の減少
- 摩擦抵抗による維持

2）小連結子

　クラスプやレストなどと義歯床または大連結子とを連結する金属部分である。役割を次に挙げる。
- クラスプやレストなどの支台装置や義歯床および大連結子との連結で、各構成要素の役割を強化
- 支台歯の側面に接触して義歯の動揺の防止

3）鉤腕

　クラスプアームは先端から鉤尖部、中央部、鉤肩部に分けられる。支台歯のサベイラインの走行により、鉤尖部をアンダーカット部に設定される維持腕と、アンダーカット部に入れない把持腕に分類される。維持腕の鉤肩部および把持腕の全体をサベイラインより上方に設定することで、把持作用が発揮される。

4）大連結子

　大連結子は、離れた位置にある2ヵ所以上の床や支台装置などを連結する部分である。上顎ではパラタルバー（前・中・後・側方・正中）やパラタルストラップ、パラタルプレート、馬蹄形バー（ホースシューバー）などに、下顎ではリンガルバーやリンガルプレート、外側バー（頬側・唇側）、Kennedyバーなどに区別される。なかでも、把持作用が期待できるのは、以下のものである。
- 上顎：パラタルストラップ、パラタルプレート、馬蹄形バー（ホースシューバー）
- 下顎：リンガルプレート、Kennedyバー

5）義歯床

　顎堤粘膜において、咬合面に対して比較的垂直に近い形態をもつ義歯床粘膜面が、その役割を担う。

3．維持

　義歯の離脱力に対する作用が維持である。主としてクラスプの鉤尖が担い、補助的に義歯床もその役割を負っている。義歯床に対する口唇や頬および舌の作用は義歯の維持力に関係しており、機能時・非機能時にかかわらず、義歯床研磨面および歯列に対して相互に作用している。

1）鉤腕（鉤尖部）

　支台歯のアンダーカットに入り込むことで、維持力が発揮される。維持力が高まれば離脱しにくい義歯の設計が可能となるが、必要以上に高くなると、支台歯に過重負担を強いることとなる。

2）義歯床

　口唇や頬および舌が、静的または動的に維持力を発揮できるように、研磨面や床縁の位置、形態を口腔周囲筋と調和させなければならない。欠損が広範囲に及ぶ症例では、その必要性がより顕著となる。

【参考文献】
1）五十嵐順正,石上友彦,大久保力廣,岡崎定司,馬場一美,横山敦郎（編）：パーシャルデンチャーテクニック 第5版. 医歯薬出版, 東京, 2012.
2）藍 稔, 五十嵐順正（編著）, 石上友彦, 大川周治, 大久保力廣, 他：スタンダードパーシャルデンチャー補綴学. 学建書院, 東京, 2016.

53/100　3章　パーシャルデンチャー

鉤間線（支台歯間線）

東京医科歯科大学　大学院医歯学総合研究科　医歯学系専攻
口腔機能再構築学講座　部分床義歯補綴学
村上奈津子　若林則幸

　鉤間線は支台歯間線（fulcrum line）と表記されることもあり、支台歯に設定されたレスト同士を結んだ仮想線のことである。部分床義歯に対して、咀嚼圧などによる沈み込む力や義歯を浮き上がらせる離脱力が欠損部に加わると、この線を軸に回転しやすいと考えられている。義歯を設計する際の安定性を評価するうえで、欠損に近接する直接支台装置同士や、欠損から離れた間接支台装置と結んだ鉤間線の本数が複数存在し、さらに鉤間線で囲まれる範囲が広くなるほど、義歯の安定を得やすい（図1）。

義歯の動きと鉤間線

　義歯の設計においては、鉤間線を考えて、有害な義歯床の動きを抑えるようにクラスプやレストを配置する。このとき、咬合力を受けた義歯床がどのように動いてしまうのかを知っておきたい。「支持」として欠損に隣接する直接支台装置にレストを1つ設定すると、このレストを支点として義歯は水平・垂直・頬舌的に回転したり横に動いてしまう（図2）。遊離端欠損の場合、間接支台装置を反対側の支台歯に設置することによって1点の支点から回転軸（鉤間線）へと変わり、この軸を中心として義歯床の浮き上がりと沈下が起きる（図3）。

　欠損部が浮き上がると鉤間線の反対側は沈み込むため、回転軸から離れた支台歯にレストを間接支台装置として設置することで、義歯床の浮き上がりを効果的に抑制できる（図4）。ただし、この間接支台装置は義歯床の沈下には抵抗しない。義歯床の沈下には、直接支台装置であるレストのほか、顎堤に置かれた義歯床や歯列に接触した大連結子・小連結子など、複数の構成要素によって抑えることを考える。

義歯床の動きを抑える構成要素

　義歯の回転への抵抗に有効な要素として、「把持」が挙げられる。欠損側の隣接面板だけでなく、レストシート周囲の歯面にもガイドプレーンを形成し、小連結子に隣接面板を設けることで把持の効果を増強でき、義歯の浮き上がりや沈下における回転を抑制できる（本章54、図1参照）。このため、鉤間線から離れた位置への把持効果を備えた支台装置の追加や、把持効果を備えた大連結子（リンガルプレートなど）を用いることで、より安定した義歯の設計が行える。

　クラスプの鉤尖の「維持」に、義歯の離脱を防ぐこと以外の役割は期待できない。たとえば、支台歯の欠損側から離れた（ファーゾーン）のアンダーカットを利用したクラスプは、義歯床の沈下に抵抗するという考え（図5）がある。しかしながら、義歯の動きを「維持」のみで抑制すると、支台歯に対して過度な側方力がかかり、支台歯の予後を悪化させる。クラスプの設計は、「把持」との併用を考えるなどして、欠損に隣接した歯が過重負担にならないように配慮することが、長期間安全に使用できる義歯の設計のポイントである。

支台装置以外の要素

　鉤間線を中心に設計を行うと支台装置のみに注目しがちであるが、義歯床や大連結子も義歯の動きを抑える役割を果たす。たとえば、少数歯残存症例では鉤間線を複数考えられないので、義歯の回転を防ぐことは困難に思える。このような症例では、義歯床や大連結子による支持や把持の機能によって義歯の動きを抑えることができるように、歯列全体で設計を決める点も重要である。

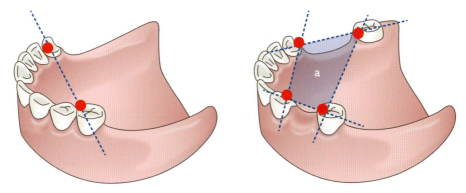

図❶ 鉤間線（青点線）と鉤間線で囲まれる範囲（a）。赤丸はレストの支点を示す（以下、同様）

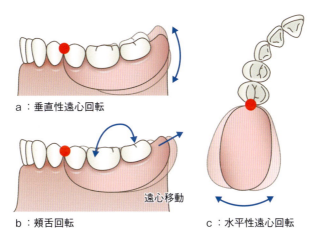

a：垂直性遠心回転
b：頬舌回転
c：水平性遠心回転

図❷ a〜c 支点を中心とした義歯床の動き

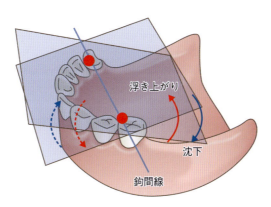

図❸ 鉤間線を軸とした義歯床の動き

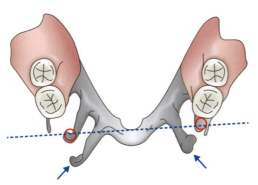

図❹ 義歯の浮き上がりを防止するレスト（間接支台装置：青矢印）。直接支台装置であるレスト（赤丸）を結んだ線が鉤間線（青点線）

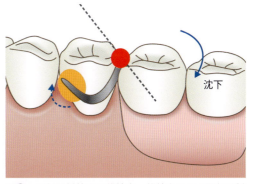

図❺ 回転に抵抗する維持力。維持力のみで回転に抵抗すると、支台歯への過重負担となる

99

54/100 3章 パーシャルデンチャー

連結子の種類

東京医科歯科大学　大学院医歯学総合研究科　医歯学系専攻
口腔機能再構築学講座　部分床義歯補綴学
村上奈津子　若林則幸

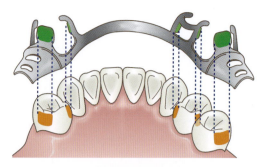

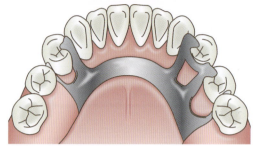

図❶　小連結子の把持効果

連結子とは

　部分床義歯の連結装置には、義歯床と義歯床を連結する大連結子と、その大連結子とレストやクラスプを連結する小連結子がある。それらは咬合力を分散する連結装置として、たわみにくさ（剛性）や破折に対する強度、さらに口腔内感覚に対する違和感、口腔衛生環境への影響を抑えることが求められる[1]。

　大連結子と小連結子は、支持・把持・維持の機能を補助的に受けもつことによって義歯床の動きを抑えることが可能であり、とくに少数歯残存症例やすれ違い咬合など、義歯が咀嚼時に転覆や回転を起こしやすい症例ほどその効果は高い。

小連結子と把持効果

　部分床義歯の支台歯に誘導面（ガイドプレーン）を形成し、これと適合する隣接面板を構成要素として組み込むことにより、義歯床が水平的に動くことを防ぐ把持の機能が得られる。支台歯の近心または遠心軸面の一部を、他の支台歯の誘導面と平行に支台歯形成することにより、小連結子の内面に隣接面板と同様の機能を与えることができる（図❶）。誘導面と隣接面板のペアは歯列中に複数あることが望ましく、誘導面をすべて平行に形成することにより、咀嚼などの機能時に義歯床の横揺れが起こりにくくなる。

上顎の大連結子

　上顎の大連結子は、まず口蓋部を被覆する形態を選択する必要があり、次に「剛性・強度」と「違和感・清掃性」のバランスをもとに、具体的な大連結子の形態が決まる（図❷）。前歯部と臼歯部に欠損がある場合は、馬蹄形（ホースシューバー）や前後パラタルバー、およびフルプレートのいずれかを選択するのが一般的である。また、臼歯部のみに欠損がある場合は、剛性に優れ、高い咬合力の伝達能力が期待できるパラタルストラップが第一選択となる。

　口蓋の被覆面積が広いほど支持機能と剛性が高くなり、面積が狭いほど違和感は小さく、清掃性は高くなる傾向がある。また、被覆する部位が口蓋の前方部である場合は発音障害を引き起こしやすく、その反対に、口蓋後方の被覆には嘔吐反射を起こしやすい患者も存在する。このため、実際の大連結子の外形は、顎堤の特徴やこれまでの義歯使用歴から考えられる問題点を判断材料として、個々の症例に適した形態を決めるべきである。

　大連結子や義歯床を顎堤部から延長し、支台歯の舌側面・口蓋側面をサベイラインよりわずかに歯冠側まで被覆することにより、大連結子に把持効果を付与することが可能である（図❸）。小連結子と比較すると、歯面との接触部がはるかに広いので、必ずしも支台歯に誘導面の形成を行わなくても義歯の水平的な動きを抑える効果が得られやすい。この工夫は、金属床の場合でもレジン床の場合でも行える

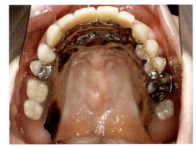
a：前歯部が欠損

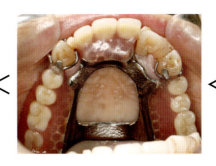

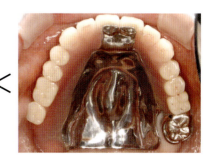

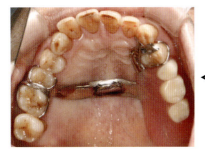
b：前歯部が残存

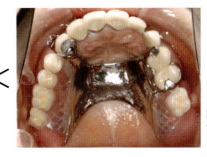

図❷a、b　大連結子の支持と剛性。右側ほど支持機能と剛性が高く、反対に左側ほど清掃性は高く違和感は小さい

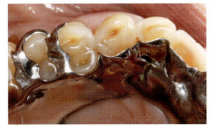
図❸　把持効果を期待した大連結子

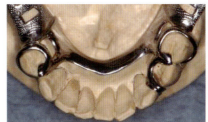
a：リンガルバー

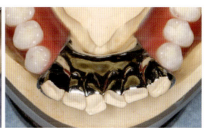
b：リンガルプレート

図❹a、b　清掃性はリンガルバーが優れ、支持・把持の機能はリンガルプレートが優れる

が、後者の場合は歯面との再適合などの修理が可能である反面、摩耗して歯面との接触が失われやすい。

下顎の大連結子

　下顎の大連結子は、とくに歯肉縁周辺の衛生面を重視し、口腔底から歯肉縁までの距離に基づいて、リンガルバーとリンガルプレートのいずれかを選択するのが原則である（図4）。残存歯の位置や傾斜の状態、歯周組織の健康状態により、それ以外の外側バーやケネディーバーなどを考慮することがある。歯肉縁の位置に問題がなければ、自浄作用の優れたリンガルバーが第一選択と考えられている。

　その一方で、リンガルプレートの強い支持・把持機能に期待すべき症例は多い。残存歯が少ないために義歯の動きを抑える支台装置を十分に確保できない症例、欠損部顎堤の吸収が著しい、または粘膜が菲薄であるために顎堤での支持能力が低い症例においては、リンガルプレートは有効である。しかしながら、自浄性が損なわれるリスクを伴うため、う蝕と歯周炎の罹患傾向が高く、またセルフケアの実施状況が確実で、患者自身によるメインテナンスにおける衛生面のコントロールが十分に行える症例に限るべきである。

【参考文献】
1）若林則幸，上野剛史，笛木賢治：大連結子と小連結子の設計に連結効果以上の機能を期待する．日本補綴歯科学会誌，9：205-210，2017．

55/100 3章 パーシャルデンチャー
一次固定・二次固定

東京都・鷹岡歯科医院　鷹岡竜一

連結固定とは

歯科補綴学会専門用語集を紐解くと、連結固定とは、「1）歯周病に罹患した歯の消炎処置が完了しても歯の動揺が残遺した場合、接着法やワイヤー固定法などによりこれらを連結し、個々の歯の安静を図ること」、「2）補綴装置の設計に際し、動揺の残遺した複数の支台歯を固定性または可撤性の支台装置により連結し、支台歯全体の支持能力を向上させること」と記載されている[1]。

1）は歯周病学的には、暫間固定のことで、急性の外傷を受けたときや動揺が大きすぎて治療できない場合に行い、近年では歯の切削を伴わない接着性レジンを用いるのがルーティンになっている。また、2）は永久固定の意味合いが強く、固定式装置がセメントを介したインレーやクラウン・ブリッジによるものを一次固定、可撤式装置にテレスコープやアタッチメント、クラスプなどを用いて固定する方法を二次固定と呼んでおり、一次固定は、二次固定よりも固定効果は確実であるといわれている。これらの用語は、歯周病学の分野ではあまり使用されておらず、補綴学的に使用されていることが多い。とりわけ二次固定は、テレスコープ義歯が登場した1980年代初期からみられる表現で、その発展とともに定着した感が強い。

連結固定の問題点

動揺が抑えきれない場合、一次固定では連結範囲をどこまで延長すべきか疑問が生じる。多数歯を間接法による歯冠補綴物で連結固定していく場合は3つのハードルがあり、まず印象採得である。医院の能力として、一度に印象採得可能な本数には限界がある。第2は適合である。1歯の適合でも誤差を生じるので、連結歯数が増えるほど精度は悪くなる可能性がある。第3は合着である。模型上では精度の高い補綴物でも、合着時に浮き上がってしまえば元も子もない。

また、「歯はなるべく繋がないほうがよい」という見解がある。その理由は、炎症により歯が移動する現象は、結果的に炎症を改善させる生体の防御反応と解釈され、一次固定による歯の移動の制限は外傷性因子を加えることになり、歯周病を悪化させる

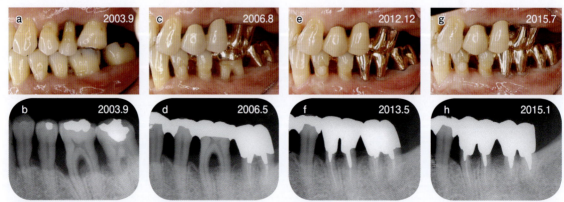

図❶a〜h　症例1、一次固定。2003年9月初診、56歳、男性、会社員、非喫煙。a：初診時。歯周病により歯が移動、咬合平面に乱れ。b：初診時X線写真。歯槽骨吸収が進行し、大臼歯には根分岐部病変。c：治療終了時。左下臼歯部は歯周治療、自然移動後、動揺が残り一次固定。d：治療終了時のX線写真。歯槽骨は著しく改善している。e：治療終了後6年7ヵ月。6に歯髄炎、連結冠を切断して対応。f：治療終了後7年のX線写真。連結冠を切断した後、各歯の動揺が増加。g：治療終了後9年2ヵ月。7にP急性発作、分割して臼歯部は再度連結固定。h：治療終了後8年8ヵ月。一次固定は支台歯に問題が生じれば、対応が困難

可能性があるとされている。さらに、連結している支台歯の一部に冠脱離や補綴物の破折、歯根破折、二次う蝕、歯周病の悪化などの問題が生じた場合、その発見が難しく、対応も非常に困難である。当院では、印象採得・適合・合着、および術後対応への憂慮から、一次固定の連結範囲は1/3顎単位を原則としている。その範囲で補綴物が細分化できなければ、二次固定を考える。

一次固定・二次固定の選択基準

一次固定と二次固定のどちらを選択するかは、残存歯数・残存歯の配置・支台歯の条件にも左右される。欠損歯数が少ない場合は、一次固定を選択することが多い。欠損歯数が増えたり、遊離端が拡大していくと、固定式補綴物は適用しにくくなる。10歯前後の欠損歯数になると、残存歯の予後に歯周病の危惧を抱えている場合が多く、その保存治療の方針や保存限界の判定に悩むことが多い。しかも、固定性から可撤式への移行期でもある。さらに欠損が進行し、歯数が半分くらいになると、欠損歯列の改変を行わなければ、固定式補綴物を選択しにくい。加えて、残存歯の配置、すなわち受圧条件は悪くなり、長い遊離端欠損部の対向部位に残存歯が存在すれば、すれ違い咬合傾向が生じて義歯の安定は悪くなり、支台歯の固定はより困難になる。

残存歯数が10歯以下の少数歯残存症例では、大半は咬合支持を喪失して受圧条件はよくないが、加圧する対合歯の欠損が多いため、良好な経過を辿ることが多い。この症例は、テレスコープ義歯の最適症例と位置づけ、二次固定効果を期待している。

【参考文献】
1）日本補綴歯科学会（編）：歯科補綴学専門用語集 第5版．医歯薬出版，東京，2019．

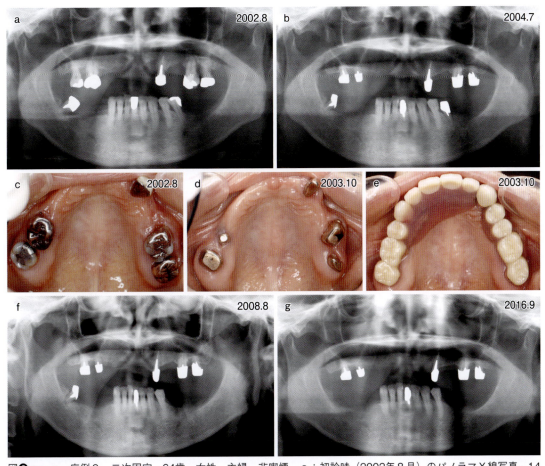

図❷ a〜g　症例2、二次固定。64歳、女性、主婦、非喫煙。a：初診時（2002年8月）のパノラマX線写真。14歯残存で前後的すれ違い傾向。歯周病が進行し、大臼歯には根分岐部病変。b：治療終了後9ヵ月のパノラマX線写真。上顎はすべての歯を取り込み、二次固定を選択。c：初診時。歯肉に炎症が認められる。上顎顎堤の吸収は、歯列の状況にしては少ない。d：治療終了時。6|7は、分割抜根して支台歯として取り込んだ。e：治療終了時、義歯を装着した状態。力が弱いと判断し、咬合面にはレジン築盛、床にはレジンを多用して術後対応に備えた。f：治療終了後4年10ヵ月。|5を歯根破折で喪失。リコールでは8|、|3の状況をチェック。g：治療終了後12年11ヵ月。下顎は両側遊離端欠損へ。|3の歯周病が進行し、動揺が増加

56/100 3章 パーシャルデンチャー

リジッドとノンリジッドの違い

東京都・壬生歯科医院　壬生秀明

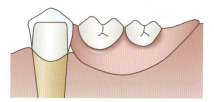
図❶a　Rigid connecting

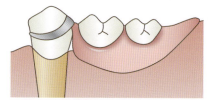
図❶b　Non-rigid connecting

リジッドとノンリジッドの定義

歯科補綴においてリジッド（rigid）に続く言葉として、connecting（連結）やsupport（支持）が挙げられる。Rigid connectingは、部分床義歯の支台歯と義歯床に遊び（ストレスブレーカー）がない、強固な連結を表す（図1a）。またrigid supportは、1975年に後藤[1]が紹介した「パーシャルデンチャーの支台装置に支持機能を重視する設計」を指している。筆者は前者を支台装置に、後者を義歯全体に求める設計目標と理解している。

一方、non-rigid connectingは義歯支台歯と義歯床の間に遊びをもたせた連結を表し（図1b）、non-rigid supportは支持機能を重視しない義歯設計を意味する。どちらも支台歯にかかる負担を逃す、いわゆる「緩圧」の設計を指す。現在、リジッドといえばrigid supportを指すことが一般的である。

ノンリジッドからリジッドへ

昨今では、動かない義歯が望ましいのが常識であるが、40年前のわが国の部分床義歯は、支台歯に積極的な負担を強いない設計、すなわち緩圧（＝non-rigid）の設計が主流であった。レストのないクラスプが歯を守るのに適しているとされ、支台装置に用いるアタッチメントには可動性を、フレームにはしなりをもたせるなどの工夫をした。それが、1970年代後半からrigid supportの考えに変化してきた。

なぜリジッドなのか

従来は適度に遊びのある、緩圧機構を備えたノンリジッドな義歯が歯の保存に有効といわれてきた。しかし、そのような義歯は動きが大きくて噛みにくく、残存歯の喪失や顎堤の吸収を来すことがわかってきた。多数歯を失ってきた少数歯残存症例では、ただでさえ喪失リスクの高い残存歯に積極的な負担を強いれば、喪失時期を早めてしまうという考えも頷ける。また、歯根膜と顎堤粘膜の被圧変位差を緩圧機構で逃すノンリジッドな設計は、一見理にかなっていそうである。しかし、かえって歯を揺さぶり、粘膜支持主体の義歯は回転沈下によって顎堤を吸収させ、患者の噛みたいという希望にも応えられない。そのため、ノンリジッドな義歯は残存歯を守るどころか、総義歯への移行義歯といわざるを得ない。また、咬合圧に対する歯根膜と顎堤粘膜のおよそ10倍の被圧変位差を緩圧機構で補償しようとする考えは、3次元的でかつ複雑な咬合力を前にして、机上の空論にしかなり得ない。

リジッドサポートは、部分床義歯に支持機能を充実させようという考えである。すなわち、義歯設計に求められる、支持・把持・維持の3機構のうち、沈下に抵抗する支持機能を強固に設計する。支台装置に強固なレストを付与し、残存歯にその支持を担わせる設計は、緩圧の立場からすると、歯を喪失に追いやる無謀な企てであろう。しかし、歯は垂直方向への抵抗力が強く、緩圧設計で被る側方力より為

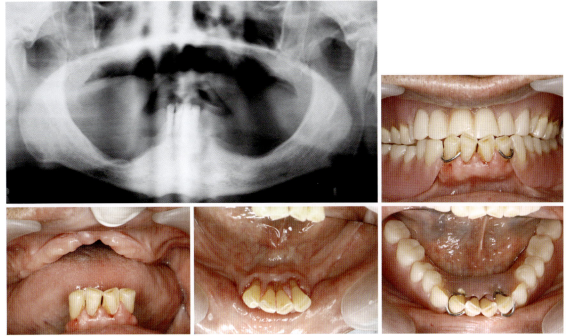

図❷ 63歳、男性。2010年6月。下顎残存歯の動揺と上下義歯の不調を主訴に来院。下顎にはノンリジッドな義歯が装着されていた。支台装置に支持機能がないため、義歯は回転沈下を来し、顎堤は著しく吸収して痛みもあった。また、挺出した下顎前歯は上顎義歯を突き上げる状態であった

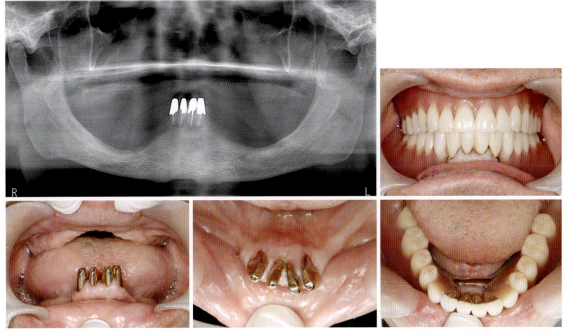

図❸ 2017年11月。残存歯を守り、下顎義歯の回転沈下を抑えるため、リジッドサポートを目指した。残存歯すべてを動員し、支持機能を最大限に重視したコーヌステレスコープを支台装置とした。義歯の回転沈下は最小となり、咀嚼機能の回復が得られた。残存歯の清掃性は改善され、2次固定効果もあって歯周環境は良好。咬合平面を整えることで、上顎義歯も安定している

害作用を受けにくく、挺出も防げる。また、義歯の沈下を抑えられれば、顎堤粘膜の痛みや吸収も抑制できる。積極的な負荷をかけないことで歯を守ろうとしたノンリジッドな設計と真逆のリジッドサポートが、実は歯を長期に守り、噛みたいという患者の希望にも応えられることがわかっている。強固なレスト機構を備えた支台装置の筆頭は、コーヌスクローネに代表されるテレスコープであり、歯周組織の健康維持や二次固定効果も期待できる（図2、3）。

【参考文献】
1) 後藤忠正，他：Konuskronen-Teleskope による部分床義歯の臨床例. 日補綴会誌，19(1)：1-9, 1975.

57/100 3章 パーシャルデンチャー

概形印象と模型診査

日本大学松戸歯学部　有床義歯補綴学講座
伊藤誠康　河相安彦

概形印象

概形印象は研究用模型を製作し、部分床義歯の治療方針の決定資料と個人トレーの製作に用いる。一方、現実的には保険診療で、アルジネート印象材を用いて作業用模型を製作する場合も多いと思われる。本項では、基本事項を踏まえながら、概形印象を行う際の注意点を述べる。

1. 口腔内の診査を十分に行う

X線検査や歯周組織検査の他に、視診に加えて触診を行い、残存歯や欠損部顎堤の粘膜の硬さ、被圧変位の程度、顎堤の吸収状態、骨隆起の有無などを診査する。さらに、使用中の義歯の観察や義歯の使用期間、使用状況、使用義歯の満足度・不満など、再製作希望の理由も聴取する。

また、視診で見落としがちな小さな骨隆起・骨鋭縁の有無を手指で触診してから、概形印象へ進むとよい。

2. 既製トレーの選択

歯列と顎堤に適したトレーを選択する。使用中の義歯があれば、トレー選択の参考とする。既製トレーの後縁部の長さが不足する場合は、ユーティリティーワックスやコンパウンドで補足する。歯列や顎堤の位置と不均等な場合は、手指などでトレーの形態を修正する。網トレーは形態修正が容易である。既製トレーをいかに歯列や顎堤の形態に合わせるかがキーポイントとなる。

また、トレーの大きさは患者の機能運動を妨げな

いサイズを選択するが、可能なかぎり広範囲を印象できるものを選択する。下顎遊離端欠損症例では、レトロモラーパッドを十分に被覆できるものを選択する。トレー後縁の縁でレトロモラーパッドを潰さないように、ユーティリティーワックスで顎堤にストッパーを付与するとよい。

3. 術者のポジション

トレーの挿入位置関係を再現しやすく、口腔内を観察しやすいポジションがよい。上顎は患者の後方位、下顎は右前方から挿入する。頭位は、ヘッドレストでのけぞらないように調整する。

4. 既製トレーの試適

トレー試適時のポイントとして、レトロモラーパッドを被覆していること、小帯を伸展して可動域を確認することが挙げられる。上顎は、臼後結節頬側部バッカルスペースのアンダーカットの有無や深さなどを触診し、臼後結節頬側部と筋突起との関係を触診しておく。

既製トレーの辺縁形態をユーティリティーワックスで修正し、可及的に辺縁の反転する形態を再現する。顎堤の吸収が大きい場合は、ユーティリティーワックスで印象材の厚みが均一になるようにスペースを補正する。患者の苦痛にも配慮しながら、必要に応じてトレーの試適を繰り返し、トレーへの慣れと緊張を解くとよい。また、トレー試適時に患者に閉口を指示し、術者と患者ともに閉口時の目安としておく。

閉口位での印象採得を心がけるが、トレーを咬ませてはならない。トレー操作時の術者の力みが、患者に伝わらないように配慮する。

5. 印象採得（図1）

リムロックトレーは、接着材を用いるとトレーから印象材の剥離を防ぐことができる。印象材は、スパチュラから垂れない程度の硬さになるように、冷水で少し硬めに練和する。顎堤吸収が大きい場合は、アルギン酸印象材をトレー辺縁より余剰に盛り上げて操作すると、欠損部に十分に印象材が回る。印象は、欠損部の形態を再現できていることが大切である。また、小帯などの可動部は、運動範囲を予測できるような形態を再現するように心がける。

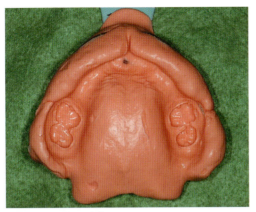
図❶a　上顎概形印象

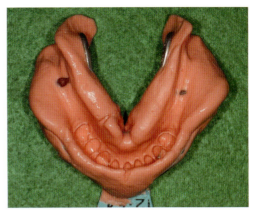
図❶b　下顎概形印象

　下顎遊離端症例では、患者にトレー挿入時に力を抜かせ、舌を軽くもち上げてもらうとよい。試適時、あらかじめ機能運動のトレーニングをさせておくと、スムーズに行える。

　細部へは、指で咬合面（レストシート）や支台歯の歯頸部、臼後結節頰側部のバッカルスペースなどに印象材を塗り込むとよい。必要に応じて、ブロックアウトをしておく。

　口蓋小窩は、エアーで唾液を飛ばしておく。レトロモラーパッドと口蓋小窩は、印象前にコーピングペンシル（サンデンタル）で印記しておくと、印象面に転写される。レトロモラーパッドが再現できていない場合は、再印象を行う。不十分な概形印象による研究用模型で個人トレーを製作しても、うまくいかない。

　また、アルジネート印象材の自動練和器は、ミキシングカップ式やペーストアルジネート印象材自動練和器などが市販されており、気泡のない均一な印象体が得られる。硬さの調整も可能な機器もあり、たいへん便利である。

6．トレーの撤去

　上顎は、「あー」と発声して軟口蓋を挙上させると外しやすい。また、スリーウェイシリンジを用いて口唇を伸展させて歯肉歯槽粘膜移行部にエアーを入れると、容易に外すことができる。

模型の診査

　研究用模型は、歯列やレトロモラーパッド、小帯、歯肉歯槽粘膜移行部などが明瞭に再現されていることを確認し、最終義歯を予測した以下の診査を行う。

- 残存歯の植立方向（着脱方向の予測）
- 歯冠形態・位置（クラスプの選択）
- 顎堤形態（アンダーカットの有無）
- 小帯の可動範囲
- 義歯床外形の予測
- 欠損形態の診査（Kennedyの分類）

　また、研究用模型を咬合器にマウントし、以下の診査を行うと、最終義歯のイメージに役立つ。

- 咬合平面・咬合彎曲（前処置の予測）
- 対合関係（咬合様式、人工歯排列の予測）
- 被蓋・デンチャースペース・咬合高径（咬合挙上の予測）

【参考文献】
1）三谷春保，小林義典，赤川安正（編）：歯学生のパーシャルデンチャー　第5版．医歯薬出版，東京，2011．
2）天笠光雄，上田奈穂子，川添堯彬，齋藤　毅，道脇幸博（編）：POSに基づく歯科診療とPOMR．福井次矢（監），金芳堂，京都，2011．

58/100 3章 パーシャルデンチャー

設計①
支台歯の選択

熊本県・松田歯科医院　松田光正

部分床義歯の設計にあたり、まず欠損歯列のスクリーニングを行わなければならない。その評価方法には、Eichner分類や受圧・加圧、咬合三角などがあり、いずれにおいても共通しているのは、上下顎の対向関係を診ることである。詳細は他項に譲るとして、とくに咬合支持（上下で何ヵ所が咬合しているか）は、症例の予後を推測するうえで極めて重要なポイントになる。宮地は、咬合三角において咬合支持が4ヵ所以下を欠損歯列の難症例と位置づけている。初めに目の前の欠損歯列が難症例であるか否かを見極めることが大切である。さらに、意外に見過ごされるのが、どのようなコースを辿って現在の欠損に至ったかである。これは、「いつごろ」、「どのような理由で欠損が生じたのか」などの歯科的既往歴を丁寧に問診することで、う蝕タイプやペリオタイプ、パワータイプなどの傾向や欠損進行のスピードを掴める。その概要を把握した後は、カマーの分類で評価することを推奨する。欠損がどのようなコースを辿って進行するとエンドポイントに近づくのか、その回避方法を考えることが、補綴設計のヒントになるはずである（表1）。

次に、支台歯単位での評価を考える。補綴学的用語ではないが、われわれのスタディグループでは、それを「支台歯のグレード」と呼んでいる。「補綴のKey toothや義歯の支台歯などの程度や条件」といってもよいだろう。たとえば、犬歯が遊離端欠損の支台歯の場合を考えてみる。同じ犬歯でも、生活歯か失活歯なのか、失活歯ならポストの太さはどのくらいか。さらに、残っている歯質や歯周組織における付着の量、歯根の長さなど、すなわち支台歯としてどれだけの負担が担えるかである（図1a〜d）。

症例

図2cの症例の設計とその経過を供覧する。

46歳、女性。初診は1999年で、左右すれ違い咬合目前の欠損歯列であった。3⌋の歯根は長いが、太いポストや歯肉縁下う蝕の問題も抱えていた。欠損形態から遊離端義歯の支台歯にせざるを得ないが、歯根破折のリスクが高かった。2⌋はすでに歯根破折しており、抜歯後の咬合支持は4ヵ所で、前述のよう

表❶　欠損歯列の評価はスクリーニングである。Kennedyの分類のように同一顎内の歯の配置をみるのではなく、上下顎の対向関係をみることが肝要である

Eichner分類	咬合支持域からみた崩壊の程度
受圧・加圧	義歯の動態をみる
咬合三角	咬合支持と残存歯からみた症例の難易度
カマーの分類	欠損進行のコースをみる

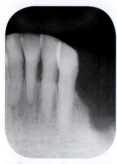 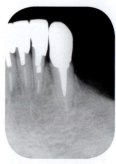 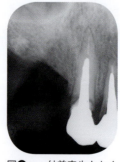 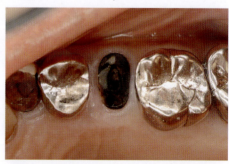

図❶a　わずかに水平的な骨吸収はあるものの、未処置歯であり、支台歯としての負担能力も高いといえる。支台歯のグレードは高い

図❶b　付着喪失はないが、メタルコアのマージンは歯肉縁下に位置している。歯冠や歯根比にも問題があり、グレードが高いとはいえない

図❶c　付着喪失もなく、歯根も十分な長さだが、すでに太くて長いポストが装着してあり、歯根破折が懸念される。グレードは低いといえる

図❶d　歯質はメタローシスによって黒変している。接着効果も得られにくく、歯根破折も危惧されるので、グレードが低いといえる

症例

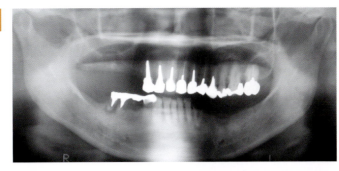

図❷a　46歳、女性。初診時のパノラマX線写真（1999年）。左右すれ違い咬合目前の欠損歯列であった。3｜の歯根は長いが、太いポストや縁下カリエスの問題も抱えていた。2｜はすでに歯根破折しており、抜歯後の咬合支持は4ヵ所であった

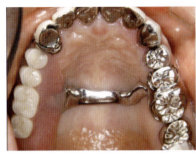

図❷b　術後の上顎の口腔内写真。3｜はシンギュラムレストを付与し、Ｉバークラスプのノンリジッドな義歯を保険治療で製作

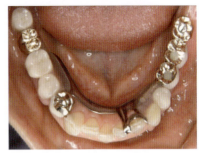

図❷c　同、下顎の口腔内写真。インプラントと天然歯を組み込んだ部分床義歯を用いて、積極的に機能回復を図った

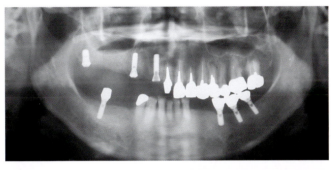

図❷d　補綴後3年経過。グレードの低かった3｜は、歯根破折のため抜歯に至った。欠損進行の抑制を目的に、このタイミングで上顎には積極的な補綴介入を行った

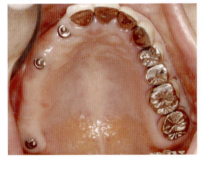

図❷e　3本のインプラントを支台としたボールアンカーと、反対側天然歯を間接維持装置としたIODを装着

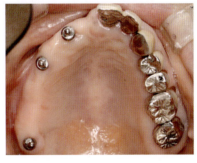

図❷f　補綴後11年。やはり太いポストが装着してあったグレードの低い1｜を歯根破折で喪失したが、IODはわずかな追加修理で対応できた

に難症例の欠損歯列であった（図2a）。

グレードの低い歯を大きな補綴物に組み込むと、1歯の喪失によって全体のやり直しを迫られかねない。そのような理由から、上顎は積極的な治療介入を控え、あまり費用がかからない補綴を行った。3｜にはシンギュラムレストを付与し、Ｉバークラスプのノンリジッドな義歯を保険治療で製作した（図2b）。一方で、下顎は残存歯がすべて生活歯であり、付着の量も十分であった。グレードの高い歯がほとんどなので、インプラントと天然歯を組み込んだ部分床義歯を用いて、積極的に機能回復を図った（図2c）。

補綴後3年が経過し、グレードの低かった3｜は歯根破折のために抜歯に至った。欠損進行の抑制を目的に、このタイミングで上顎には積極的な補綴介入を行った（図2d）。3本のインプラントを支台としたボールアンカーと、反対側天然歯を間接維持装置としたインプラントオーバーデンチャー（IOD）を装着している（図2e）。

補綴後11年が経ち、やはり太いポストが装着されていたグレードの低い1｜を歯根破折で喪失したが、IODはわずかな追加修理で対応できた（図2f）。グレードの低い歯を支台歯とする場合は、積極的な補綴を控えるか、喪失を想定した設計が必要となる。

【参考文献】
1) 山口英司, 永田省蔵, 松田光正：インプラント周囲組織の力に対する反応と経過不良例. 歯界展望, 121(3)：465, 2013.

59/100 3章 パーシャルデンチャー

設計② サベイング

昭和大学歯学部　歯科補綴学講座
安部友佳　馬場一美

サベイングは、研究用模型と作業用模型に行う場合がある。研究用模型では、残存歯の平行関係や支台歯、顎堤のアンダーカットの位置・量を調べて着脱方向を決定し、サベイライン（最大膨隆線）を描記した後、義歯の設計が行われる。その後、義歯の設計に対応して、ガイドプレーンやレストシート形成、歯冠形態修正などの前処置が行われる。つまり、研究模型上でのサベイングの目的は、義歯の設計を行って前処置の必要性を検討することである。

一方、作業用模型におけるサベイングは、研究用模型上で設定した着脱方向と前処置で整えたガイドプレーンなどの指標をもとに決定された着脱方向でアンダーカットの分布を調べ、描記したサベイラインに従って最終的な設計線を模型上に記入して、ブロックアウト部位の決定を行うことを目的としている。サベイングに用いられる器具は、サベイヤーとその付属品である（図1、2）。

模型への表記

模型への表記法を図3に示す。ブロックアウトとは、義歯着脱方向に対してアンダーカットとなる部位を塞ぐ操作を指す。一方、リリーフとは、辺縁歯肉や骨隆起、抜歯創、歯槽骨の鋭縁、鋭い顎堤頂、切歯乳頭・オトガイ孔相当部などの神経開口部、口

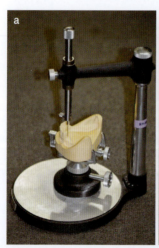
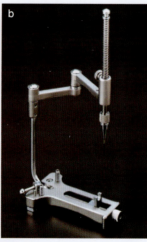
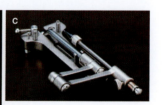

図❶　サベイヤー。a：クラスプサーベヤー（デンツプライ セラムコ）。着脱方向は傾斜板で調整し、模型台を動かして操作する。安定性が高く操作性がよい。b、c：マイクロサベヤー コンパス（デンツプライ三金）。着脱方向は基底部のネジで調整し、円筒を動かして操作する。コンパクトに収納できる

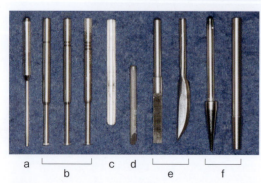

図❷ a〜f　サベイヤーの付属品。a：アナライジングロッド（測定杆）。b：アンダーカットゲージ；左から、0.25、0.50、0.75mm。c：シース（補強鞘）。d：カーボンマーカー（炭素棒）。e：ワックストリマー。f：テーパーツール；6°（左）、2°（右）

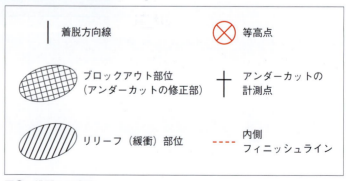

図❸　模型への表記

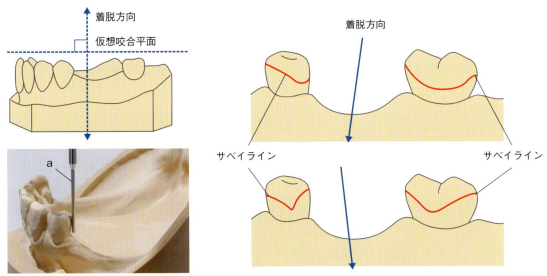

図❹ 着脱方向の調整。咬合平面に垂直な位置から始め、アナライジングロッド（a）を使ってガイドプレーンの角度などを確認しながら微調整する。着脱方向が変わるとサベイラインが変わることに注意する

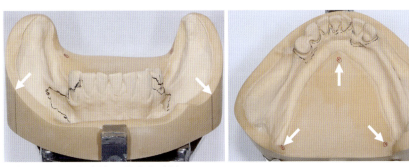

図❺ 着脱方向線（左）と等高点（右）

蓋皺壁、フラビーガムなどに対して、機械的圧力が加わらないようにスペースを設ける操作を指す。

また、設計線は、赤・青・黒線を使い分けて記入する。

- 赤線：金属フレームワークの外形。ワイヤークラスプは1本の線で描く。等高点。研究用模型での歯冠形態修正部位があれば、赤で示しておく。
- 青線：義歯床の外形を示す（フィニッシュラインを除く）。
- 黒線：アンダーカットの計測点。リリーフ・ブロックアウト部位。

サベイングの実際の手順

1．サベイング前の準備

まず模型に気泡や面荒れがないか、支台歯の形態に不備がないかなどを確認する。模型の基底面は咬合平面と平行になるように、また歯肉頬移行部を残すようにトリミングを行って外形を整えておく。図2のようなサベイヤー付属品を使用する場合は、カーボンマーカーの先端と側面でサベイラインを描記するため、紙ヤスリなどで先端を斜めに尖らせておく。

2．義歯の着脱方向の決定

着脱方向は、原則としてすべての支台歯の歯軸方向に調和させ、咬合平面に垂直な方向に設定し、模型台に模型を仮固定する。引き続き、支台歯に適切なクラスプ外形線が描けること、着脱を妨げる顎堤のアンダーカットが少なくなる方向、着脱の容易さ（咽頭方向に向かわない）などを考慮し、アナライジングロッドを用いてアンダーカット位置を確認しながら微調整を行う（図4）。作業用模型では、ガイドプレーンにアンダーカットができないように着脱方向を設定する。

着脱方向が決定したら、後に再現できるように等高点または着脱方向線を記入する（図5）。等高点は模型上のできるだけ離れた3点に、着脱方向線は

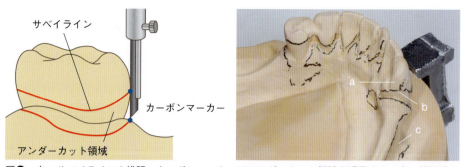

図❻ 左：サベイラインの描記。カーボンマーカーでアンダーカット領域を明示する。右：描記後の模型。a；ガイドプレーン、b；サベイライン、c；顎堤のアンダーカット

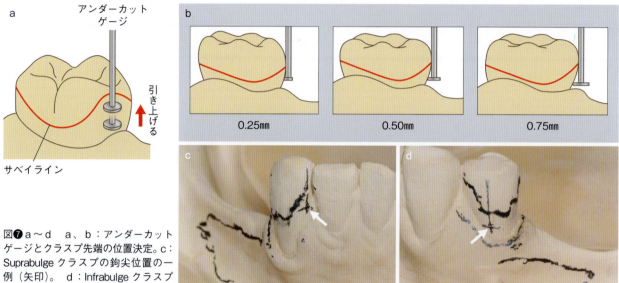

図❼a〜d　a、b：アンダーカットゲージとクラスプ先端の位置決定。c：Suprabulgeクラスプの鉤尖位置の一例（矢印）。d：Infrabulgeクラスプの鉤尖位置の一例（矢印）

模型の側面に2本以上、通常は3〜4本程度を記入する。

3．サベイラインの描記

設計にかかわる部位に、カーボンマーカーを用いてサベイラインを描記する。サベイライン描記時には、最大豊隆部の描記と同時に、辺縁歯肉にもラインを記入する。これにより、アンダーカット領域が明示される（図6）。顎堤のアンダーカットも併せて描記する。

また、バー型クラスプのようにクラスプアームが歯肉方向からアンダーカットに入るinfrabulgeクラスプを用いる場合は、支台歯の頬側歯肉のサベイングが必須である。

4．クラスプ先端（鉤尖）の位置決定

予定されたクラスプおよび使用金属に適したアンダーカットゲージを選択してアンダーカット量を測定し、クラスプ先端の位置を決定する。弾性係数の高いCo-Cr合金のエーカースクラスプやIバーでは0.25mm、鉤腕が長く大きなたわみを許容するリングクラスプでは0.50mmまたは0.75mm、ワイヤークラスプや金合金の鋳造クラスプでは0.50mmのアンダーカット量を目安とする。このアンダーカットゲージの量は、着脱方向からの水平的距離を示している。

位置決定の際にはクラスプの囲繞性（環状型クラスプでは4つの隅角を被覆すること）を考慮しながら、まず近遠心的な位置を決定し、支台歯に垂直線を記入する。次に、その垂直線とアンダーカットゲージの軸が接した状態でゲージを引き上げ、当たった部分にマーキングを行って位置を決定する（図7）。

60/100 3章 パーシャルデンチャー
支台装置の選択

昭和大学歯学部　歯科補綴学講座
安部友佳　馬場一美

　支台装置とは、部分床義歯を支台歯に連結する装置であり、直接支台装置として、クラスプやアタッチメント、レストなどが挙げられる（本章51参照）。

　一般に、支台装置の選択は、歯冠歯根長比や残存歯質量などを指標とした歯周組織、ならびに支台歯の状態、審美性、治療費などを考慮して行われる。支台歯や歯周組織が健全で、十分な支持・把持・維持作用を期待できる場合には、クラスプやテレスコープクラウンを適応できる。条件の悪い支台歯の場合には、側方力を軽減させる根面アタッチメントや根面板を選択し、支台歯の負担を小さくする（**図1**、本章58参照）。

　根面アタッチメントや根面板は、基本的に失活歯が適応であり、人工歯排列の自由度が高く、金属クラスプによる審美性の問題も解決する。しかし、通常はオーバーデンチャーと組み合わせて用いられ、支台歯が完全に被覆されてしまう。そのため、根面う蝕や歯周疾患のリスクが高まるので、注意が必要である。

　テレスコープクラウンは、支台歯の条件が良好な場合に適応可能で、強固な支持・把持・維持を発揮する。審美的には有利であるが、歯質の切削量が多く、治療費も高額になる。

　クラスプは、通常支台歯の条件が良好な場合に適応される。適切にデザインすることによって支持・把持・維持を合理的に設定でき、一般に治療費も安価であることから最も広く用いられているが、審美性が問題となることもある。以下、クラスプについて解説する。

クラスプの必要条件

　クラスプは、次の条件を満たす必要がある。
①支持（support）
②把持（bracing）
③維持（retention）
④拮抗作用（reciprocation）：2腕鉤の一方が支台歯に水平方向の負荷を与えた際に、他方がそれと拮抗してバランスよく力を発揮する
⑤囲繞性（encirclement）：支台歯の180°以上の方向から取り囲み、環状型クラスプであれば4隅角を囲い込んでいる
⑥受動性（passivity）：義歯が最終位置で静止状態にあるとき、歯にクラスプが力を及ぼしていない

クラスプの構成要素

1．レスト

　レストは、機能圧を支台歯に伝達して沈下を防止する支持の役割を果たす。また、支台装置や義歯を定位置に保って義歯の動きを抑制し、食片圧入の防止や咬合接触関係の改善に役立つ。

　レストの種類は以下が挙げられる。
①咬合面レスト：臼歯の咬合面に設置
②切縁レスト：おもに下顎前歯の切縁に設置

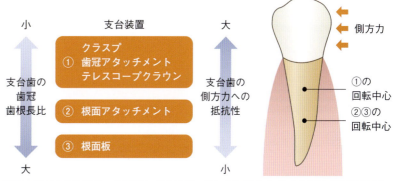

図❶　側方力の支台歯への影響と支台装置。これらに加えて、支台歯同士の連結固定（一次固定）を行うと、側方力への抵抗性は高まる

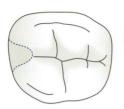 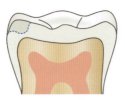 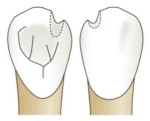 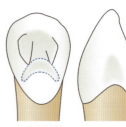

a：咬合面レスト　　　　　　　　b：切縁レスト　　　　　　c：基底結節レスト

図❷ a〜c　レストシートの形態

③舌面レスト・基底結節レスト：おもに上顎の犬歯や切歯の舌面に設置
④アンレーレスト：咬合接触の回復を図る目的で、咬合面を被覆するように設置

上記の機能を十分に発揮させるため、前処置で適切なレストシートを付与する（図2）。

2．隣接面板と小連結子

隣接面板は、義歯の着脱方向を規制するだけではなく、横揺れを防止して把持の役割を担う。また、クラスプに対する拮抗作用を発揮し、維持の向上に作用する。さらに、ガイドプレーンと接触することで食片圧入が防止され、隣接面板直下の部分をメタルタッチとすることで不潔域を減少させる。大連結子あるいは義歯床とレスト・クラスプを連結する小連結子も、クラスプの一部として隣接面板と同様の役割を担う。

3．鉤腕

把持鉤腕はアンダーカット部を走行せずに把持作用を、維持鉤腕はアンダーカット部を利用して維持作用を発揮する。使用材料や鉤腕の走行などにより、さまざまな種類のものがある（後述）。

クラスプの種類と特徴

クラスプは、形態と製作方法によって次のように大別される。

1．形態による分類と特徴

1）環状型（circumferential、suprabulge）クラスプ

構造が単純で、とくにキャストクラスプは、把持・維持が強固である。審美性に劣る。鉤腕が歯冠を取り巻く形態のため、食物の流れを阻害し、プラークの付着を生じやすい。

2）バー型（bar、infrabulge）クラスプ

レストおよび隣接面板と一体化した支台装置として用いる。一般的に審美性に優れるが、リップラインの高い症例では注意を要する。歯冠部では食物の流れを妨げにくいものの、支台歯の頬側歯槽部のアンダーカットが大きいと、食物の停滞を招く可能性がある。

2．製作法による分類と特徴

1）キャストクラスプ

鋳造により製作され、鉤腕の先端側1/2をアンダーカットに設定できる。設計の自由度が高く、支持・把持・維持を合理的に設定できる。環状型の場合、鉤腕の幅が広く、鉤腕の1/2を歯冠円錐に設定する必要があるため、審美性に劣る。

2）ワイヤークラスプ

既製のクラスプ線（Co-Cr、金合金、Ni-Crなど）を屈曲して製作され、通常は環状型クラスプである。鉤腕の先端側2/3をアンダーカットに設定できる。つまり、歯冠円錐に設定する鉤腕を全体の1/3にできるので、外観には触れにくく、審美的には優れる。また、調整が容易で緩圧作用がある。一方、適合に劣り、把持効果が弱く、変形しやすい。臨床では0.9mm Co-Cr線が多く用いられる。

クラスプの選択

義歯の設計は、①支持（レスト・義歯床）、②把持（隣接面板・小連結子・大連結子）、③維持（クラスプの維持鉤腕）の順番で検討され、そのなかで段階的にクラスプの形態が決定される。つまり、レスト（①）、隣接面板・小連結子・把持鉤腕（②）、維持鉤腕（③）の順に決定される。

レストは、欠損の大きさと分布、対合関係などを考慮して、設定部位と種類を決定する。隣接面板は、

表❶　代表的なクラスプ

	名称	形態	適応や特徴
環状型クラスプ	エーカース（レスト付き二腕鉤）		適用範囲は広い。鉤尖を far zone に置く
	ダブルエーカース（双子鉤）		最大4ヵ所のアンダーカットを利用できるため、維持力が強い。1歯では維持が不足する場合、負担を分散したい場合に用いる
	リング		孤立する最後方臼歯で用いる。鉤尖を near zone に置く。鉤肩側に補強腕を付与したり、近遠心レストを置く形態で用いることもある。両側性で用いるのが望ましい
	ハーフアンドハーフ		近遠心の欠損からそれぞれ頬側・舌側、あるいは舌側・頬側の far zone のアンダーカットを利用する。孤立歯に用いる
	ヘアピン		歯冠が長い支台歯で用いる。鉤尖を near zone に置く
	バックアクション		上顎両側遊離端欠損の小臼歯に、両側性で用いるのが望ましい。鉤尖を far zone に置く
	リバースバックアクション		下顎両側遊離端欠損の小臼歯に、両側性で用いるのが望ましい。鉤尖を far zone に置く
	RPA		近心レスト、遠心隣接面板、頬側エーカースクラスプから構成される
	コンビネーション		適用範囲は広い。鋳造鉤と線鉤、環状型とローチのクラスプなど、材料または形態の異なる鉤腕を組み合わせる
バー型クラスプ	ローチ		鉤尖の形態はT、I、U、Y、L、S型などのバリエーションがあるが、臨床では I バーやTバーが多く用いられる
	RPI		近心レスト、遠心隣接面板、I バーから構成される。Kratochvil 型と、緩圧作用の強い Krol 型がある

直接支台装置の欠損側に設定される誘導面に対して設定される。把持鉤腕・維持鉤腕の選択は、研究用模型のサベイングによって描記されるアンダーカット分布を参照して行われ、欠損側に近い near zone のアンダーカットを使うのか、欠損側から遠い far zone を使うのかによって決定される（本章59参照）。理想的なクラスプの設計を行うために、歯冠形態を修正し、サベイラインを変更することもある。

レストや隣接面板・小連結子を設定する位置、把持鉤腕・維持鉤腕の走行の組み合わせは無数にあるが、すべてのクラスプに名称があるわけではない。**表1**に代表的なクラスプを、基本形の特徴を踏まえて示す。

61/100

3章　パーシャルデンチャー

設計の実際

昭和大学歯学部　歯科補綴学講座
安部友佳　馬場一美

設計の概要

義歯の設計は、口腔内検査やX線検査、研究用模型の検査結果をもとに、残存歯、欠損部顎堤、咬合関係を評価して行われる。研究用模型の検査では、サベイングによってサベイラインを描記してアンダーカットの分布を確認し、以下の手順で設計して研究用模型上に描記する。

設計の手順と実際

設計は、機能時の義歯の動きの抑制・衛生的な配慮・破損防止の原則に従い、加えて生体追従性や審美性も考慮して行う。通常は支持や把持を主体に設計し、できるだけ義歯の動きの方向を着脱方向のみに規制し、着脱方向に対して最小限の維持を設定する。したがって、手順としては、支持、把持、維持の順序で検討することになる（**図1**）。

1. レスト配置の決定

欠損に隣接する支台歯にまずレストを設定し、遊離端欠損であれば鉤間線を考慮して（本項53参照）、欠損から離れた支台歯にもレストを配置する。鉤間線同士を繋いだとき、広い三角形、もしくは四角形ができるようにすると、安定性が高まる（**図2**）。レストを多く配置すれば、残存歯からより強固な支持を得ることができるが、設計が複雑化するため注意を要する。また、切縁レストの設置は外観不良を招くため、患者の審美的要求も考慮する必要がある。

2. 義歯床外形の決定

義歯床外形は総義歯のそれに準じるが、部分床義歯では粘膜支持を期待して辺縁封鎖を求める必要はないため、とくに少数歯の中間欠損部位や、顎堤吸収のない根面板や残根の周囲の義歯床では、歯肉頬移行部まで延長する必要はない。一方で、上顎遊離端欠損症例では上顎結節、下顎の場合はレトロモラーパッドの被覆が必須である。

3. 隣接面板・小連結子・大連結子の位置決定

1）隣接面板

隣接面板は、支台装置の一部として支台歯のすべての欠損側隣接面に設置される。

2）連結子

連結子の走行は、辺縁歯肉を開窓する場合には歯肉縁より、上顎では6mm以上、下顎では3〜4mm以上離して設定し、小連結子同士は約5mm以上離して設定したほうが衛生的に望ましく（**図3**）、距離が確保できないのであれば閉鎖する。骨隆起は避けるか、軽微であれば完全に被覆してもよい。

小連結子は隣接面板と同様に把持作用を担うため、両者の位置関係を考慮して設計する（**図4**）。

上顎の大連結子について、パラタルバーでは幅4〜5mm、パラタルストラップでは厚みを薄くするため幅8mm以上を確保する。パラタルストラップや中パラタルバーは、口蓋中央部を横断するように前縁と後縁を設定する（**図5**）。一般に、違和感の少なさや発音しやすさから、ストラップのほうが好まれる。

下顎の大連結子については、舌の運動を阻害しないように、下縁は印象域の最深部からわずかに上方に設定する。リンガルバーの幅は4mm以上とする。リンガルプレート上縁は、基底結節上面の自然な彎曲に沿わせ、舌面は基底結節を覆うようにする。

義歯床用レジンとフレームワークの境界部分には、内側フィニッシュライン（粘膜面側）と外側フィニッシュライン（研磨面側）を付与する。維持格子は、頬舌的には歯槽頂を少し頬側に超えた位置まで設定し、遊離端欠損の維持格子遠心端にはティッシュストップを付与する。

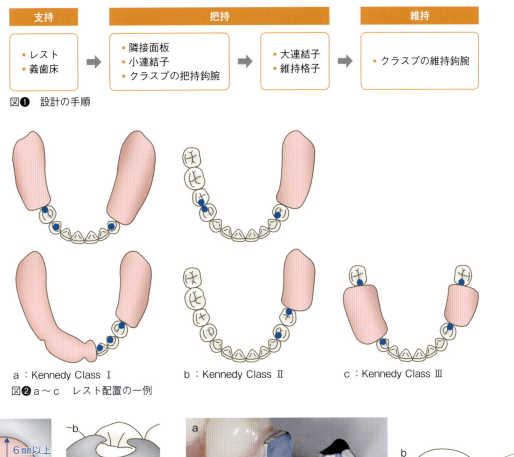

図❶ 設計の手順

図❷ a〜c　レスト配置の一例
a：Kennedy Class Ⅰ
b：Kennedy Class Ⅱ
c：Kennedy Class Ⅲ

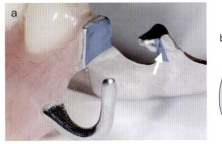

図❸ 連結子と辺縁歯肉との距離。大連結子と小連結子は直交させ、隅角部分は丸みをもたせる。a：上顎、b：下顎

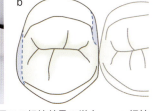

図❹ RPIクラスプにおける小連結子の内面での把持効果の増大。a：把持部（青）と小連結子の把持部（矢印）。b：支台歯のガイドプレーン形成部位

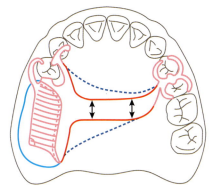

図❺ 上顎大連結子の走行位置。左右対称な形で走行させると違和感が軽減される。赤線は適切な位置、青点線は不適切な走行位置

4．クラスプの位置と形態の決定

クラスプの選択は、本章60を参照されたい。

キャストクラスプは、鉤尖では鉤肩の1/2の幅になるよう、徐々に細くする。衛生的な配慮から、鉤腕下縁が歯肉縁に近接しすぎないように注意する。

レジン床義歯の設計の考え方

レジン床義歯の設計を考える場合も、基本的には前述の設計原則に従う。ただし、金属を用いたワンピースのメタルフレームワークが使用できないなど、使用材料に制限がある。そのため、バークラスプが使えないので審美的な対応が困難であり、義歯自体の強度を担保しにくい。ワイヤークラスプの使用や、リンガルバーをレジンアップと補強線の組み合わせで代用するなどの工夫が必要である。

62/100

3章　パーシャルデンチャー

プロビジョナル
デンチャーの意義

新潟県・三上歯科医院　三上 諭

　部分床義歯の設計を考えるにあたり、受圧条件・加圧要素といった欠損歯列の見方や、支持・把持・維持という支台装置の３要件などを押さえていくことで、義歯設計のイメージはある程度は浮かび上がってくる。しかし、その設計が口腔内で長期的に機能するのかを予見することは難しい。そこで、前述の考えを少しでも確かなものとするために活用したいのが、プロビジョナルデンチャーである。つまり、これはただの仮義歯ではなく、最終的な設計を模索することを目的とした義歯といえる。

プロビジョナルデンチャーで何をみるのか

１．義歯の動態

　まずは義歯が口腔内でどのような挙動を示すのかを把握したい。回転沈下・転覆・浮き上がりといった動きに応じて、支台装置の種類・数や咬合接触関係、側方ガイドなどを再考し、動きの少ない義歯を目指していく。

２．受圧条件・加圧要素と咬合力

　欠損歯列の難易度を左右する要件の一つである受圧条件・加圧要素のバランスは、設計において考慮すべき重要なポイントである。バランスは残存歯の配置と対向関係で決まるが、その力関係をより強めるのが、患者固有の咬合力である。咬合力が強大と判断される場合は、支持を中心とした支台装置の増加や、加圧要素の減弱を図る必要性を検討する。

３．支台歯と欠損部粘膜面への負担過重

　補綴は何かの犠牲の上に成り立っており、部分床義歯では、支台歯と欠損部粘膜面がその対象となることが多い。欠損部粘膜面への負担過重は、義歯性潰瘍として現れるため把握しやすい。また、支台歯に起こる変化は、動揺度の増加や歯根膜腔の拡大が指標となり、プロビジョナルデンチャー装着前後を細やかに比較していく観察眼が必要となる。

４．応力集中部位

　プロビジョナルデンチャー装着期間中に、破損を繰り返す部位が出てきたら、そこには応力が集中していると捉えることができる。対策としては２で述べた以外に、義歯の強度を上げていく方法がある。具体的には、連結子や支台装置の脚の強化、人工歯の金属化などが挙げられる。しかし、補綴物の強度で覆い隠した「力のツケ」は、経過のなかで残存歯やその周囲組織へのダメージとして現れてくることがあるため、単純に解決できる問題ではない。

５．床形態と装着感

　術者側は義歯の安定を願い、床面積を広く求めたい。しかし、患者側は少しでも小さく装着感のよいものを望む。決定権をすべて譲ることはできないが、可撤性である以上、受け入れられる形でなければ装着してもらえない。そのため、最終補綴の前段階で、床形態は確信をもって決定しておく必要がある。プロビジョナルデンチャーでは足し引きできるレジンの有用性を活かし、患者とコミュニケーションをとりながら折衷案を模索する。

６．顎位

　欠損が進行し、残存歯で顎位が保たれない局面では、垂直的顎位・水平的顎位も決定していく必要がある。種々のステップを経て、術者が適当と判断した顎位でプロビジョナルデンチャーを製作し、タッピングの安定度や顎関節・筋肉が許容できているのかを使用期間を通して観察していく。

７．咬頭嵌合位と側方ガイド

　部分床義歯の最大の意義は、咬合支持を失った欠損歯列において、咬合支持を担う代替の存在となることである。それは、垂直的にも水平的にも咬頭嵌合位が１点で決まることを意味している。咬合時に義歯が沈下したり、たわんだりするようでは、それは達成されていない。リジッドで動きが少ないこと

症例

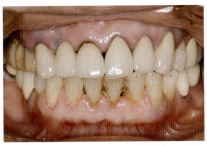
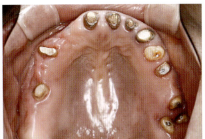

図❶ 65歳、女性。上顎は一次固定の破綻により、右上が弱体化した欠損歯列となった。再度の一次固定は困難で、部分床義歯の出番となった

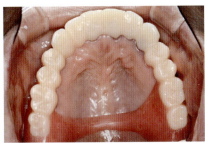
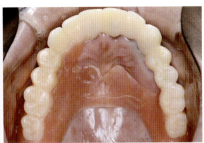

図❷ 支台装置にコーヌステレスコープを想定したプロビジョナルデンチャー。弱体化した右上を補うべく義歯床面積をできるだけ広くとりつつ、患者の装着感との折り合いを即時重合レジンで模索した

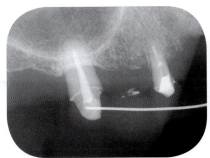
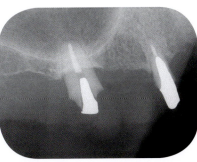
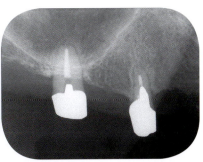

図❸ プロビジョナルデンチャー装着前（左）、装着後（中央）、最終補綴後（右）のデンタルX線写真の比較。右上の支台歯に、動揺度の増加や歯根膜腔の拡大はみられない

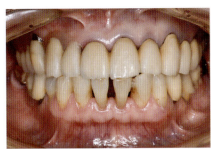
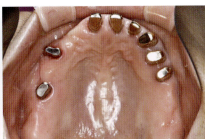
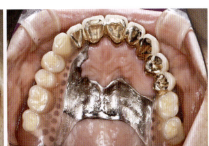

図❹ コーヌステレスコープデンチャー装着後3年。現在のところ、右上も大過なく経過している。将来的には支台歯にトラブルの発生が予想されるが、可撤性の利点を活かして対応したい

が義歯に望まれる要件である。

　咬頭嵌合位が確立されたら、側方運動時に義歯が転覆しないように側方ガイドを調整していく。その情報は、カスタムインサイザルテーブルなどを用いて歯科技工士と共有することに役立て、最終補綴物へ移行させていく。

最後に症例を供覧する（図1～4）。

　部分床義歯は、長期にわたって患者に寄り添うことができる補綴である。それを叶えるための架け橋として、プロビジョナルデンチャーは欠かせないステップと考えている。

63/100

3章 パーシャルデンチャー

ラボとの連携

新潟県・高野歯科医院 高野遼平

治療ステップで考えるラボとの連携

精度の高い部分床義歯を製作し、良好な治療結果を得るためには、歯科技工士との密な連携が欠かせない。日ごろから互いにコミュニケーションをとりやすい環境と関係性を構築し、患者の抱えるリスクや問題点を共有しながら、欠損補綴を進めることが求められる。本項では、1症例を通じて部分床義歯による補綴処置をステップごとに分類し、ラボとの連携において押さえるべきポイントを解説したい。

症例

1．初診時（図1）

複雑な問題が絡み合った咬合崩壊症例において、サベイングを含めた模型診査の結果（残存歯や顎堤のアンダーカット分布、骨隆起の有無、咬合関係、顎堤条件、咬合平面、補綴間隙など）、症例の特徴を相互に理解しておくことが円滑な補綴処置に繋がる。

2．治療用義歯製作時（図2a～c）

治療用義歯印象前にはスタディモデルをサベイングし、設計を決定しておく必要がある。患者の希望や最終補綴物の設計の概略も、この時点からラボサイドに伝えることで、対合歯の問題（挺出、歯冠形態の不良）などの見落としも少なくなる。また、部

分床義歯の使用経験がない患者の場合は、床外形の設定により注意が必要となり、欠損歯列の評価や支台歯の状態を考慮し、メジャーコネクターの必要性と設計を検討しなければならない。

3．プロビジョナルデンチャー製作時（図3）

設計の概略が確定した状況下で、治療用義歯の情報（床外形、人工歯排列位置など）を参考用模型や口腔内写真にて伝えることは有用である。また、治療用義歯に破折が生じた場合、その様相を情報伝達することは応力集中部位への適切な強度確保に寄与する。最終補綴物に準じた設計や人工歯排列、咬合関係の構築を通じて、補綴物のイメージ共有が、患者も含めてより確かなものになる。

4．最終補綴物製作時（図4）

治療結果に直結する局面であり、最も密な連携が求められる。当たり前ではあるが、技工指示書には術者が立案した設計の意図を詳細に記載し、ラボサイドに補綴物の情報を正確に伝達しなければならない。プロビジョナルデンチャーの検討結果を共有することも非常に重要であり、調整したアンテリアガイダンスの情報を踏襲するためにカスタムインサイザルテーブルを活用することは、患者固有の顎運動を再現する一助となる。

5．最終補綴物装着～経過対応（図5）

補綴終了時と術後経過の資料は、歯科技工士と共有することを推奨したい。診療室からのフィードバックを経て、互いに気づきや学びが多いことを経験している。また、部分床義歯の修正が経過対応として必要となった場合には、原因をともに考察し、適切な対応に結びつけることが望ましい。

個々の患者に適した質の高い部分床義歯の製作には、ラボとの密な連携が必須であり、歯科医師は歯科技工士との対等な関係性を継続するための努力と謙虚さを忘れてはならないと考えている。

【参考文献】
1）永田省藏：患者さんに喜ばれる 少数歯残存症例のトリートメント. 医歯薬出版，東京，2011：164-167.

症例

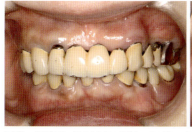
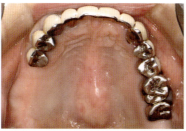
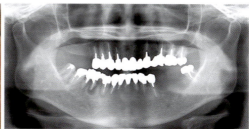

図❶　初診時（2013年12月）。61歳、女性。上顎フルブリッジ支台歯に二次う蝕が生じたため、積極的な治療介入が必要となった。上顎の部分床義歯を使用した経験がなく、大きな口蓋隆起を認めた

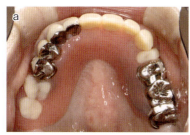
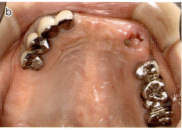
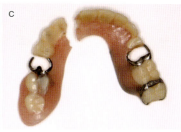

図❷a～c　a：治療用義歯装着時（2014年2月）。b、c：装着後8ヵ月（2014年10月）。違和感を少なくしてほしいという希望が強く、床外形を調整したが、強度不足はあきらかであった。金属床で対応していく必要性をラボと確認した

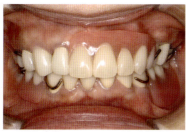
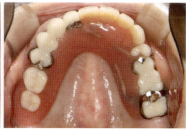
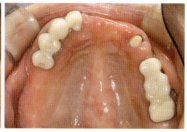

図❸　プロビジョナルデンチャー装着時（2015年6月）。人工歯排列、咬合平面、下顎位、咬合接触、使用感などに問題がないかを検証した。数ヵ月の使用後、清掃性も含めて問題がないことを確認した

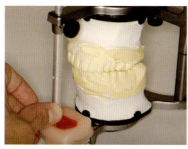
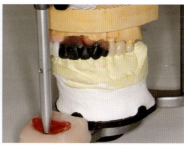

図❹　最終補綴物製作時（2015年10月）。カスタムインサイザルテーブルを活用し、プロビジョナルで調整した患者固有のアンテリアガイダンスを補綴物に反映させた

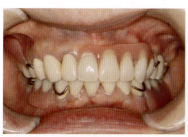
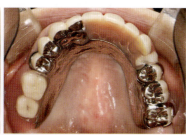
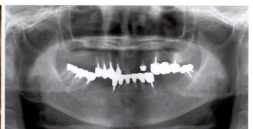

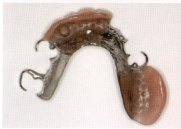
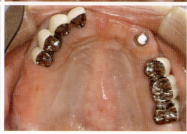

図❺　最終補綴物装着時（2016年2月）。必要な強度を確保したうえで、患者が許容し得る床外形を設定した部分床義歯による、安定した咬頭嵌合位を獲得できた

64/100

3章 パーシャルデンチャー

補綴前処置 マウスプレパレーション

鶴見大学歯学部　有床義歯補綴学講座
清水 賢　大久保力廣

義歯に加わる機能圧を適切に支台歯へと伝達し、義歯の維持・安定を図るためには、レストシートおよびガイドプレーンの形成が必須である。どちらも原則として、エナメル質の範囲内で形成される。

レストシート

支台歯に形成されたレストシートに義歯のレストが適合することで、沈下防止突起としての機能が十分に発揮される。レストには、「義歯の沈下・横揺れ防止」、「クラスプ位置の確定」、「食片圧入防止」、「咬合接触関係の改善」、「歯間離開防止」、「間接支台装置」などの役割がある。

1．レストの種類（図1）
1）咬合面レスト
臼歯の咬合面に設置され、レストの大きさや幅が増大するにつれて支持機能も増大する。
2）舌面レスト
（基底結節レスト／シンギュラムレスト）
前歯の舌面基底結節または辺縁隆線に設置される。舌面の形態によっては歯軸方向への支持機能の発揮が困難となる。
3）切縁レスト
前歯の切縁（おもに切縁隅角部）に設置される。歯軸方向への支持機能の発揮が可能だが、審美的に不良となる。

2．レストシートの形成
レストの機能を十分に発揮させるためには、適切なレストシートの形成が必要となる。なお、レストシート形成に先立ち、ガイドプレーンの形成をしておく。これは、レストシート形成後にガイドプレーンを形成すると、レストシートの面積が小さくなってしまうからである。

1）咬合面レスト
レストシートの形成は咬合面小窩部から開始し、外側方向へ開拡していく。レストの幅は支台歯頬舌側咬頭頂間距離の1/2程度で、厚みが1.0～1.5mmとなるように対合歯との咬合関係を確認しながら形成する。レストシート底面は、機能力が支台歯の歯軸方向へ伝達されつつ応力集中を防止するため、歯軸に対して90°より鋭角となるように、スプーン状に形成する（図2）。また、レストから鉤肩・鉤腕部へはスムーズに移行できるように頬舌的に外側方向へ開拡し、ブロックアウト量が少なくなるように努める。場合によっては歯冠豊隆の修正（サベイラインの修正）を行うこともある。レストシートとガイドプレーンの移行部が鋭角だとレストが薄くなり、破折の原因となるため、レストシートとガイドプレーンの移行部は丸める。

2）舌面レスト
（基底結節レスト／シンギュラムレスト）
前歯部の基底結節に確実なレストの機能を求めるのは、前歯舌側面の形態上困難であるが、正確なレストシートを設置することで、確実な支持機能を得られる。

歯冠修復が可能であれば適切なレストシートを付与できるが、歯冠修復ができない天然歯では前歯のエナメル質が菲薄なため、十分な形成が困難である。その場合、基底結節部にコンポジットレジンを接着・築盛することで、歯を切削することなく基底結節レストの設置が可能となる（図3）[1]。

ガイドプレーン

支台歯の隣接面に形成されたガイドプレーンに、義歯の隣接面板（プロキシマルプレート）を適合させる。義歯の着脱方向が規制され、義歯と支台歯が平面で接触することで把持・維持力が向上し、義歯が水平的に安定するだけではなく、義歯と支台歯間の不潔域の減少や食片圧入の防止も期待できる。

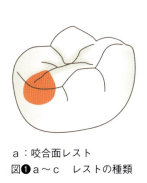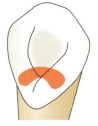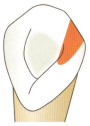

a：咬合面レスト　　b：舌面レスト　　c：切縁レスト

図❶a〜c　レストの種類

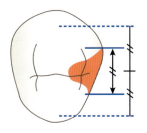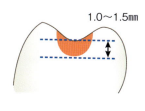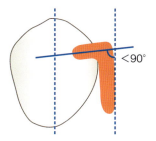

図❷　咬合面レストの形成原則

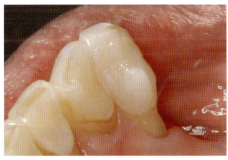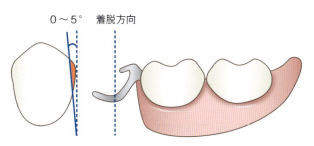

図❸　コンポジットレジンによる基底結節レストの設置　　図❹　ガイドプレーンの形成原則

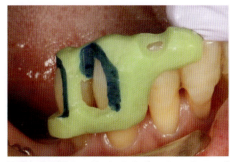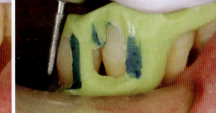

図❺　常温重合レジンによるプレパレーションガイド

●ガイドプレーンの形成

　適切なガイドプレーンを形成しなければ、義歯が動きやすくなるだけではなく、支台歯にも有害な側方力が加わる。あらかじめ研究用模型上で仮設計を行い、義歯の着脱方向に一致した曲面を形成する。支台歯隣接面の咬合面側1/2〜2/3の部分に、エナメル質の範囲内で着脱方向に平行か5°以内のテーパーとなるように、バーの側面を使って形成する必要がある（図4）。複数歯への形成など、とくに厳密な形成が必要とされる場合には、研究用模型上でプレパレーションガイドを製作し、利用するとよい（図5）。

【参考文献】
1) Maeda Y, Kinoshita Y, Satho H, Yang TC: Influence of bonded compositeresin cingulum rest seats on abutment tooth periodontal tissues: alongitudinal prospective study. Int J Prosthodont, 21(1): 37-39, 2008.

65/100 3章 パーシャルデンチャー
部分床義歯の精密印象

大阪歯科大学　欠損歯列補綴咬合学講座
吉峰茂樹　岡崎定司

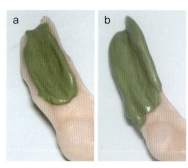

図❶　a：トレーの安定のため、欠損部内面にコンパウンドを付着させる。
b：遊離端部も安定し、辺縁形成がしやすくなる

部分床義歯の印象採得で問題となる加圧印象の方法と辺縁形成、さらに動揺歯がある場合の対策について解説する。

部分床義歯の印象採得には個人トレーが必要である。既製トレーでの精密印象は加圧や辺縁の設定が格段に難しく、個人トレーを用いれば、はるかに容易で精度も向上する。

個人トレーの基本形態と試適

基本的なトレー外形は、残存歯頬側では歯頸部から5mm程度延ばし、また欠損部外形は粘膜の可動部・不動部の境界より2～3mm程度短くする。この境界部の判断は模型では困難な場合が多く、術前の口腔内診察や旧義歯の外形を参考にするとよい。

トレーのスペーサーの設定は、パラフィンワックスを残存歯部には2枚、欠損部には1枚とする。ストッパーは、原則的には残存歯部の非機能咬頭頂に3ヵ所以上バランスよく設置する。

個人トレーを口腔内に試適し、まずトレーが所定の位置で安定しているか、顎堤にトレーが接触せず、スペースが確保できているかを確認する。次に、頬や小帯部を手指で動かして、イメージしている義歯床縁が見えるようにする。下顎舌側は、舌運動を指示して舌や舌小帯の動きを阻害していないかを見たり、舌側後方の状態はトレーを浮き上がらせる力が生じていないかをトレーを保持する指に伝わる感覚で確認する。

加圧印象

歯根膜の被圧変位量は25～100μmに対して、顎堤粘膜は数百μm～1mmといわれている[1]。この変位量の差により、たとえば遊離端義歯では咀嚼などの機能時に遠心は大きく沈下し、近心の支台歯付近では沈下量は少ない。この差によって義歯床に動揺が起き、これが支台歯へ伝達されて負荷となる。そこで、粘膜を加圧することによって支持能力を高め、沈下量を減少させて機能時の変位を抑えられる。

具体的な方法は、個人トレーの試適後に欠損部内面にコンパウンドを付着させ（図1）、適切な位置で硬化させる。トレーを押しつけるのではなく、あくまでもストッパーで止めて、スペースを確保させる（トレー周縁での顎堤からの浮き上がり量などでチェックする）。コンパウンドは辺縁より少し短めに盛るほうが、適切な位置に誘導しやすい。印象時には、顎堤部分にスペーサーがない状態になるので、手指で押さえて所定の位置にもっていく。その後、印象材を盛ることによって粘膜は加圧される。この方法は遊離端などの場合、欠損部でも粘膜に接するため、辺縁形成時にトレーが安定し、操作がしやすくなる利点もある。

部分床義歯の辺縁形成

総義歯では、咬合時・安静時・脱離力発現時で頬や舌の動きは異なるが、つねに周辺組織が義歯床に密着して辺縁封鎖し、維持力を発現させる必要がある（図2a）。つねに密着していれば、機能時に強い筋圧で義歯床が押されて義歯が動いても、辺縁封鎖が解除されないので脱離しない。すなわち、総義歯の辺縁形成は、機能時の筋圧による辺縁形態を記

録することである。

一方、部分床義歯では、支台歯と義歯床とを連結する支台装置で維持を得ている。そのため、支台歯近くでは、辺縁封鎖による維持力は必要としない。むしろ、機能時に周辺組織が義歯床に強く密着すると、義歯床から支台装置を介して力が伝わり、支台歯に負荷が生じる。そこで、辺縁形成では義歯床を不動粘膜内に留めるように行う（図2b）。

これは、義歯床が不動範囲内であればよいということではない。可能なかぎり拡大して、十分な粘膜支持や把持を得る必要はある。

ただ、支台歯から離れた部位や多数歯欠損では支台装置の維持だけでは不十分なため、筋圧による封鎖も必要である。

辺縁形成の基本は、義歯床縁部位の頰や口唇などを術者の手指を用いて動かし、可動・不動粘膜の境界をトレーに印記することである。これは、強く引っ張ったり、強く押しつけたりして辺縁を薄くするわけではない。

唇頰側では、口唇や頰を手指で挟んで外側に引っ張り、溢れ出たコンパウンドを歯肉頰移行部へ押し戻すようにしながら前後左右に動かして、辺縁に丸みを与える。さらに、上顎結節付近では口を半分ほど閉じて下顎を左右に動かし、筋突起などの動態を印記させ、口蓋後縁部にはポストダムを形成する。下顎の舌側は、患者の運動に任せるしかない。舌尖を交互に左右の頰粘膜に触れさせたり、左右の口角をなめさせたりを繰り返させる。

辺縁形成終了後、トレー内面の最終調整を行う。すなわち、リリーフする部位（アンダーカット部・抜歯窩・骨隆起部など）や下顎歯槽部舌側面では、コンパウンドが粘膜に軽く接触する程度に削除し、印象時に強い圧がかからないようにする。

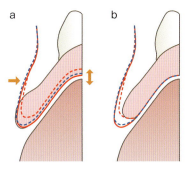

― 咬合時の粘膜面　--- 安静時の粘膜面
--- 脱離力発現時の粘膜面

図❷　a：総義歯では、咬合時・安静時・脱離力発現時で粘膜の動きに合わせて義歯を動揺させる力が加わるが、封鎖が解除されなければ問題はない。b：部分床義歯は支台装置で連結しているため、機能時に粘膜が動いても、支台歯の近くで義歯が動くことはない。むしろ、床縁に強く接すれば、支台歯を動かすような力が発生する

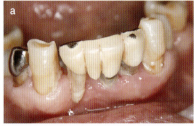 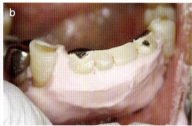
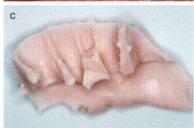 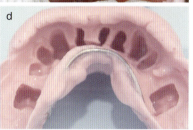

図❸a～d　著しい動揺歯のある概形印象で説明。a：口腔内の状態。b：アルジネート印象材で動揺歯周辺の唇側を仮固定する。硬化後、ワセリンなどの分離材を塗布し、印象採得する。c：トレーの撤去後、仮固定部分のアルジネート印象材も取り出す。d：仮固定部分をトレー内に復位させ、接着材で固定する

動揺歯の保護

動揺歯がある場合は、シリコーン印象材を控えてアルジネート印象材を用いる。アルジネート印象材の場合、ユーティリティワックスなどによる下部鼓形空隙封鎖の必要性はいわれないが、空隙が大きい場合は印象撤去時にちぎれるので、同様に封鎖する。ただし、クラスプが走行する支台歯面には、ワックスなどを付着させないように注意する。

動揺が大きい場合は、印象時に印象材の圧迫によって歯が傾斜し、咬合関係や義歯の適合が悪くなると考えられる。そこでアルジネート印象材で仮固定する方法もある（図3）。結果、義歯床が接する舌側面は、正確に印象できる。他に、軟質レジン系仮封材（フィットシールなど）で仮固定してもよい。

【参考文献】
1）赤川安正, 岡崎定司, 志賀 博, 横山敦郎（編著）：歯学生のパーシャルデンチャー 第6版. 医歯薬出版, 東京, 2018：78-79.

66/100 3章 パーシャルデンチャー
オルタードキャストと被圧変位量

鶴見大学歯学部　有床義歯補綴学講座
清水 賢　大久保力廣

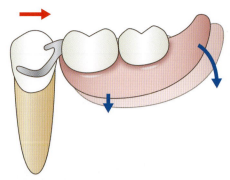

図❶　被圧変位量の差により遊離端義歯は支台歯を起点に"片持ちはり"の状態になるため、支台歯に有害な側方力が加わりやすい

被圧変位量

部分床義歯は、義歯に加わる咬合圧を粘膜（顎堤）と歯根膜（支台歯）で負担する。同等の力が加わったとき、歯根膜の被圧変位量は0.02～0.03mmほどであるのに対し、粘膜は約0.2mmとおよそ10倍の差がある。それゆえ、遊離端義歯は"片持ちはり"の状態になり、支台歯へ有害な側方力が加わりやすくなる（図1）。

この問題を解決するには、それぞれの組織に加わる機能圧の配分を均等にし、義歯の動きを抑制する必要がある。そのため、支台歯を含む残存歯は無圧、顎堤は加圧した状態で、印象採得（選択的加圧印象）を行う[1]。とくに下顎遊離端欠損で金属床義歯による治療を行う際には、オルタードキャストテクニックが有効である。

オルタードキャストテクニック

下顎遊離端欠損の症例で、金属床による治療を計画する際、解剖学的（無圧）印象を行った作業用模型上でフレームワークを製作後、欠損部顎堤粘膜に対してフレームワークを使用し、機能印象（加圧印象）を採得する方法である。完成したフレームワークを使用するため、症例ごとの支台歯の変位状態や、支台装置の設計に応じた顎堤粘膜の機能的動態を印象採得できる。

1. 適応症

残存歯による咬合支持が得られている下顎遊離端欠損。

2. 術式

①解剖学的印象（無圧印象）による作業用模型上で、フレームワークを製作する（図2）。

②欠損部（フレームワークのスケルトン部）に、咬合床を付与する（図3）。

③口腔内に試適し、フレームワークの適合および咬合を確認する。必要に応じて調整した後に、咬合圧下で機能印象を採得する。印象材はシリコーン印象材や印象用ワックスが用いられる（図4）。

④フレームワークを製作した作業用模型の欠損部顎堤部分を切断・除去する（図5）。

⑤残存歯のみを残した作業用模型にフレームワークを復位し、欠損部に石膏を注入して模型を改造・完成させる（図6）。

⑥通法に従って人工歯排列・歯肉形成を行い、義歯を完成させる（図7）。

⑦機能時の組織の変位状態に調和した義歯床の適合が得られる（図8）。

【参考文献】
1) Shimizu S, Sato Y, Shirai M, Matsumoto T, Abe M, Ohkubo C: Occlusionaccuracy of restorations and removable partial dentures fabricated usingthe impression under occlusal force with functionally generated pathrecording. J Oral Sci, 60(4): 484-492, 2018.

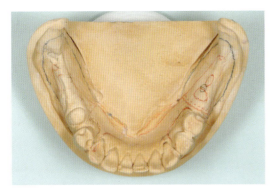

図❷　通法に従ってフレームワークを製作する

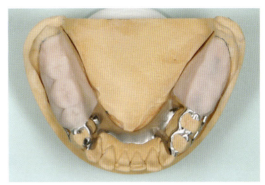

図❸　欠損部に咬合床を付与する

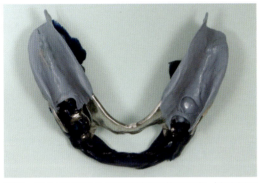

図❹　咬合圧下での欠損部粘膜面の機能印象（本症例ではシリコーン印象材を使用）

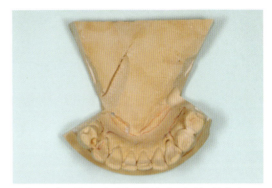

図❺　作業用模型の欠損部顎堤部分を切断・除去する

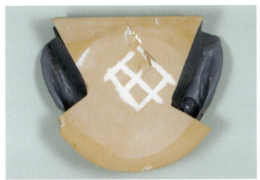

図❻　機能印象を採得したフレームワークを復位し、欠損部に石膏を注入して模型を改造する

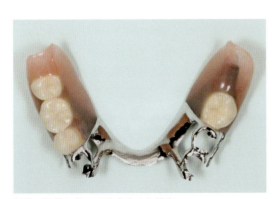

図❼　通法に従って完成させた義歯

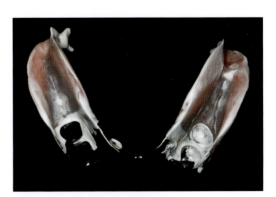

図❽　非常に良好な適合が得られた

3章 パーシャルデンチャー

咬合採得① 咬合高径

熊本県・小佐井歯科医院　境 大助

欠損歯列では、欠損が進行して残存歯が偏在していることも多く、顎位の診査と診断が重要である。顎位について、本項では垂直的顎位である咬合高径の決定法について述べる。筆者は以下のように分類をしている。

1．残存歯による咬合高径を参考にする

残存歯による安定した咬合支持が確立している場合は、その咬合高径の正当性は高いと考えられる。したがって、既存の顎位をなるべく変化させることなく、咬合採得を行うことが重要である（図1）。

2．旧義歯やプロビジョナルデンチャーの咬合高径を参考にする

残存歯による咬合支持が確立されていない場合でも、使用されていた旧義歯によって咬合支持が保たれていることも多い。また、プロビジョナルデンチャーを製作し、使用状況に合わせて十分な調整が行われていれば、その咬合高径の正当性は高いと考えられる（図2）。

3．安静空隙を利用する

部分床義歯の適応症は1歯欠損から1歯残存までといわれており、残存歯が少なくなるほど、製作法は総義歯に近くなる。

前述した1、2のように、残存歯や義歯によって咬合高径が保たれているケースではない場合、また総義歯に近い形態の部分床義歯を製作する場合には、筆者は安静空隙を利用している（図3）。

【参考文献】
1）永田省蔵：患者さんに喜ばれる 少数歯残存症例のトリートメント．医歯薬出版，東京，2011．

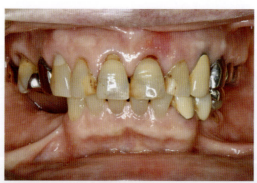
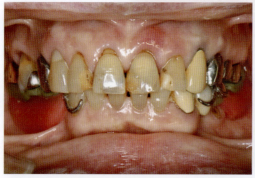
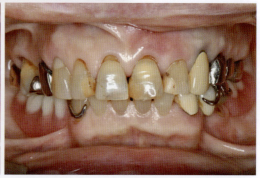

図❶　下顎の両側遊離端欠損を抱えた、義歯新製を要する症例。前歯部から片側の小臼歯部にかけて、安定した咬合支持が確立されていた。残存歯の咬合関係を踏襲し、咬合床を用いて咬合採得を行った

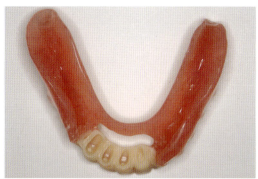
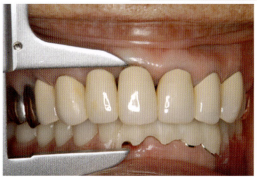
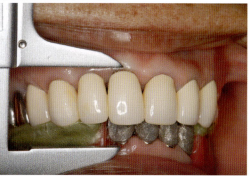

図❷　全顎的な補綴処置が必要となった症例。下顎のプロビジョナルデンチャーを参考に、最終補綴物の咬合採得を行った。歯頸部歯肉縁を基準点として、ノギスで上下残存歯間の距離を測定しておく

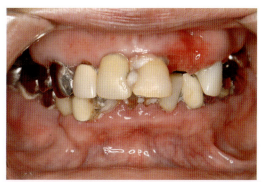
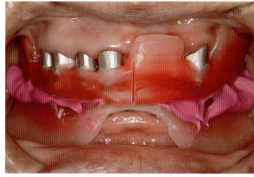
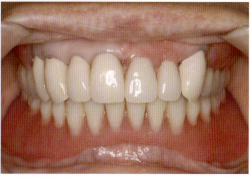

図❸　咬合崩壊症例。下顎は総義歯の形態となった。患者に座位で下顎安静位をとらせ、そのときの上下咬合床の間隙が1〜2mmになるところまで、ろう堤の調整を行う。その後、軽く閉口して上下の咬合床を接触させ、咬合採得を行う

68/100 3章 パーシャルデンチャー

咬合採得② 水平的顎位

熊本県・栗原歯科医院　栗原健一

垂直的顎位（咬合高径）決定後、水平的顎位を決定する。数々の研究から、「咬頭嵌合位時の顆頭の位置は中心位（顆頭安定位）が望ましい」とされている。すなわち、顆頭位の基準である中心位が、咬合位である咬頭嵌合位と一致するのが、中心位での早期接触のない理想的な咬合状態と考えられる。

下顎誘導法（Dawson法）

水平的顎位の検討法の一つに、下顎誘導法（Dawson法）がある（図1）。おもにこの方法は、天然歯列におけるCO（咬頭嵌合位）とCR（中心位）のズレを診ることで、下顎の変位を認識できる。いわゆる、咬合診断を行ううえでの有効な診査法である。また、咬合が崩壊した症例において、下顎位が不安定な場合や歯による咬み合わせを失った場合などでは、下顎位のズレの有無を認識し、それを正した位置関係を採得することで、よりよい補綴回復に繋げられる。しかし、下顎誘導法操作は難しく、この方法によって採得された顎間記録には下顎の水平的位置を確認できる指標はなく、客観的な評価を行いにくいのが難点である（図2）。

GoA描記法

GoA描記法は、GoAのアペックスの位置が中心位とほぼ同じ位置であることを利用した方法で、歯による咬み合わせを失った症例に対して、比較的簡便で視覚的に顎位を確認できる方法である。その描記は術者間に差異が少なく、精密で容易に行え、水平的顎間関係の記録として極めて有効な方法である。

術式（図3〜6）として、上顎模型はフェイスボウトランスファーを用いて半調節性咬合器に付着する。咬合高径決定後、仮の咬合採得を行って下顎模型を咬合器に仮付着する。この位置でGoA描記装置を作製するが、上顎に描記板、下顎に描記針を付けて咬合器上の咬合高径は変えずに、かつ自由に動けるようにしておく。口腔内でGoA描記を行い、アペックスの位置で上下の描記装置を即時重合レジンや石膏で固定する。この際、術者は誘導せず、患者の能動的な動きで描記してもらう。描記装置で記録した位置（中心位）で、下顎作業模型を咬合器に再付着する。

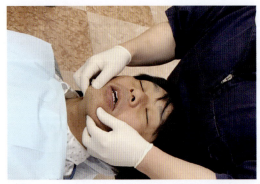

図❶　Dawsonテクニック（バイラテラルマニピュレーション法）。力をかけない下顎誘導法。患者に肩や下顎の力を抜いてリラックスしてもらい、術者は両手を下顎に位置づけてゆっくり揺する。加圧はせず、力を入れずに静かに短い円弧で揺すると、顆頭は自然に関節窩の安定した位置に移動する。下顎を中心位に導く方法で、術者もある程度の訓練を要する

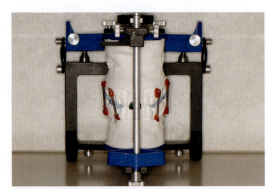

図❷　Dawsonテクニックで採得した、セントリックバイトで咬合器に付着した模型。セントリックバイトは、中心位における顎間記録として優れた手法であるが、誘導法によって採得された記録には、下顎の水平的位置を確認できる指標はなく、客観的な評価を行いにくいという欠点がある

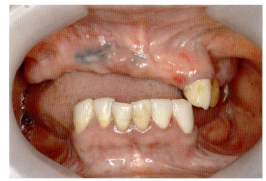
図❸ 初診時の口腔内写真。咬合支持は1ヵ所で、咬合位である咬頭嵌合位が安定しない状態であった

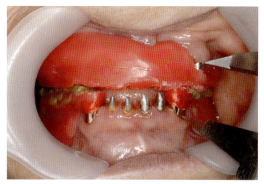
図❹ 咬合高径は、旧義歯と同じ高さの仮義歯で経過観察を行ったのち、そのまま最終補綴物に踏襲した。この時点での下顎位は、咬合高径のみ決定した仮の下顎位である。咬合器に仮付着し、咬合高径が変わらないようにGoA描記装置を作製する。描記の際、口腔内で装置を動かさず、下顎運動時に干渉がないように作製する

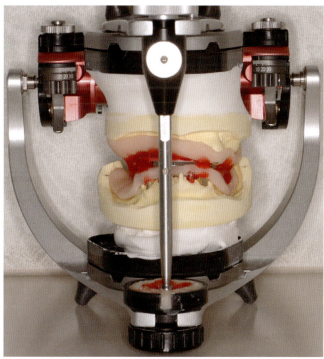
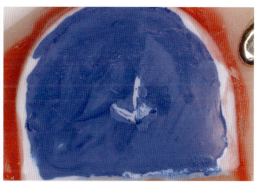
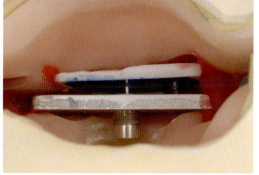
図❺ 口腔内で描記後、アペックスの位置で即時重合レジンや石膏を用いて上下の装置を固定する。その後咬合器に戻し、この位置で下顎模型を再付着（本付着）する

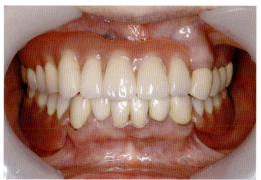
図❻ 最終補綴物装着時

69/100 3章 パーシャルデンチャー

部分床義歯の試適の意義

熊本県・新外レッツ歯科　山口英司

　部分床義歯の試適は、メタルフレームとろう義歯による人工歯排列に分けられる。

　部分床義歯の製作過程は、①印象採得、②咬合採得、③ろう義歯の試適、④完成の順に進むが、必ず前の作業の確認を次の作業で行うことになる。部分床義歯の構成要素としては、支台装置や人工歯、義歯床、連結装置などがあるが、咬合採得は通常支台装置や連結装置を含んだ咬合床にて行う（**図1**）。このときに、支台装置やメタルフレームの適合性、床縁の位置などを検証しておく。そうすれば、ろう義歯試適では咬合採得の正否（顎位の確認）と人工歯排列の確認を行うことになる。

メタルフレームの試適

　メタルフレームの試適では、支台装置の適合性、とくにレストシートとレストの適合性を確認する（**図2**）。このとき、支台装置と対合歯との咬合関係もチェックし、支台装置の強度を考慮しながら、必要があれば対合歯の調整を行う。メタルフレーム付き咬合床を口腔内に装着するときには、鉤歯が支台装置によって揺さぶられないかを診査する。また、連結装置がある場合は、粘膜とのフィット感やメタルと粘膜の移行部に不快な段差がないかも確認する。

ろう義歯の試適

　顎位が残存歯によって保たれているケースで、臼歯部の少数歯欠損症例であるならば、ろう義歯の試適は必須ではない。模型上で残存歯に合う人工歯を選択し、完成となる。

　部分床義歯の製作過程において、ろう義歯の試適を行ったほうがよい症例を、以下に挙げる。

1．残存歯により顎位が決まっていない症例

　とくに残存歯が偏在しているケースでは、咬合採得の正否を検証する必要がある。この場合は、左手の指を上顎の小臼歯付近に当てて患者には脱力してもらい、その後閉口させる（**図3**）。早期接触がなく、設定した咬頭嵌合位に下顎が収まれば、咬合採得が正確に行われたと考えられる。また、咬合紙により人工歯部と残存歯部での咬合状態も確認し、咬合紙が抜けるような部位はその場で排列の修正を行うか、シリコーンバイト材などにより試適時の咬合状態を歯科技工士へ伝える（**図4、5**）。

2．前歯部を含む欠損症例

　とくに正中が欠損している場合は必須で、顔面の正中と位置・傾きが合致しているかを確認する。部分床義歯の人工歯の選択は、総義歯とは異なる。総義歯では術者の意図によってある程度自由に選択できるが、部分床義歯では残存歯に合わせた人工歯の大きさや形、色を選択しなければならない（**図6**）。

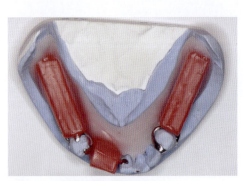

図❶　支台装置を含んだ咬合床

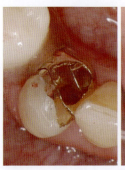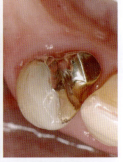

図❷　レストシートとレストの適合性の確認。鉤歯によって確実な支持を得るために重要なポイント

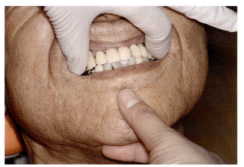

図❸ 咬合採得の確認。左手の指を上顎の小臼歯付近に当て、脱力した状態で閉口してもらう。こうすることで、本来の顎位で閉口しやすくなる。下顎に当てた指には力を入れていない

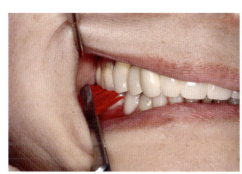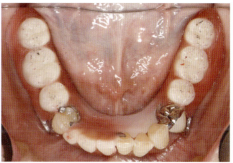

図❹ 顎位の確認後、問題がなければ咬合状態をチェックし、レジン床の辺縁の長さや厚み、残存歯移行部の形態などもチェックする

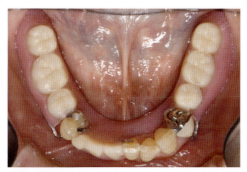

図❺ 完成義歯

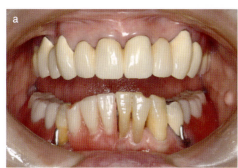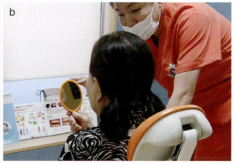

図❻ 人工歯排列の確認。a：前歯を含む部分床義歯では、残存歯に合わせた人工歯の選択が必要である。このケースでは、下顎の残存前歯に歯肉退縮があるため、人工歯の長さや傾き、正中部にかかるレジン床の形態などを確認した。b：前歯の排列は、必ず鏡を使って患者に確認してもらう。術者が想像してないことを気にしている場合がある

70/100

3章 パーシャルデンチャー

部分床義歯の管理

昭和大学歯学部　高齢者歯科学講座　**佐藤裕二**

患者指導は、新義歯装着前から始まる。旧義歯の管理をきちんとしておくと、口腔内の環境も改善され、よりよい新義歯を装着できる。

まずは患者の使用状況を把握し、修正すべき点を絞って指導すると効率的である。そのためには**図1**に示す調査票[1]を使うとよい。そして、以下の1）～5）について指導が必要である。

1）清掃方法（機械的清掃と化学的清掃、歯磨剤・熱湯禁止）
2）保管方法（義歯ケースと水中保管）
3）夜間の装着（夜間装着時の管理、入浴中に外して洗浄など）
4）食事指導（咀嚼機能評価と食品摂取状況評価）
5）義歯安定剤・定期リコールなど

また、指導を行ったつもりでも、きちんと実施されている割合は案外低いので、定期的に調査票でチェックを行うことと、義歯をよく観察することが重要である。適切に管理ができていないと、いわゆる歯石様の沈着物が義歯に付着し、患者自身では清掃が困難になる。この除去には、歯科医院専用義歯洗浄剤を用いるとよい。また、歯磨剤による擦過痕や熱湯による義歯床の変質、義歯安定剤の残留など

現在使用中の入れ歯について、以下の質問にお答えください

①入れ歯を
　いつ装着していますか？
　　1：1日中装着している
　　2：食事のときのみ装着している
　　3：外出するときだけ装着している
　　4：その他（　　　　　　　　　　）

②夜寝るときに入れ歯を
　どのようにしていますか？
　　1：毎日外して寝る
　　2：ときどき外して寝る
　　3：毎日装着したまま寝る
　　4：その他（　　　　　　　　　　）

③外した入れ歯は
　どのようにしていますか？
　　1：水に漬ける
　　2：入れ歯洗浄剤を入れた水に漬ける
　　3：外してそのままにしておく
　　4：その他（　　　　　　　　　　）

④どのようにして入れ歯を洗っていますか？
　歯磨き剤　　　　　　　　ブラシ
　　1：一般の歯磨き剤　　　1：歯ブラシ
　　2：入れ歯専用　　　　　2：入れ歯専用
　　3：使わない　　　　　　3：使わない
　　4：その他　　　　　　　4：その他

⑤入れ歯洗浄剤について
　　1：毎日使っている　　　（商品名　　　　　）
　　2：ときどき使っている（商品名　　　　　）
　　　　　　　　　　　　　（　　　　日に1回）
　　3：まったく使っていない
　　4：その他（　　　　　　　　　　）

⑥入れ歯安定剤について
　　1：つねに使っている　（商品名　　　　　）
　　2：ときどき使っている（商品名　　　　　）
　　3：まったく使っていない
　　4：その他（　　　　　　　　　　）

⑦家族の方は、あなたが入れ歯を装着していることを知っていますか？
　　1：知っている
　　2：たぶん知っていると思う
　　3：知らない

図1 義歯使用状況調査票（参考文献[1]より引用改変）

もきちんと把握することが、適正な指導管理に繋がる。そのためには、義歯に付着している汚れの評価と汚れ除去後の義歯の診察が重要である。デンチャープラークが付着したまま、歯科治療を行うことがないようにしたいものである。

具体的な指導管理は、歯科衛生士と共同するのがよい。その手順は以下に示すが、その詳細に関しては参考文献[1]を参照されたい。

①患者の義歯管理状況を十分に聞き取る
②義歯を口腔内より取り出し、十分な照明下で表面を観察する
③義歯用ブラシを用いて、食渣やデンチャープラークを除去する
④患者用の義歯洗浄剤で10分程度、超音波洗浄する
⑤義歯を乾燥させ、十分な照明下で着色や歯石を確認する。状況に応じて以下を行う
　・着色除去用の歯科医院専用義歯洗浄剤で洗浄する
　・歯石除去用の歯科医院専用義歯洗浄剤で洗浄する
⑥待機時間中に、歯科衛生士が管理の指導を行う
⑦水洗し、乾燥して、義歯の診察を行う（歯科医師）
　前述の1）〜5）のうち、3）と4）に関しては追加で解説する。他は本書4章も参照されたい。

夜間の装着

夜間は義歯を外すべきとされてきたが、近年の歯科医師国家試験でも、「夜間の装着」に関して出題され始めてきた。とくに部分床義歯では、義歯がないと粘膜や残存歯を傷害する、嚥下や顎関節のために咬合の安定が必要、患者の心理的な問題などがある場合に、夜間の装着が考慮されるべきである。その際は、以下に挙げることが重要である。

- 1日の一定時間外す（入浴時など）
- 義歯洗浄剤を毎日使用する
- 定期的に歯科を受診する

食事指導

健康保険でも、術前・術後の咀嚼機能評価が可能

	食品	
1	とうふ	
	卵焼き	
	煮たジャガイモ	
	煮たニンジン	
2	もやし	
	カマボコ	
	ポテトチップ	
	ゴボウ	
3	あられ	
	焼肉	
	ピーナッツ	
	たくあん	
4	硬いビスケット	
	硬いせんべい	
	古たくあん	
	とり貝	
5	するめ	
	貝柱の干物	
	ガム	
	リンゴ丸かじり	

- 左の表の20種類の食品について
普通に食べられる食品に　　　　【○】
工夫をすれば食べられる食品に
（小さく切るか、軟らかく調理）　【△】
食べられない食品に　　　　　　【×】
をつけてください

- その他に食べにくい食品があれば、書いてください

- どんな食品が食べられるようになりたいですか？

歯科医師用
スコア　　　　　点
（○の数／20×100）

図❷　咀嚼機能評価表（参考文献[2]より引用改変）

となった。また、口腔機能低下症でも咀嚼に関する検査が可能となった。したがって、義歯を装着して終わりではなく、咀嚼機能の回復を評価することが必要である。これには、直接的検査（グミゼリーなど）や間接的検査（咬合力・舌圧・オーラルディアドコキネシスなど）の他に、主観的評価として、食品摂取可能状況の調査（**図2**）も有効である[2]。

さらに、実際どのようにバリエーションに富んだ食品（肉・魚・卵・牛乳・大豆食品・海藻・いも・果物・油・緑黄色野菜）を摂取しているか、また体重変化・食物摂取・身体機能などから構成される主観的包括的アセスメント（SGA：Subjective Global Assessment）や、食欲・体重・BMI・機能などの項目から評価するMNA®-SF（Mini Nutritional Assessment-Short Form：簡易栄養状態評価表）を用いて栄養状況を調査し、適切な食事指導を行うことも、今後歯科で重要となるであろう[3]。

【参考文献】
1）日本老年歯科学会 ガイドライン・社会保険委員：診療室における義歯洗浄と歯科衛生士による義歯管理指導の指針 2013年度版. http://www.gerodontology.jp/publishing/file/guideline/guideline_2013.pdf
2）佐藤裕二, 石田栄作, 皆木省吾, 赤川安正, 津留宏道：総義歯装着者の食品摂取状況. 補綴誌, 32（4）：774-779, 1988.
3）花田信弘, 萩原芳幸, 北川 昇：臨床歯科栄養学―歯科に求められる栄養の基礎知識―. 口腔保健協会, 東京, 2018.

71/100 3章 パーシャルデンチャー

中間欠損

東京都・斉藤歯科医院　齊藤秋人

　中間欠損とは、「歯列の部分欠損症例において、欠損部の近遠心側のいずれにも歯が存在するもの」[1]と定義されている。本項では、症例をとおして中間欠損の治療を考えてみたい。

症例

患者：69歳、男性
初診：2006年8月
主訴：右上前歯が咬むと痛い

　①1②のブリッジの咬合痛で来院。主訴部位の1|に歯根破折が認められた（図1）。1|が欠損になると上顎前歯3歯欠損の中間欠損形態となる。
　処置としては、次の方針が考えられた。
1）③21|1②③のブリッジ
2）②1②のインプラントブリッジ
3）21|1の部分床義歯

　3|3の咬耗や上顎前歯の欠損理由がすべて歯根破折であり、3|3を取り込んだブリッジには予後に不安があると考えた。また、インプラントは、患者が希望しなかった。患者が2|欠損の部分床義歯を許容していたこともあり、最終的に将来の歯根破折なども考慮して、3|3を削合せずに術後対応のしやすい部分床義歯を選択した。

治療経過

　1|を抜歯後、人工歯を追加し、旧義歯を改造した（図2）。術後に対応しやすいのは、部分床義歯の利点の一つである。|2は再補綴が可能であったため、近心隣接面にはガイドプレーン、舌面にはボックス型のレストシートを付与した。レストとクラスプの

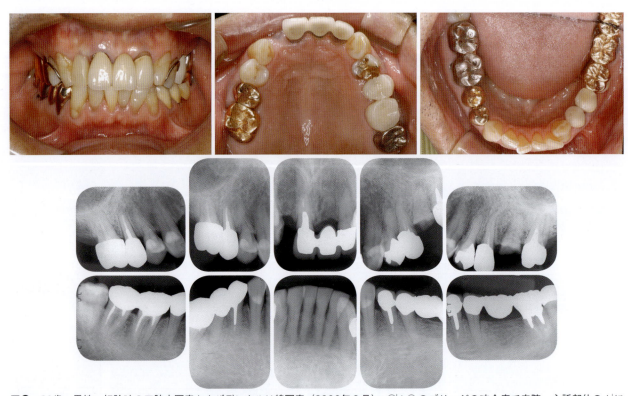

図❶　69歳、男性、初診時の口腔内写真およびデンタルX線写真（2006年8月）。①1②のブリッジの咬合痛で来院。主訴部位の1|に歯根破折が認められた（左上の正面観は、参考文献[2]より転載）

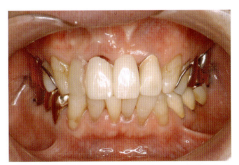

図❷ 1⏌を抜歯後、人工歯を追加し、旧義歯を改造した

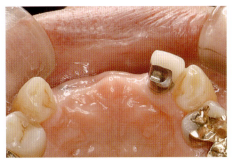

図❸ ⏌2は再補綴が可能であったため、近心隣接面にはガイドプレーン、舌面にはボックス型のレストシートを付与した

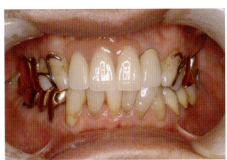
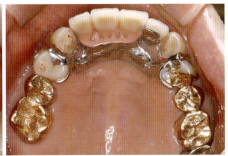

図❹ 中間歯欠損であるため、義歯セット時に⏌2の欠損側にレスト、審美性を考慮して4 3⏌間と⏌3 4間に双歯鉤を用いた金属床の義歯を製作した（右の咬合面観は、参考文献[2]より転載）

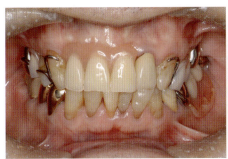
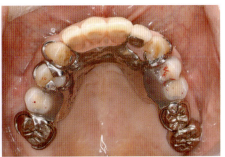

図❺ セット後13年。患者は82歳になり、5⏌4 5の3歯を歯根破折で失ったが、最初に製作した義歯を改造し、現在も使用している

厚みを考慮して、4 3⏌間と⏌3 4間にレストシートを付与した（図3）。天然歯であっても、必要量の削合をためらってはならない。

中間欠損であるため、義歯セット時に⏌2の欠損側にレスト、審美性を考慮して4 3⏌間と⏌3 4間に双歯鉤を用いた金属床の義歯を製作した（図4）。

術後経過

セット後13年。患者は82歳になり、5⏌4 5の3歯を歯根破折で失ったが、最初に製作した義歯を改造し、現在も使用している（図5）。

考察

中間欠損の症例において、多くの場合はブリッジを選択する。インプラント治療も選択肢の一つであるが、高齢者においては外科的侵襲の大きい治療となる。本症例のように、予後に不安を抱えた歯が複数存在する場合は、術後対応も含めて部分床義歯は有用な治療方法と考えられる。

【参考文献】
1）日本補綴歯科学会（編）：歯科補綴学専門用語集 第5版．医歯薬出版，東京，2019．
2）齊藤秋人：トラブル頻発症例に学ぶ（19年で7本の歯牙を喪失した症例）．歯界展望，129(6)：1062-1063，2017．

72/100 3章 パーシャルデンチャー

遊離端欠損における支台装置の考え方

東京都・藤関歯科医院 **藤関雅嗣**

遊離端欠損症例における義歯安定の獲得には、強固な支持とレシプロカルアーム・ブレーシングアームのような一方向の力に拮抗する把持、適度な維持要素を満たした支台装置の設計が必要である。支台装置の構成要素からその役割を考えると、支持はレストが、把持はアンダーカットがない場合の強固なキャストクラスプ（レシプロカルアーム・ブレーシングアーム）や舌面板、隣接面板などが担う。また維持は、アンダーカット内に設定されたクラスプ鉤端やコーヌス外冠のマージン部が担当する。

遊離端欠損症例に部分床義歯を応用すると、その義歯の動態は、対合歯の加圧因子により、最後方の支台歯に置かれたレストを中心に欠損部遠心方向に回転沈下する。この動きを極力抑え、支台歯の歯根長軸方向に咬合力を分散できる設計が極めて有効である。

エーカースクラスプ（歯冠型・スプラバルジ）vs RPI（歯肉型・インフラバルジ）

エーカースクラスプは、支台歯歯冠のほぼ全周を囲み込むため、支台歯を揺さぶって抜歯に追い込む危険がある。それを避けるために、支台歯にかかる為害的な力を逃がす、緩圧という考え方が生まれた。しかし、緩圧すると支台歯に力がかからない反面、義歯床に大きな力を受けて遠心に回転沈下するため、「うまく噛めない」、「義歯床下粘膜が痛い」という弊害が出た。

1980年代には、できるだけ動かない義歯を目標とした、リジッドサポートの概念が生まれ、コーヌス

支台装置なども紹介された。RPI支台装置は、R：近心レスト（Mesial rest）、P：隣接面板（Proximal plate）、I：Iバー（I bar）より構成される支台装置である。わが国には、1976年に『クロール パーシャルデンチャーデザイン アイ・バー・クラスプ教本』[1]にて緩圧支台装置として紹介され、関根もMIP Retainerとして伝えた。さらに1989年、『クラトビル パーシャルデンチャー』[2]にて、リジッドサポート支台装置として紹介された。

同じRPI構成要素をもつが、機能が異なる理由は、ガイドプレーンの形状と隣接面板の接触面積の違いによる。クロールは、隣接面板の接触を歯冠側に線状あるいは約1mm幅に設定し、下部鼓形空隙を確保して回転を許容する設計にし、支台歯を遠心方向に引き倒す力を逃がそうとした。一方、クラトビルは、ガイドプレーンを支台歯欠損側の歯頸部近くから立ち上げてアンダーカットエリアをなくし、隣接面板とできるだけ広い面積で接触するようにした。その結果、近心レストとの共同作用によって咬合力が支台歯歯根長軸方向にかかり、歯を引き倒す作用を封じ込めた。著書では、2次元有限要素法により、支台歯にかかる力の方向と強さの解析も紹介している。筆者も、このクラトビルのRPIに近い形で遊離端欠損症例に応用している。

さらに、クラトビルはレストの重要性にも触れ、支持機能を得るための近心レストの有効性のみならず、臼歯部レストでは面積をできるだけ大きくした咬合面全面レストや前歯部切端レスト、前歯部基底結節（Cingulum）レストを紹介している。これらのレストは、支持の獲得と義歯の回転沈下防止によってできるだけ動かない義歯（リジッドサポート）の具現化、ならびに支台歯の歯根膜支持の獲得に効果があると考えている。

クロール、クラトビル、RPI義歯による咬合力と使用感の比較実験を**図1～5**、**表1**に、シンギュラムレスト症例を**図6**に示す。

【参考文献】
1）Arthur J Krol：クロール パーシャルデンチャーデザイン アイ・バー・クラスプ教本. 関根 弘（訳）, 医歯薬出版, 東京, 1976.
2）F James Kratochvil：クラトビル パーシャルデンチャー. 平沼謙二, 松元 誠（訳）, 医歯薬出版, 東京, 1989.

症例1　クロール、クラトビル、RPI義歯による咬合力と使用感の比較実験

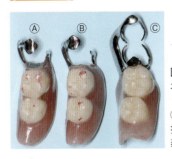

```
5 4 3 2 1 | 2 3 4 5 6 7
5 4 3 2 1 | 1 2 3 4   6 7
```

図❶　67歳、女性。初診は2011年4月。2011年11月、7 6、7 6欠損部に義歯を装着した。2018年7月、患者は74歳、7 6に実験義歯を装着した。Ⓐ：今回の比較実験のために新規製作したクラトビルタイプ義歯。Ⓑ：同、クロールタイプ義歯。Ⓒ：装着後約7年、使用中のエーカース義歯。Ⓐ、Ⓑは隣接面板の形態の違い以外、近心レストとIバーはほぼ同形態とした。床下粘膜への加圧条件を揃えるために両方の義歯の咬合調整を行い、できるだけ咬合接触点が同一になるようにした。さらに、義歯床内面に咬合状態でリライニングを行い、床面積も可及的に同一に設定した

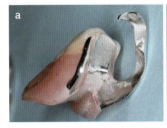
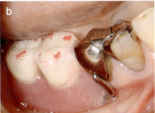
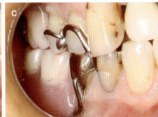

図❷a～c　a：Ⓐの隣接面板の状態。5クラウンの遠心面に形成したガイドプレーンの辺縁隆線から歯頚部付近まで、ほぼ全面に接触させた。b：装着状態、c：対合関係

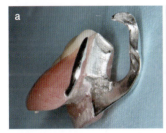
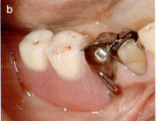
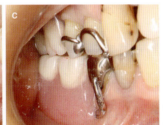

図❸a～c　a：Ⓑの隣接面板の状態。5クラウンの遠心ガイドプレーンの上端1.5mm程度接触するように設計した。b：装着状態、c：対合関係

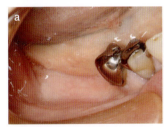
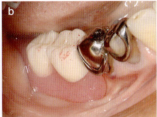
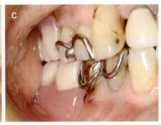

図❹a～c　a：7 6欠損部の状態。5クラウンは装着後10年以上経過しており、遠心面にはガイドプレーンが付与されている。b、c：使用中のⒸを装着した状態。装着後約7年が経過している

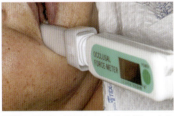

図❺　計測に使用した咬合力計、オクルーザルフォースメーター GM10（長野計器）。Ⓐ～Ⓒの義歯を1週間連続使用後、7 6人工歯部の個歯咬合力をそれぞれ計測した。さらに、噛みやすさや咬合力のかけやすさ、使用感などを患者にインタビューした

表❶a　6および7を2回ずつ計測した結果

義歯	7		6	
Ⓐ	2.7kgf	2.6kgf	7.8kgf	7.6kgf
Ⓑ	1.3kgf	1.6kgf	5.0kgf	4.6kgf
Ⓒ	2.1kgf	2.5kgf	8.8kgf	9.2kgf

表❶b　義歯ⒶⒷⒸの咬合力の比較

	7	6
Ⓐ-Ⓑ	$p<0.01$	$p<0.05$
Ⓐ-Ⓒ	$p<0.05$	有意差なし
Ⓑ-Ⓒ	$p<0.01$	有意差なし

表1a、bの咬合力の計測結果から、クラトビル義歯（Ⓐ）とクロール義歯（Ⓑ）の7 6人工歯部に有意差があった。比較対象が少ないため、統計処理の意味合いは希薄と思われるが、Ⓐの有効性は確認できたと考えている。患者の感想では、7年間使用していたⒸが4にレストとクラスプが設定されていることに加え、義歯床最後方部がレトロモラーパッドを覆う床形態で、粘膜負担も担った設計であったため、最も良好であった。次いでⒶ、Ⓑの順であった

症例2

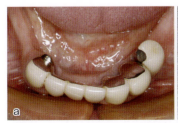
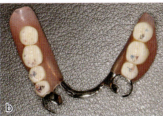
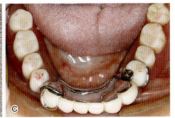

図❻a～c　シンギュラムレスト症例（基底結節レスト）。a：3舌側に設定した基底結節レスト座（レストシート）。b：基底結節レスト。断面積を増大させ、強度を確保している。c：装着後8年。4近心レスト座、遠心ガイドプレーンを設定した。リライニングは一度もなく極めて安定した状態で、咀嚼機能は良好に経過している

73/100 3章 パーシャルデンチャー

すれ違い咬合

静岡県・森本歯科医院　森本達也

すれ違い咬合とは

　すれ違い咬合とは、上下顎に残存歯があるにもかかわらず咬頭嵌合位を失っている咬合で、このようになっているケースは難症例といわれる。

　咬頭嵌合位が存在しても、すれ違い咬合に近づくような欠損形態は、「すれ違い傾向」、「すれ違い一歩手前」、「類すれ違い咬合」などと呼ばれ、トラブルが継続して進行していくイメージで使われることが多い。

　すれ違い咬合でも、残存歯が少ないと穏やかに経過する症例も多く、すれ違い症例のイメージと異なるため、少数歯残存症例と呼称されることもある。

　すれ違い咬合のなかには、残存歯の配置により、一方が前歯で他方が臼歯に存在する場合は「前後的すれ違い咬合」（図1）、一方が右側で他方が左側に存在する場合を「左右的すれ違い咬合」という呼び方もある。

症例の傾向

　すれ違い咬合のなかでもとくに難症例なのは、残存歯の咬合支持が失われていることに加えて遊離端欠損を抱え、その欠損部に対向する残存歯が多い場合である。

　遊離端欠損に義歯を用いる場合、欠損に隣接する鉤歯を支点に床が回転沈下を起こすため、義歯の支持能力は低く、咬頭嵌合位の不安定化や咬合高径の低下が生じる。

　残存歯による咬頭嵌合位の安定度により、遊離端欠損部に生ずる偏位が口腔全体に及ぼす影響は異なる。すれ違い咬合は義歯によって咬合が支えられているため、義歯の偏位が咬合の偏位に直結し、咬合平面の変化にも及ぶ。また、床の回転沈下は床下粘膜の疼痛や顎堤の吸収を招き、それを支えている鉤歯は義歯の動揺を受け、負担過重やクラスプなどの維持装置の破損も起こる。さらに、支点となる鉤歯を挟んで欠損側と反対の維持装置の浮き上がりにより、義歯の脱離を招くことになる。これに加え、対顎に残存歯が存在すると義歯床に加わる圧力は大きくなり、上記の問題を加速させる。

　これらは義歯製作時から問題となり、下顎位の決定や咬合採得は難易度が高くなる。装着後もその変化が継続し、頻繁な修正が必要となる症例も多い。さらに、義歯の沈下や下顎偏位に合わせて顎堤吸収の状態も形作られるため、その後欠損が拡大して粘膜支持に移行すると、顎堤の形態に伴う義歯の転覆や下顎偏位が後遺症のように残る（図2、3）。

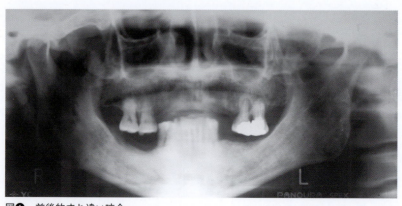

図❶　前後的すれ違い咬合

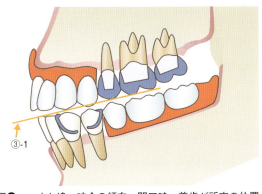
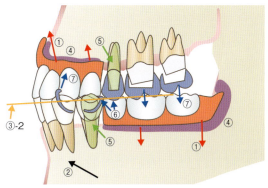

図❷a　すれ違い咬合の傾向。開口時、義歯が所定の位置に装着されている状態

図❷b　咬合（閉口）することで、①床の回転沈下、②咬合偏位、③咬合平面の変化、④床下粘膜の疼痛・顎堤吸収、⑤鉤歯の負担過重、⑥維持装置の破損、⑦維持装置の浮き上がりが生ずる

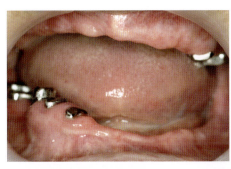

図❸　すれ違い咬合の少数歯残存症例。穏やかに経過するものの、ここに至るまでの顎堤の形態不良や咬合偏位が後遺症となり、今後の義歯装着に不利に働く

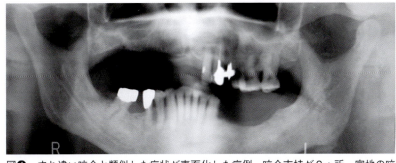
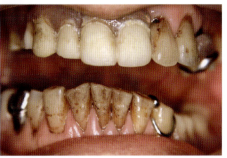

図❹　すれ違い咬合と類似した症状が表面化した症例。咬合支持が2ヵ所、宮地の咬合三角の第3エリア、Eichnerの分類B4、右上がりの顎堤吸収、咬合偏位、義歯の不安定化。すれ違い咬合への進行を遅らせることが治療目標となる

補綴治療の方針

　すれ違い咬合になると、前述の問題が継続する可能性が高くなるため、この難症例になる手前の状態を可能なかぎり維持していくことが求められる。

　宮地[1]によると、咬合支持が4ヵ所以下になると、すれ違い咬合症例と類似した症状が表面化してくる。そのため、宮地の咬合三角の第2エリア内（1章20参照）でEichnerの分類がB3およびB4の臼歯欠損が進行しているグループは、この「類すれ違い咬合」に接近した危険な症例群とされ、この段階から慎重な対応が必要となってくる。

　すれ違い咬合の治療方針としては、偏位した咬合を回復させ、それを可能なかぎり維持・安定させることが目標となる。

　咬合安定には支持能力の高い義歯が望まれ、鉤歯と強固に連結する維持装置や床の拡大、インプラントの利用などで対応するが、強固な維持装置は鉤歯の負担も増加するため、鉤歯の状態によって負担のかけ方を考慮する。また、対顎残存歯をコーピングにして義歯内面をくり抜き、対顎が粘膜負担義歯と同様の加圧因子になるような対応もある。しかし、強固な維持装置を用いても義歯の回転沈下を止めることはできないため、リベースや咬合再構成などの修正処置を定期的に行うことが不可欠となる（**図4**）。

【参考文献】
1）宮地建夫：欠損歯列の臨床評価と処置方針. 医歯薬出版, 東京, 1998.

74/100

3章　パーシャルデンチャー

メインテナンスにおける注意点

熊本県・永田歯科クリニック　**永田省藏**

義歯に関する経年的な変化やトラブルでは、欠損部顎堤の吸収や人工歯部の摩耗・破損、支台装置の消耗・破損などが生じるが、それぞれへのフォローアップによって義歯の良好な機能を維持していくことが可能となる。

義歯床（サドル）のメインテナンス

サドル部のメインテナンスにおいて頻度の高いものは、欠損部顎堤の吸収に対する粘膜面の補正である。リラインとリベースの定義として、床粘膜面の適合不良に対し、新しい義歯床用材料を用いて床粘膜面の適合を図る操作をリラインといい、人工歯以外の義歯床を置き換えることをリベースと解釈されている[1]。

1. クラスプ義歯におけるリラインの実際

床内面の適合の検査方法として、フィットチェッカーなどの適合検査材によって顎堤吸収の状況を知ることができる。また、補正の必要性は、義歯の左右咬合面に交互に指の圧をかけ、レストが定位置に安定しているか、浮き上がるかを見ることで判別できる。咀嚼能率の低下や義歯の不良を患者が訴えなくとも、遊離端義歯床内面の修正は必要な場合が多く、レスト浮き上がり試験によって補正の必要性を認識できる（**図1**）。

リラインは、口腔内で行う直接法と、粘膜面の印象採得後に技工室での重合操作を含めて行う間接法がある。筆者は多くを直接法で行うが、その理由として、義歯を預からないので患者に迷惑をかけず、

しかも1回の来院で済ませられるからである。とくに少数残存歯症例では、一両日でも義歯を預かることになれば、咀嚼や外見に支障を来すことになり、その点からもチェアーサイドで仕上げたい。

2. 術式とステップ

床の内面を1層削除し、接着材を塗布する。フローがよい状態に練和した裏層材を盛り、口腔内に運ぶ（**図2**）。クラスプ部を押さえ、レストが定位置にあるかを確認することが重要である。そのうえで軽く咬合させる。支台装置やメジャーコネクターができるだけフィットした位置づけにて保持する。半硬化で取り出して湯に浸し、完全硬化させる。テレスコープなどの維持装置においても同様で、多くの場合は口腔内で直接法を行っている。

注意点として、レスト部や支台装置が適合する位置で義歯床を保持することが挙げられる。リライン後、口腔内に戻して咬合調整を行うが、多くの場合、義歯床部の咬合が高くなる。その理由は、遊離端部顎堤の吸収により、義歯の回転沈下に伴う対合歯の挺出などによることが多い。

咬合面（オクルーザルサーフェイス）のメインテナンス──人工歯咬合面のグルーブ形成

リラインなどの床の修正を行う場合、多くの症例では咬頭嵌合位およびガイドにおける咬合調整が必要となる。早期接触部を削合した後、偏心位へのガイドにおいても調整を行う。さらに、必要な咬合接触部位を保存しながら小窩裂溝を付与し、咬合面形成を行う（**図3**）。タッピングおよび前方・側方ガイド時の義歯床の揺れがないことを確かめる。とくに上顎義歯では、頬側部に手指をあてがい、咬頭嵌合位やガイド時に伝わる振動や床の揺れを感知する訓練も重要である（**図4**）。

維持装置（リテーナー）のメインテナンス

各種支台装置において、経年的な消耗や劣化に伴って装置の破損や維持力の低下を来すが、対応に関する事柄やそれぞれの装置の修正の方法を知っておく必要がある。

1. クラスプのレストの変形や破損

レストの不備や対向関係が緊密な症例などでは、

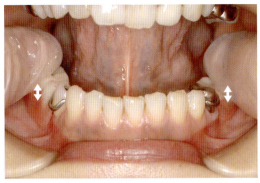
図❶ レスト浮き上がり試験。義歯の左右咬合面に交互に指の圧をかけ、レストが定位置に安定しているか、浮き上がるかを見ることで、補正の必要性を判別できる

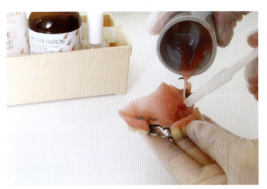
図❷ リラインの実際。床の内面を1層削除して接着材を塗布後、フローがよい状態に練和した裏層材をすばやく盛り、口腔内に運ぶ。レストが定位置にあるかを確認することが重要である

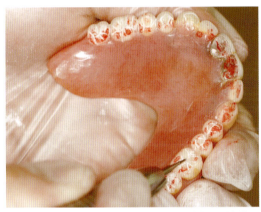
図❸ リラインに伴う咬合調整。咬頭嵌合位や偏心位へのガイドにおいても調整を行う。必要な咬合接触部位を保存しながら、小窩裂溝を付与する

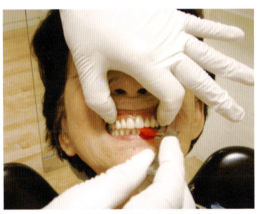
図❹ タッピングおよびガイド時の義歯床の揺れがないことを確かめる。とくに、上顎義歯の頬側部に手指をあてがい、床の振動や揺れを感知する訓練も重要である

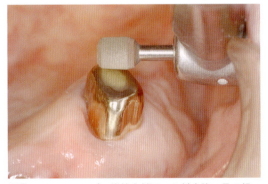
図❺ テレスコープの維持力低下への対応策。目の粗いシリコーンポイントにて内冠咬合面側を研磨し、内外冠の軸面での摩擦が得られるようにすることで、維持力が復活する

レストの破折を来している場合がある。クラスプにおいてレストは「命」で、レスト座の修正を含めたクラスプの新製を行う。

2．テレスコープの経年的な維持力減少への対応策

テレスコープの内外冠の摩耗に伴い、維持力の低下を来した場合は、内冠を調整することによってテレスコープの維持力を復活させることができる。目の粗いシリコーンポイントにて内冠咬合面側を研磨し（図5）、内外冠の軸面での摩擦が得られるようにすることで、維持力が復活する。

【参考文献】
1）日本補綴歯科学会：リラインとリベースのガイドライン2007．
http://www.hotetsu.com/s/doc/reline_rebase_guideline.pdf

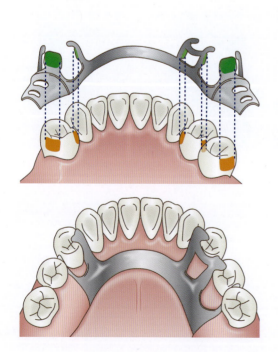

第**4**章

コンプリートデンチャー

75/100 4章 コンプリートデンチャー

総義歯の構成要素と「維持・支持・安定」

日本大学松戸歯学部　有床義歯補綴学講座　河相安彦

装着している総義歯が、客観的にも主観的にも有効に機能するために知っておかなければならない基本要素が、総義歯の「維持・支持・安定」である。総義歯を製作している過程では、一つ一つのステップが「維持・支持・安定」にどのようにかかわるのかを意識することが重要で、それらが満たされれば総義歯は機能的な形態となり、患者に受け入れられ、違和感なく機能することに繋がる。また、長期経過した総義歯や、装着直後の総義歯にかかわる患者が訴えるさまざまな問題の解決にも、「維持・支持・安定」の観点から総義歯を評価して原因をあきらかにできれば、より効率的な解決を導くことができる。

このように総義歯の「維持・支持・安定」は、その構成要素と関連づけて臨床にあたることが最優先である。総義歯の構成要素は「人工歯」と「義歯床」とシンプルであるが、「維持・支持・安定」の観点から、義歯床であれば「よい適合・よい形」、人工歯であれば「よい排列」でなければならないことを強調しておく。

維持・支持・安定に関連する発現機構と条件

表1に、総義歯の構成要素と維持・支持・安定に関連する発現機構と条件を示す。

①義歯床粘膜面は維持および支持にかかわり、維持はおもに唾液による維持力である。このとき、維持力（F）は義歯床の面積と唾液の粘性に比例し、唾液層の厚さに反比例するといわれている。支持は、義歯床下粘膜が過度に角化して適度な厚みを有し、かつ骨との付着が確実であることが望ましい。義歯床下粘膜の厚さは、下顎のほうが上顎と比較して薄い。一方、粘膜の被圧変位は平均0.2～0.3mmといわれている[2]。

②義歯床縁は維持にかかわり、その発現機構は床縁の封鎖による陰圧である。義歯床縁の全周が封鎖されれば、義歯床と粘膜の間に陰圧が形成され、維持力が発揮される。臨床的には、上顎の全周封鎖のほうが下顎と比較して得られやすい。

③義歯床研磨面の発現機構は筋圧中立帯による維持力である。生体が固有に有する頬筋および舌固有筋の形態に調和した総義歯形態により、下顎は下方へ、上顎は上方への維持力が発現される。

④咬合面は、あらゆる咀嚼のサイクルで総義歯の安定を確保する重要な要素で、適正な咬合と排列によって咬合平衡が担保される。平衡咬合には片側性平衡咬合と両側性平衡咬合があり、前者は咀嚼のサイクルでいえば開口から閉口までの間で、食物を上下の人工歯の間に介在させている時期になる。一方、後者は咀嚼のサイクルでいうと咬合相に該当する。片側性平衡咬合は臼歯部人工歯の排列位置や咬合平面の設定位置に影響を受け、前者は排列位置が頬側にある場合、後者は適正な咬合平面より上顎では低く、下顎では高い位置にあるほど、安定度が低下する。

総義歯製作時の留意点とキーワード

表2に、総義歯製作時における各構成要素の留意点と関連するキーワードを示す。

①義歯床粘膜面は維持・支持にかかわる。筋圧形成によって適正な義歯床縁の記録を行ったのちに、その被圧変位を十分に考慮して、粘膜面の印象を精密に印象採得する必要がある。これが、適正な義歯床の面積を有し、義歯床と粘膜の間に介在する唾液層が薄くなって維持力が発揮されると同時に、適切な支持力を有する義歯床となる。

②義歯床縁は陰圧の形成に重要であり、全周にわたり、外気との完全な封鎖を目指して臨床操作を行う。筋圧形成はこれを獲得する操作として適している。

表❶ 総義歯の構成要素と維持・支持・安定に関連する発現機構と条件 (参考文献[1] より引用改変)

	構成要素	維持・支持・安定	発現機構	発現の条件
1-1	義歯床粘膜面	維持	唾液による維持力	薄い唾液層＝良好な適合 粘性が高い唾液 可及的に広い義歯床面積
1-2		支持	義歯床の支持面積	可及的に広い義歯床面積＋良好な適合
2	義歯床縁	維持	陰圧による維持力	全周封鎖・適正な床縁形態 筋の動きとの調和
3	義歯床研磨面	維持・安定	筋圧による維持力	頬筋・舌固有筋・口輪筋との調和
4	咬合面（人工歯）	安定	咬合平衡による安定	食物介在時：適正な排列位置 咬合時：偏心時の人工歯の接触

表❷ 各構成要素の総義歯製作時における留意点と関連するキーワード

	構成要素	義歯製作時の留意点	関連するキーワード
1-1	義歯床粘膜面 （維持）	精度の高い粘膜面の印象	義歯床面積 唾液層 粘性唾液
1-2	義歯床粘膜面 （支持）	筋圧形成により適正な義歯床縁の記録 粘膜の被圧変位を考慮した粘膜面の印象	適切な義歯床面積＋良好な適合
2	義歯床縁（維持）	筋圧形成による適正な義歯床縁の記録	封鎖・適正な床縁形態 ＝筋の動きとの調和
3	義歯床研磨面 （維持・安定）	筋圧中立帯の確認 歯肉形成時の適正な形態付与 フレンジテクニックの応用	頬筋・舌固有筋・口輪筋 歯肉形成・ろう義歯 ニュートラルゾーン デンチャースペース
4	咬合面（安定）	とくに臼歯部人工歯の排列を考慮 ＝片側性平衡咬合を確保 偏心時の人工歯の全面接触 ＝両側性平衡咬合の確保	歯槽頂・パウンドライン レトロモラーパッド フルバランスドオクルージョン リンガライズドオクルージョン

③義歯床研磨面を客観的に記録するには、ニュートラルゾーンまたはフレンジテクニックでデンチャースペースを記録し、それに基づいて排列位置を確定したうえで、臼歯と前歯の人工歯を排列する。その後、研磨面にソフトプレートワックスを添加し、頬筋・舌固有筋・口輪筋などの運動から、それらの筋の形態を義歯の維持に有用に働く研磨面の形成していく（詳細は本章87参照）。

④咬合面は安定にかかわる。片側性平衡咬合は、とくに臼歯部人工歯の排列に影響される。適正な排列位置の目安には、頬舌的に歯槽頂とパウンドラインを参照する。咬合平面の適正に関しては、レトロモラーパッドや舌背、下唇の上縁と下顎の人工歯咬合面の関係を参照する。両側性平衡咬合は、フルバランスドオクルージョンやリンガライズドオクルージョン、交叉咬合などの咬合様式が代表的である。交叉咬合は上下顎の顎堤の形態により、上顎が下顎と比較して歯槽頂が舌側に位置した場合に適応となる（詳細は本章88参照）。リンガライズドオクルージョンは、とくに下顎の顎堤吸収が認められる場合、フルバランスドオクルージョンより適応となる[3]。

【参考文献】
1）市川哲雄，大川周治，平井敏博，細井紀雄（編）：無歯顎補綴治療学 第3版．医歯薬出版，東京，2016：45-50，213-215.
2）藍 稔：補綴臨床に必要な顎口腔系の基礎知識．学建書院，東京，2002：40-41.
3）Kawai Y, Ikeguchi N, Suzuki A, Kuwashima A, Sakamoto R, Matsumaru Y, Kimoto S, Iijima M, Feine JS: A double blind randomized clinical trial comparing lingualized and fully bilateral balanced posterior occlusion for conventional complete dentures. J Prosthodont Res, 61(2): 113-122, 2017.

76/100 4章 コンプリートデンチャー

口腔外診察・口腔内診察

九州大学大学院歯学研究院 口腔機能修復学講座
インプラント・義歯補綴学分野
古谷野 潔 鮎川保則

口腔外診察

歯列や咬合状態は、スマイル時・開口時のみならず、閉口時の顔貌にも大きく影響する。そのため、総義歯製作に際しては、口腔内だけでなく、口腔外の診察も重要である。健常者の安静空隙量は2～4mm[1]である。旧義歯を装着させ、下顎安静位をとらせて鼻下点—オトガイ点間距離を計測し、咬頭嵌合位でも同様に測って比較すると、旧義歯の咬合高径が適切かどうかを判断できる。

一般的に咬合高径が低い場合は、前頭面観では薄い口唇や、口裂正中部が上方、口角が下方に位置する、いわゆる「へ」の字口が特徴として挙げられ、口角びらんを発症しやすい。側貌では下顎前突傾向などの特徴を有する。

また、旧義歯の上顎前歯部の排列位置が口蓋側寄りだったり、床翼部が薄すぎる場合は、リップサポートの不足により、浅い人中、深い鼻唇溝、オトガイ唇溝の消失などが現れる。一方、上顎前歯部の排列が過剰に唇側寄りの場合、床翼が不必要に厚い場合などは、緊張感の強い鼻下部を呈する。加えて、著しく非対称な顔貌の場合には、炎症性疾患や腫瘍の存在を疑う。

口腔内診察

欠損部の顎堤形態、粘膜の状態、対向関係、習癖、その他の5つに注目して口腔内診察を実施する。

1．欠損部の顎堤形態：欠損部の顎堤の高さや頬舌的断面形態を確認する。口腔前庭が浅い状態は顎堤吸収との関連が多いため、その深さも確認する。

2．粘膜の状態：粘膜の硬さおよび厚さを計測する。また、カンジダ症や義歯性線維症などの病変の有無も診察する。上顎では、とくに前歯部におけるフラビーガムの有無や口蓋隆起の有無・大きさを確認する（本章78参照）。これらは、印象採得時におけるトレー製作や印象法の選択に影響するため、重要である。また、アーラインの位置の確認は、上顎総義歯の後縁決定に肝要となる。舌表面の性状は、鉄・亜鉛などのミネラルやビタミン不足に付随して変化することもあり、特徴的な舌の痛みや表面性状を見出した場合には、血液検査などを実施して全身状態を把握する必要がある。

3．対向関係：矢状面観の前後関係および前頭面観の左右関係を評価する。矢状面観で顎堤が前開き形態になっている場合は、咬合時の義歯前方転位を来しやすい。また、重度の反対咬合や過蓋咬合は、人工歯排列や義歯の片側性咬合平衡に影響を及ぼす。

4．習癖：異常習癖や舌位、舌の大きさ、嘔吐反射の有無・強さについて確認する。とくに、無歯顎であるのに義歯を使用しない患者の舌は、大きいことが多く[2]、人工歯排列や義歯の安定に影響する。

5．その他：骨隆起や顎堤のアンダーカット、小帯付着異常の有無を確認する。これらは補綴前処置として、外科手術の対象となることがある。唾液量と性状についても確認しておく必要がある。唾液量の減少は義歯の吸着を弱め、粘膜の保護力が低下する。また、カンジダや口腔内細菌の増加を招く。

日本補綴歯科学会では、ホームページで無歯顎の評価用紙を提供している（図1）[3]。前述した5つの評価項目に沿って評価用紙に入力すると、無歯顎の症型分類と難易度判定を行える。

口腔内に装着した旧義歯からも、多種多様な情報が得られる。歯肉唇移行部や歯肉頬移行部、床縁の位置関係は、旧義歯の床縁の長さの過不足を判定するのに役立つ。また、下顎義歯の後縁がレトロモラーパッドを十分に被覆していないときは、下顎義歯の吸着を得られないことが多い。

咬合平面の高さは、一般的にレトロモラーパッド

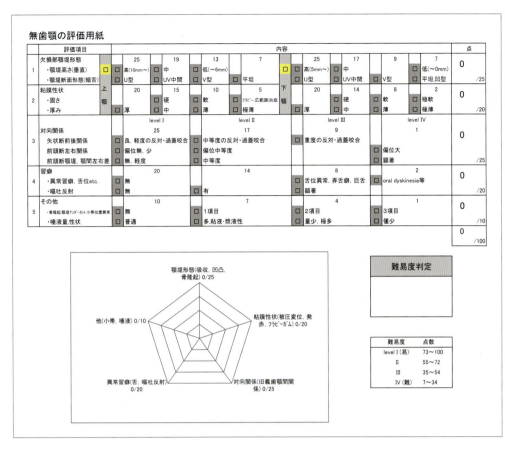

図❶ 日本補綴歯科学会が提唱する無歯顎の評価用紙。学会ホームページ（http://www.hotetsu.com/files/files_150.xls）からダウンロード可能。実際の書式はエクセルのシートで、該当箇所にチェックを入れると、自動的に難易度判定ができる仕組みとなっている

の1/2であり、舌背の高さとおおむね一致するとされている。この基準より咬合平面が著しく高い場合は、上顎人工歯の垂直的排列スペースの不足や下顎義歯の不安定を招くことがある。咬合平面が低い場合は、下顎人工歯の垂直的排列スペースの不足や咬舌の原因となる。咬舌は、臼歯部の水平被蓋の不足（この場合は咬頬も来すことが多い）やパウンドラインを侵す下顎人工歯の舌側排列によっても引き起こされるので、現症と人工歯排列位置の関連を十分に診察しておく必要がある。

また咬合平面は、前頭面観では瞳孔線と平行、矢状面観ではカンペル平面と平行、あるいは上下顎堤の中間の高さに設定することが多い。人工歯排列がこの原則から大きく逸脱していると、審美的に重大な悪影響を与えるだけでなく、上下の義歯の高さのアンバランスや人工歯排列余地の不足を招くことがある。さらに、上下の人工歯は筋圧中立帯（ニュートラルゾーン）内に存在していることが望ましい。旧義歯の不安定を訴え、口唇や頬、舌の圧力の不均衡が原因と疑われる場合は、新義歯製作に際してフレンジテクニックやピエゾグラフィー[4]を用いてデンチャースペースの決定を検討する。

加えて、旧義歯の粘膜面の適合や咬合接触、人工歯の咬耗程度、義歯の清掃状態の観察も重要である。義歯の適合状態の確認は、新義歯製作前のティッシュコンディショニングや暫間リラインの必要性の判断、過圧部の調整のために必要である。咬合状態や人工歯の観察は、新義歯の顎位決定の参考として、あるいはパラファンクションの存在や咬合高径の低下を確認するのに役立つ。旧義歯の清掃状態は、患者の性格や全身状態、ADLを類推する材料となる。

【参考文献】
1) Alhajj MN, Khalifa N, Abduo J, Amran AG, Ismail IA: Determination of occlusal vertical dimension for complete dentures patients: an updated review. J Oral Rehabil, 44(11): 896-907, 2017.
2) Chaytor DV, 平井敏博（訳）：無歯顎患者あるいは無歯顎に近い患者の診断と治療計画. バウチャー無歯顎患者の補綴治療 原著第12版, Zarb GA, Bolender CL, Eckert SE, Jacob RF, Fenton AH, Mericske-Stern R（編著）, 田中久敏, 古谷野 潔, 市川哲雄（監訳）, 医歯薬出版, 東京, 2008：87.
3) 日本補綴歯科学会：症型分類シート2016. http://www.hotetsu.com/files/files_150.xls
4) 新保秀仁, 仲田豊生, 徳江 藍, 栗原大介, 大久保力廣：コンプリートデンチャーによる機能回復 DENTCAシステムおよびピエゾグラフィーを応用した全部床義歯. 日本補綴歯科学会誌, 9(3)：230-235, 2017.

77/100 4章 コンプリートデンチャー

補綴前処置の考え方

新潟大学大学院 医歯学総合研究科 口腔生命科学専攻
顎顔面再建学講座 包括歯科補綴学分野
小野高裕　山鹿義郎

無歯顎に対して総義歯治療を行う際の前処置の目的は、術者が新義歯を製作しやすく、患者が完成した義歯を使用しやすい環境を作ることである。その内容は、外科的前処置、補綴的前処置、その他の前処置に大別される（**表1**）。本項では、頻度の高い補綴的前処置について解説する。

前処置のメリットは何か

新義歯を製作する前に、使用中の現（旧）義歯の不具合によって生じた症状を改善することは、術者と患者の両方にさまざまなメリットがある（**表2**）。方法としては、使用中の義歯の調整が一般的であるが、顎間関係や床形態を大幅に修正する必要がある場合は、治療用義歯の製作が近道になることもある。

使用中の義歯を調整する場合、あらかじめ患者の同意を得ておく必要がある。途中で患者から「元どおりに戻してくれ」と言われたときに、後戻りができないからである。心配な場合は、複製義歯を製作し、それに修正を加える。また、患者が複数の義歯を所持している場合は、使用していない義歯を修正するのも一法である。

義歯調整はどの順序で行うか

まず床縁や床翼（研磨面）、咬合、粘膜面の3つに分け、何が症状の原因かを診断する（**図1**）。長期使用した義歯に問題が生じた場合は、原因がどれか一つであることは少なく、複合的に起きていることが多い。「噛むと痛い」、「外れやすい」などの主訴だけを聞き、その原因を考えずに調整すると、かえって問題点がわからなくなることがある。

たとえば、咬合や床縁・床翼（研磨面）形態、粘膜面の適合性のどこから先に調整するか、悩むことは少なくない。まず義歯を口腔内に挿入し、静かに咬合させ、再び開口させる。このときに上顎義歯が外れたり、下顎義歯が浮き上がるようであれば、まず床縁・床翼形態の修正が優先される。

1．上顎義歯が外れる場合

床辺縁の封鎖の不十分が疑われる。少し固く練った粘膜調整材を辺縁のみに塗布し、片手で義歯を圧接しながらもう一方の手で頬や口唇を牽引して辺縁形態を整える。この手法は、短時間で良好な結果が得られやすく、さらに問題が生じた場合には、全面を裏層する方法よりも容易に除去できる（**図2**）。

2．下顎義歯が浮き上がる場合

「床縁が長すぎる」と「床翼の膨らみすぎ」が疑われる。床縁のどの部分が長すぎるかは、義歯を挿入した状態

表❶　総義歯治療を行う際の前処置

外科的前処置	硬組織に対して	▪ 保存不可能な歯の抜歯 ▪ リリーフで対応できない下顎隆起や口蓋隆起の整形、除去 ▪ 歯槽堤の形成（骨造成）
	軟組織に対して	▪ フラビーガム、過長な小帯の切除 ▪ 義歯性線維腫の切除 ▪ 口腔前庭の拡張
補綴的前処置	現（旧）義歯の調整	▪ 床縁や床翼（研磨面）、咬合面、粘膜面の適合性の修正 ▪ 粘膜調整（ティッシュコンディショニング）
	治療用義歯の製作	
その他の前処置	顎機能障害	▪ 消炎鎮痛薬・筋弛緩薬の処方 ▪ 筋のリラクゼーション訓練、マッサージ、温罨法、冷罨法、低周波治療などの理学療法 ▪ 異常習癖に対する認知行動療法
	義歯性口内炎・口角炎	▪ 抗真菌薬や含嗽剤の処方、義歯清掃指導
	口腔乾燥症	▪ 唾液分泌促進剤・人工唾液・保湿剤の処方 ▪ 多剤服用が疑われる場合かかりつけ医に照会

表❷　現（旧）義歯の問題に対応する5つの理由

①患者の主訴をできるだけ早く改善する
②新義歯設計のヒントになる
③新義歯の製作期間を十分確保する
④新義歯に慣れるまでの間の「予備」になる
⑤治療として完結する場合もある

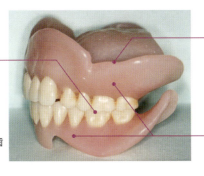

咬合面
- □ 顎間関係は適切か
- □ 人工歯排列は適切か
- □ COでの咬合接触は
- □ 偏心位の咬合接触は
- □ 著しい咬耗はないか

床縁・粘膜面
- □ 適合性は精密か
- □ 床縁の長さは適切か
- □ 辺縁封鎖はあるか
- □ 表面は滑沢か

床翼（研磨面）
- □ 膨らみすぎていないか
- □ 表面は滑沢か

図❶　患者が使用している総義歯のチェックポイント

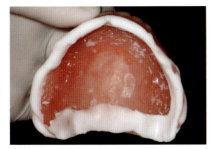

図❷　粘膜調整材を床縁に盛り、辺縁形成

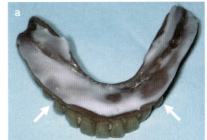
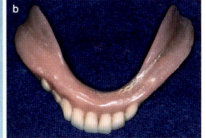

図❸　下顎総義歯の床縁形態修正例。a：修正前の状態。とくにモダイオラス部（矢印）の床縁ならびに床翼を削除する。b：修正後。粘膜面もリラインされている

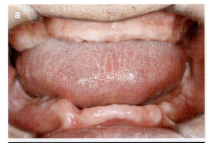
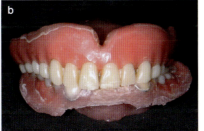
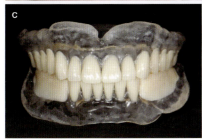
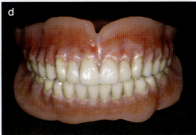

図❹　a〜d　垂直的・水平的な顎間関係の修正、粘膜面調整および床縁の模索を行うため治療用義歯を製作した症例。a：口腔内、b：患者が使用している義歯、c：治療用義歯、d：最終義歯。適切な顎位に誘導するために、下顎臼歯部をフラットテーブルとしている

で頬や口唇を牽引、あるいは舌を挙上させて確認する。床翼の膨らみでとくに注意すべき箇所は、筋束が集中するモダイオラスに相当する犬歯から小臼歯部頬側面である（図❸）。床縁を修正した後も浮き上がる場合は、この部分を削除する。このように義歯の維持・安定を確保しておけば、咬合調整を効率よく行える。

安定した咬合接触が得られた時点で、改めて床縁・床翼の形態および粘膜面の適合性を確認し、必要に応じて追加の修正を行う。

治療用義歯による顎間関係の再構築

顎間関係や床形態の大幅な修正が必要な場合は、それに伴って義歯全体の形態（歯列・研磨面・床縁）も変化する。そのため、いきなり新義歯でそれらを行うのではなく、治療用義歯で試行・修正できることは、最終的な治療の成功を得るうえで大きなメリットになる（図❹）。

総義歯治療には試行錯誤が伴うのがつねであり、最終義歯装着後の試行錯誤は失敗と捉えられ、患者の信頼を失うこともあり得る。十分な前処置を行うことは、その間の試行錯誤の結果を新義歯に活かすことになり、患者との信頼関係の構築にも有効であるといえる。

78/100 4章 コンプリートデンチャー

フラビーガム・高度顎堤吸収への対応

東京歯科大学 名誉教授／東京都・こばやし歯科クリニック
櫻井 薫

無歯顎における高度顎堤吸収の症例では、経験が少ない歯科医師は、「いったいどこが義歯床の外形か」と戸惑うことがある。義歯の外形がわからなければ、印象採得の戦略を立てられない。「どこに咬合・咀嚼圧を負担させようか」、「どこを緩衝しようか」などと深く考えずに、誤った位置に設定する可能性もある。また、フラビーガムを加圧してはならないことは理解していても、いったいどのようにして圧をかけずに印象採得を行うのか、その方法がわからない歯科医師もいる。

その解決策としては、患者の口腔内を視診および触診する必要があり、その診査を通して、初めて義歯の外形やフラビーガムの程度を理解できるようになる。本項ではその手助けとなるように、義歯床外形の設定方法と、フラビーガムを有する症例への印象採得について述べる。

原因を考えて前処置を行う

まず、「なぜ高度な顎堤の吸収が生じたのか」、「なぜフラビーガムになったのか」、その原因を探って対応しないと、満足してもらえる新義歯を製作できない。

高度な顎堤の吸収は多くの場合、ブラキシズムや噛み切りにくい咬合状態での咀嚼により、過大な咬合・咀嚼力が顎堤にかかったと考えられる。前処置として、非就寝時ブラキシズムの存在を患者に認知させ[1]、新義歯が装着される前までに腹式呼吸を導入し[2]、ブラキシズムを除去しておく。フラビーガムは、部分的に顎堤に過大な力がかかって骨が吸収し、その吸収した部分に粘膜の線維性の増殖が生じたものである。旧義歯や新義歯も咬合調整を行い、部分的に過度の荷重がかからないようにしておく。これらの原因を除去しておかないと、さらに将来、高度の骨吸収が生じ、顎堤の状態が悪化する。

義歯床外形の見極め方

上下顎のランドマーク、すなわち上顎では上唇小帯・上頬小帯・翼突下顎ヒダ・口蓋小窩・アーライン・ハミュラーノッチを、下顎では下唇小帯・オトガイ筋付着部・下頬小帯・外斜線・レトロモラーパッド・内斜線・舌小帯の位置を視診する。ハミュラーノッチや外斜線および内斜線は触診にて確認し、義歯床外形を設計する。**図1**に、有形な下顎顎堤の模型を用いてランドマークを、**図2**には平坦な顎堤の一例を示す。

フラビーガムの印象採得

図3のように、フラビーガムは圧をかけると簡単に変形する。いくら密着していないトレーと流れのよい印象材を用いても圧は加わるため、変形してし

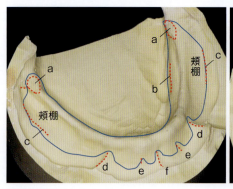
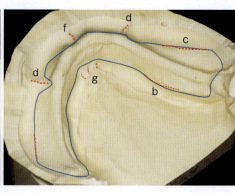

図❶ 有形な顎堤のランドマークをもとに、義歯の外形の設定に慣れる。a：レトロモラーパッド、b：内斜線、c：外斜線、d：下頬小帯、e：オトガイ筋付着部、f：下唇小帯、g：舌小帯

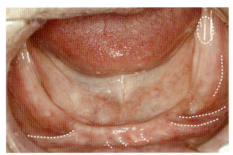

図❷ 平坦な顎堤の例。ランドマークを確認する

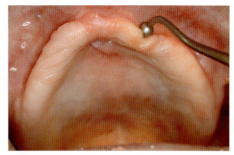

図❸ 骨の裏打ちがないので、弱い圧力でも簡単に変形する

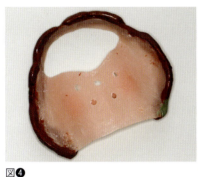

図❹ 個人トレーを用いて筋圧形成を行い、その後にフラビーガム相当部の個人トレーをくり抜く。先に開窓しておくと、吸着しているかを確かめられないので、注意する

図❺ そのトレーを用いて、ウォッシュインプレッションを行う

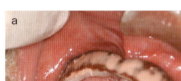

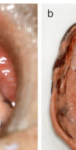

図❻ a：ウォッシュインプレッションが終了した個人トレーを口腔内に戻し、開窓部に筆を用いて石膏印象材をペイントする。b：フラビーガム相当部は、石膏印象によって無圧で採得された

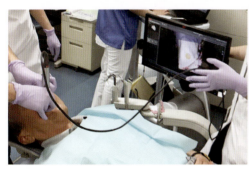

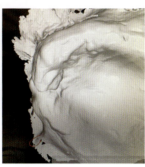

図❼ 光学印象による無圧印象採得

まう。上顎前歯部のフラビーガムを例にとると、個人トレーでまず筋圧形成印象を行い、その後にフラビーガム相当部を開窓する（図4）。開窓した個人トレーを口腔内に戻し、ウォッシュインプレッションを行う（図5）。変形させずに印象採得を行うために、開窓部に石膏印象材（キサンタノ®：ヘレウスクルツァージャパン）を筆でペイントする。

図6に完成した印象体を示す。あるいは、図7のように光学印象を行っても、無圧印象採得が可能である。

臨床で床外形を見極めることが難しい下顎を例に、義歯床外形の設定方法を示した。また、フラビーガムを有する症例への印象採得についても述べた。困難を克服するには、これらの情報をもとに臨床で実際に行ってみることが肝要である。

【参考文献】
1）安藤友彦：非就眠時ブラキシズムの特性について．歯科学報，103(2)：156-162，2003．
2）石井治伸，安原朋子，髙木一郎，安藤友彦，荻原俊美，玉井久貴，櫻井薫：非就眠時ブラキシズムに対する腹式呼吸法の長時間抑制効果．歯科学報，106(1)：34-37，2006．

79/100 4章 コンプリートデンチャー

総義歯の概形印象とは

神奈川県・ナカエ歯科クリニック／
神奈川歯科大学大学院　全身管理医歯学講座
顎咬合機能回復補綴医学分野
前畑 香

概形印象＋精密印象＝総義歯の印象
―概形印象の重要性

　総義歯の印象は"概形印象と精密印象を合わせた印象"である[1]。そのように定義する理由に、印象の対象となる顎堤粘膜に可動性粘膜と不動性粘膜が混在し[2]、部位によって被圧変位量が異なるだけではなく、印象域の境界が不明瞭であるため、1回の印象採得で義歯支持域を正確に記録するのは困難である[3]ことが挙げられる。実際、総義歯の概形印象と精密印象は目的が異なり、印象域の設定のために概形印象を行い、次に粘膜の状態を正確に記録するために精密印象を行う[2]。

印象域の設定に必要な解剖学的ランドマーク

　概形印象により、印象域の設定に必要な解剖学的ランドマークを採得する。研究用模型から製作される個人トレーや、咬合圧印象・咬座印象に用いる基礎床の外形は、概形印象によって採得された解剖学的ランドマークを参考に決定される。概形印象で採得された解剖学的ランドマークは、トレーや印象材の種類、そして印象法など術式によって若干の印象形態の違いはあるが、おおむね相似した形態や位置関係を示す。もし、概形印象で解剖学的ランドマークがまったく採得されていなければ、個人トレーや基礎床の製作（外形の決定と印象域の設定）だけではなく、製作された個人トレーや基礎床を用いる精密印象採得にも影響を及ぼす。よって、確実な精密印象採得には、確実な概形印象採得が望まれる。

印象採得術式

　総義歯の概形印象は、顎堤の大きさに準じた既製トレーを選択して口腔内で試適・修正後、操作性に優れたアルジネート印象材による解剖学的概形印象を採る方法と、熱可塑性で辺縁形態が可能なコンパウンド印象材による機能的概形印象を採る方法がある[4]。以下、有歯顎用トレーを用いたアルギン酸2回法印象の術式を供覧する（図1～3）。

1次印象

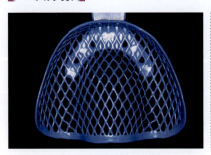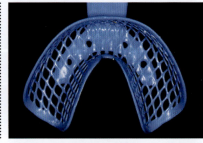

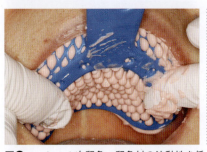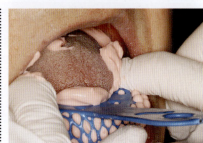

a：一般的に、総義歯の概形印象では無歯顎用既製トレーが用いられるが、有歯顎用トレー［ハイフレックス AC 有歯顎用（東京歯材社）］を使用する。有歯顎用トレーを用いることで、義歯床辺縁部を少し越えた部分まで印象が採れる

b：顎堤の大きさに準じた既製トレーを口腔内に試適・修正する。印象材を盛ったトレーを口腔内前方から後方へゆっくり押しながら挿入する。トレーの柄と口角が同じ高さになるまでトレーを挿入することを目安とすれば、トレーを押し込みすぎる心配はない

図❶ a、b　1次印象。印象材の流動性を低くして印象採得する（アルジネート印象材混水比は粉：水＝1：3/4）。左が上顎、右が下顎

2次印象

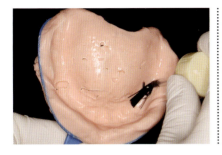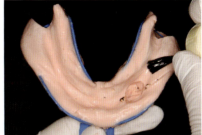

a：1次印象硬化後、2次印象による加圧を避けるため、小帯やレトロモラーパッド部の印象を除去する。また、2次印象の妨げになるアンダーカット部や余剰な印象をトリミングする。さらに、2次印象採得時にアルジネート印象材同士が剥がれることを予防するために1次印象をバーナーで炙り、印象表面の熱を冷ましてからアルジネート印象材接着材を塗布する

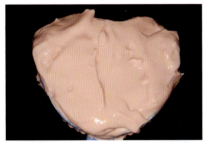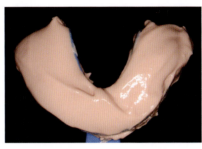

b：1次印象の上に、流動性を高くしたアルジネート印象材を盛る。2次印象は、1次印象のウォッシュ印象となる

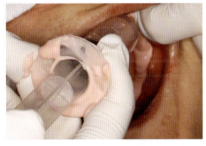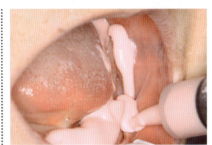

c：印象用シリンジを用いて、義歯床辺縁部およびアンダーカット部に印象材を流し込む

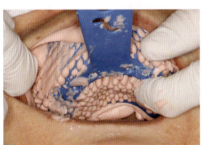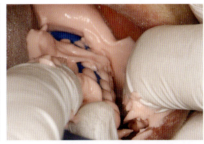

d：適度な量のアルジネート印象材を盛った既製トレーを回転させながら口腔内に挿入し、口腔内前方から後方へゆっくり押しながら挿入する。可動粘膜と印象材の間に巻き込まれた空気を抜くために、手指で頰粘膜と口唇粘膜を反転させ、"空気抜き"をする。すでに、1次印象で印象体が入る位置が定められているため、2次印象時にトレーを押し込みすぎることはない

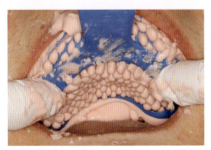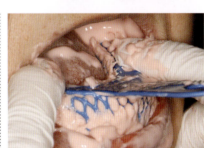

e：限りなく閉口に近い状態で硬化を待つ

図❷a〜e　2次印象。アルジネート印象材の流動性を高くして印象採得する（アルジネート印象材混水比は粉：水＝1：1 3/4）。左が上顎、右が下顎

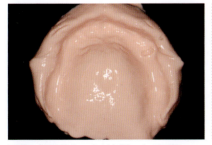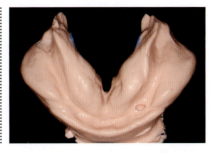

図❸　概形印象。左が上顎、右が下顎

【参考文献】
1）前畑 香：DENTURE 1st book —ビジュアルでわかる総義歯作製"超"入門．デンタルダイヤモンド社，東京，2016．
2）山縣健佑，黒岩昭弘：図説無歯顎補綴学—理論から装着後の問題解決まで—．学建書院，東京，2006．
3）日本補綴歯科学会（編）：有床義歯補綴診療のガイドライン2009改訂版．http://www.hotetsu.com/s/doc/plate_denture_guideline.pdf

80/100 4章 コンプリートデンチャー

嘔吐反射など、印象採得困難への対応

愛知学院大学歯学部 高齢者歯科学講座 宮前 真
愛知学院大学歯学部 有床義歯学講座 武部 純

補綴装置製作時において、嘔吐反射を有する患者
への印象採得に苦慮することがある。嘔吐反射が著
明な場合、補綴装置の装着が不可能と判断すること
は容易であるが、患者が補綴装置を希望する場合や
口腔健康管理を使命とする歯科医師としての立場か
らも、嘔吐反射を回避する最大限の工夫や努力は必
須と考えられる。そこで、本項では無歯顎補綴治療
時に誘発される嘔吐反射について、とくに上顎印象
採得時における対応方法を解説する。

嘔吐反射

嘔吐反射とは、体内への異物混入を防ぐための生
理的な反射であり、一般的には軟口蓋や咽頭、舌の
基底部付近の粘膜に異物が触れることで生じる反射
である。また、その原因は局所的要因（解剖学的形
態異常、粘膜過敏など）と全身的要因（中枢神経系
疾患、消化器系疾患など）、心理的要因（不安や緊
張）に分類される[1]。嘔吐反射はとくに心理的要因
の割合が大きいとされているが[2]、それらの要因を
探ることが、補綴歯科治療の可否の判断も含めた治
療方針立案に役立つことになる。

嘔吐反射の程度の確認

嘔吐反射は患者自身で自覚していることが多いの
で、まずは問診によって確認する。たとえば、「食
事中はどうか」、「歯磨きの際はどうか」などを聴取
し、補綴歯科治療と照らし合わせた嘔吐反射の程度
を知ることが重要となる。また、現在義歯を使用し

ていないが、義歯製作や装着の既往があった場合は、
以下のことなども併せて聴取することで、今後の補
綴歯科治療の手助けとなる。

- 義歯製作・装着時期
- 義歯の形態や床縁の長さ
- 製作・装着を中断した理由
- 一時期でも装着していた場合はその装着感

また、現在義歯を使用している場合はそれほど大
きな問題にならないが、義歯の咬合や維持を確認し、
可能であれば義歯修理のみで対応することも、患者
と術者双方にとって最適な方法となる場合がある。

嘔吐反射のある患者への印象採得法

1. 前準備

患者の不安感や緊張感を和らげる雰囲気を作る。
十分に会話をして、患者をリラックスさせることが
重要となる。そのうえで、デンタルミラーを用いて
口蓋や舌根部を触診し、嘔吐反射を生じない範囲を
確認して、義歯製作が可能な印象範囲かどうかを確
かめる[3]。デンタルミラーを挿入できない場合や、
反射が誘発される部位が義歯床外形に含まれている
場合などには、自宅にて歯ブラシの裏などを使用し
て粘膜に触れる練習をしてもらい、刺激に慣れさせ
る。あるいは、使用予定の既製トレーを患者に渡し、
自宅にて挿入の練習をしてもらうことで、印象採得
時における嘔吐反射の抑制効果を期待できる。また、
数日前から、刺激物の摂取を控えてもらうことも重
要である。精神安定剤を服用している患者には、事
前に服用してもらう。

2. 診療位

嘔吐反射を有する患者の印象採得は、座位で行う
のが基本となる。また、印象中は鼻呼吸を指示し、
やや前傾姿勢かつ下顎を引いた状態で腹筋に力を入
れてもらう。さらに、両足を少し上げてもらうこと
で、嘔吐反射は軽減する（図1）。印象採得中に唾液
が流出するため、患者にはあらかじめ唾液は口腔外
へ流れても心配ないので我慢する必要がないことを
説明しておくと、安心して嘔吐反射の軽減に繋がる。
加えて、嘔吐反射が起こりにくくなるツボ「天空
（両側の鎖骨間にある窪み）」を、患者自身に指で押

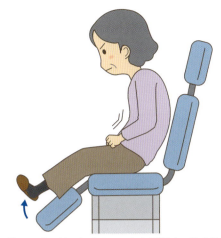
図❶　嘔吐反射を軽減させる印象採得時の診療位

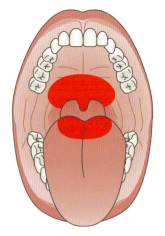
図❷　嘔吐反射が誘発される部位

してもらうことで、効果が得られることもある[4]。

3．印象採得

まずは無歯顎者専用の既製トレーを使用するが、そのトレーサイズの選択は重要であり、小さすぎる場合は義歯製作の印象採得ができない。しかし、大きいと嘔吐反射は誘発されやすくなるため、普段よりもやや小さめのトレーを選択することが望ましい。既製トレーの試適の際には決して無理に挿入せず、患者の緊張感の緩和などを確認したうえで行う。挿入が可能となれば、印象材を盛る前に既製トレーを繰り返し挿入して、患者に慣れさせる。

また、状況に応じて表面麻酔の適応も考慮するが、かえって嘔吐反射が強くなることもあるので注意が必要である。表面麻酔はスプレー状やジェル状のものがあるが、局所（軟口蓋から扁桃部および舌根部：**図2**）にはジェル状のもののほうが塗布しやすい。

印象材の練和は、混水比を少なくすることで咽頭への流れを防ぐとともに、常温水を使用して硬化速度を速くすることで、患者の負担を軽減する。盛りつける印象材の量は可及的に少量とし、咽頭への流れを抑えることが重要である。そのためにも、既製トレーにユーティリティーワックスやモデリングコンパウンドによる辺縁の調整を行うことで、印象材の咽頭への流れを抑制し、かつ適正な義歯床外形を形成する。印象材の挿入から硬化を待つ間は、トレーの位置ズレを起こさないように保持し、鼻呼吸にてできるかぎり閉口位とすることが望ましい。

可能であれば、個人トレーを用いた精密印象採得を概形印象採得後に行うことが望ましい。そうすることで、より適切な義歯床外形と適合性を有する義歯の製作が可能になるため、装着時の嘔吐反射軽減には有効である。

静脈内鎮静法などを使用して義歯を製作することも一つの手段ではあるが、鎮静によって印象採得が可能であったとしても、結局は義歯を使用できない場合も多い。著者らは、義歯治療を開始する前から、一般的な無歯顎模型を用いた義歯の重要性や義歯形態の説明、トレーの挿入方向や保持する位置・時間を含めた治療手順などを患者の体質や性格に合わせながら理解できるように丁寧に説明していくこと、既記のように使用予定のトレーを渡して、患者自身が自宅で鼻呼吸をしながら約2分間挿入保持して練習を行ってもらう取り組みをしており、この結果、印象採得が楽になるケースを経験している。このように、やはり日常臨床の場では、患者との密なコミュニケーションや診療時における和やかな雰囲気を作り、つねに患者には安心感をもたせながら、日々の補綴歯科治療を心がけることが大切である。

【参考文献】
1) 鳴海史子，上田脩司，松本大慶，大川　穣，染川正多，曽根峰世，岡本和彦，大川周治：強度の嘔吐反射を有する患者への主観的・客観的心理検査の応用について．明海歯学，47(1)：70-76, 2018.
2) 辻岡良輔：嘔吐反射が強い患者さん．ブレインナーシング，33(10)：1006-1009, 2017.
3) 中村順三：嘔吐反射の強い患者の上顎の総義歯の印象は，どうしたら上手に採れるでしょうか？．歯界展望，96(3)：531-534, 2000.
4) 柿沼八重子，亀田行雄：嘔吐反射で義歯を嫌がる患者さん．デンタルハイジーン，38(9)：1029-1035, 2018.

81/100 4章 コンプリートデンチャー
筋圧形成・精密印象

東京医科歯科大学　大学院医歯学総合研究科　高齢者歯科学
佐藤佑介　水口俊介

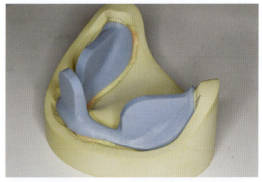

図❶　解剖学的ランドマークから義歯の外形線を書き、2〜3mm内側に個人トレーの辺縁を設定する。柄とフィンガーレストは、舌と周囲軟組織に干渉しない位置と大きさを意識して製作する

総義歯の形態

　総義歯の印象は、術者が義歯に付与したい形態を意識して行う点で硬組織の印象と異なる。義歯には、周囲軟組織と調和し、かつ咬合時に咬合圧を支持できる形態が必要である。そのため、まずは適切な個人トレーの製作と調整を十分に行う。筋圧形成は、調整した個人トレーに少しの長さと厚みを追加して、周囲軟組織との調和を確認する操作と捉える。開口印象・閉口印象という用語が混乱を招いている感があるが、採得したい印象は開口状態でも閉口状態でもなく、機能に基づいた形態であることは意識しておきたい。

個人トレーの製作

　適切に解剖学的ランドマークを採り込んだ概形印象から研究用模型を製作し、義歯の設計線を記入する。後縁は、上顎はこの時点では口蓋小窩とハミュラーノッチを結ぶ線、下顎はレトロモラーパッドを1/2〜2/3覆う位置とする。その後は、小帯を避けつつ研究用模型の最も深いところを連続性のある滑らかな曲線で繋いでいく。

　下顎では、パッドの頬側は咬筋影響部を避けて斜めに降り、頬棚は外斜線まで伸ばす。舌側は後顎舌骨筋窩から舌下腺部まで緩やかなS字カーブを描く。解剖学的ランドマークを採り込むことを優先した概形印象は大きく採得できているので、判断に迷う部分は小さめに線を引いておく。

　義歯の設計線が完成したら、2〜3mm内側に個人トレーの設計線を記入する。上顎の後方だけはハミュラーノッチを避けた後、軟口蓋方向に少し延長しておく。これは、上顎後縁は最終的に口腔内でアーラインを確認しないと確定できないためである。口腔内での安定を優先して、全面的なスペーサーは使用せず、フラビー部があれば十分なリリーフを行う。

　トレー断面は、印象材の盛り上げを意識して2〜3mmの厚さに調整し、最後に柄とフィンガーレストを付与する。口腔内で周囲筋と舌の邪魔にならないことを考えると、人工歯が排列される位置と高さが適切である。完成した個人トレーは、典型的な義歯形態をひと回り小さくした形態となる（図1）。

個人トレーの調整

　チェアーサイドでは、筋圧形成の前に必ず個人トレーの調整を行う。まずは口腔内に置いたとき、ぐらついたりせず安定していること、辺縁が粘膜を圧迫していないこと、軽く開口しても浮かない（落ちない）こと、次に小帯を引いてトレーに当たらないことを確認し、過長部位があれば削って調整する（図2）。とくに、小帯の動きは概形印象で十分に採り込むことは難しいので、ほとんどの場合に調整が必要になる。適合が悪ければ、口腔内で直接リラインを検討することもある。吸収した顎堤では有効である。口腔内で不安定な個人トレーを上手な筋圧形成でカバーできる、と考えてはならない。

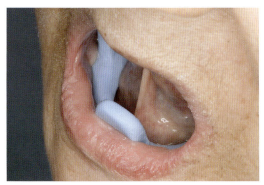

図❷ 小帯を十分に避けて調整された個人トレーは、開口しても安定している。個人トレー調整が不十分なままで筋圧形成に進むのは、初心者にありがちな失敗である

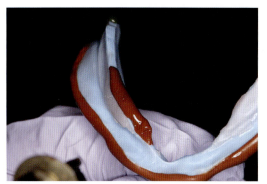

図❸ 粘膜面側から炎を当て、コンパウンドを軟化させる。表面が溶けるまでしっかり軟化するが、煙が出るようだと熱しすぎである。この個人トレーは、口腔内での安定が十分ではなかったので、直接リラインしている

筋圧形成

筋圧形成は、ここまでで適合させた個人トレー辺縁に少しの長さと丸みを追加する操作であると捉える。機能運動は開口・閉口・舌運動・口唇突出・嚥下となるが、どの運動を行うにしても、辺縁形成材が適切な硬さであることが重要である。シリコーンを用いた辺縁形成であれば硬さは均一だが、コンパウンドに硬い部分があれば機能運動が妨げられ、無意味になる。粘膜面側からコンパウンドの表面がとろりとするくらい炎を当て、軟化してからお湯に浸漬して表面温度を下げ、口腔内に運ぶ（**図3**）。条件の悪い症例になるほど、一度で達成できない形態付与が求められ、トリミングと積層が必要となるが、コンパウンドはこの操作を手早く繰り返して形態を決定していくのに適している。

全周にわたって筋圧形成が完了したら、辺縁形態の連続性と左右対称性を意識して形態を評価し、必要に応じて修正を行う。このとき、義歯のイメージをトレーから想起できるようになっているかをチェックしてほしい。

ウォッシュインプレッションテクニック

筋圧形成が終了したら、一般的にはシリコーン印象材を使用してウォッシュインプレッションテクニックを行う。口腔内での位置づけと機能運動を行うことから、圧接後のフローがよく、操作時間がある程度長い印象材が望ましい。無歯顎なので歯肉縁下や著しいアンダーカットの印象は必要なく、弾性ひずみは要求されない。

印象材はトレー辺縁を越えるところまで手際よく盛りつけ、顎堤に位置づける。位置づけを確認後、一通り機能運動を行わせて余剰の印象材を排除する。印象材の硬化が始まってから機能運動を続けると印象全体が不適合になるので、口腔内操作時間内に運動は終了とし、後はトレーが動かないようにフィンガーレストに指をおいて保持する。大開口時に開口筋で牽引されると下顎骨は変形するので、印象材の完全硬化までの間は閉口か軽度の開口に留める。なお、無歯顎患者の場合には、個人トレーを押さえる指が介在しても患者は閉口できる。

印象材が硬化したら、軽度の開口状態のまま、柄を牽引して吸着を確認する。下顎には上顎ほどの吸着は必要としない、ウォッシュ前よりも維持が低下している場合はエラーが発生していると考え、再印象を行う。印象面に大きな気泡や段差がないことを確認し、後方に流れた不要な印象材を金冠バサミなどでカットして印象体の完成とする。

総義歯は、印象体の形態がそのまま義歯の形態になる。したがって、辺縁の筋の形態を石膏模型に反映させる目的で行うボクシングまでが、印象採得の工程に含まれる。

【参考文献】
1) 水口俊介，飼馬祥頼：写真でマスターする きちんと確実にできる全部床義歯の印象．ヒョーロン・パブリッシャーズ，東京，2011．
2) 佐藤佑介，水口俊介：chapter 4 下顎精密印象のポイント．全部床義歯実況講義 フルマウスリコンストラクションの第一歩，水口俊介（編著），デンタルダイヤモンド社，東京，2016：32-44．

82/100 4章 コンプリートデンチャー

閉口機能印象

東京都・Matsumaru Denture Works　松丸悠一

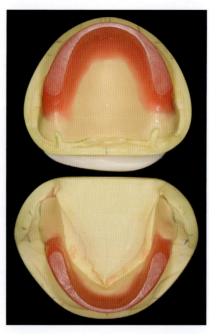

図❶　研究用模型上にて製作したろう堤付き個人トレー。上顎ろう堤は模型分析より人工歯排列位置を意識し、また下顎ろう堤は印象に影響しないように、可及的にトレーから突出しないように設定する

閉口機能印象とは

閉口機能印象、いわゆるClosed Mouth Impression[1]を、本項においては「ろう堤付きの個人トレーを用い、閉口状態で患者の機能運動を利用した印象法」と位置づける。手技に関しては、ローフローのシリコーン印象材を用いて筋圧形成後、ハイフローのシリコーン印象材を用いて精密印象採得を行うものについて解説したい。

閉口機能印象の手順

閉口機能印象のための咬合採得を行ってから、精密印象を行う操作に移る。手順[2]を下記に示す。

- 研究用模型上で個人トレー（基礎床）を製作（図1）
- ろう堤を個人トレー上に製作
- 咬合採得を行う（図2）
- トレーの試適と筋圧形成の練習（図3）
- ローフローのシリコーン印象材による筋圧形成（図4）
- ハイフローのシリコーン印象材によるウォッシュ印象（図5）
- 維持・支持の確認、咬合採得の評価および修正（図6）

閉口機能印象の利点および注意点

本印象法では、個人トレーによる精密印象（本章81）と比較して、①ろう堤がついた個人トレーを用いるため、②咬合し、口唇を閉口した状態で印象採得を行うため、手指による操作がない、という2つの大きな特徴を有する。以下、この2点について考察する。

1. 口唇を閉口した状態で印象採得を行うため、手指による操作がない

1）嚥下を印象に取り込める

閉口が可能であり、嚥下運動を効果的に印象へ反映させられる。その一方で、適切な嚥下運動のために必要な咬合高径の設定が前提となる。

2）筋圧形成が過延長になりにくい

患者の自発的な機能運動を用いることで、基礎床の調整が十分であれば、印象辺縁の過延長になりにくい。しかし、シリコーン印象材を用いて一度に辺縁形成を行うので、部分的な確認は難しい。そのため、十分な筋圧形成、そして印象域が採得されているのか、確認しなければならない。

3）研磨面設定に活かせる

手指による操作を必要としないため、義歯研磨面に接する粘膜の緊張度、口腔周囲筋との関係を研磨面形態に記録できる。手指による保持を行わないため、義歯床研磨面の記録を行うにあたり、粘膜の不要な緊張を排除し、口腔周囲筋の形態を記録できる。一方、印象材が硬化するまで、トレーの保持は患者の閉口状態に依存するため、不安定にならないように注意を要する。

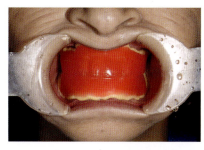

図❷ ろう堤付き個人トレーによる咬合採得を終え、閉口機能印象への準備が整った状態。この時点での咬合採得にあたっては、印象後に印象材の厚みによるリップサポートの変化などが生じることに留意したい

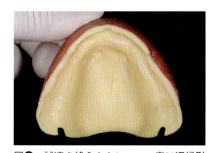

図❸ 試適を終えたトレー。一度に辺縁形成する閉口機能印象において、試適はより重要となる。患者と印象動作の練習もしっかり行いたい。指示する運動は本章81と同様である

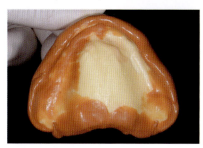

図❹ 辺縁形成を終えた状態。必ず維持・支持の確認と辺縁形態の評価を行う。この後、トレーの復位をよくするため、内面に入った印象材は取り除く

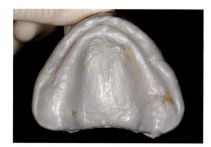

図❺ ウォッシュ印象を終えた状態。ウォッシュ印象時は決して強く閉口させず、トレーの偏位や過度な圧迫が生じないように注意を払う。上顎の印象が終わったら、同様に下顎の印象を行う

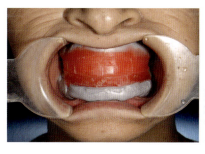

図❻ 上下顎の閉口機能印象を終えた状態。印象採得後にトレーや印象材の接触などが生じていないかを確認する。また、咬合採得の確認および修正を注意深く行う

2．咬合堤を用いた印象である

1）トレーの位置づけが確実

咬合することによってトレーが定まったところに位置づけられる。もちろん、咬合採得の誤りや不適切な位置設定の咬合堤によるトレーの移動があることにも注意しなければならない。

2）人工歯排列を意識した印象採得が可能

印象時に周囲軟組織が咬合堤に支持されるため、それらの影響を印象によって反映できる。しかし、適切な人工歯排列位置の予測に基づいたろう堤の設計が重要で、精密印象前の模型分析および咬合採得をとおして、人工歯排列のイメージをもつことが大切となる。

3）印象体の維持・支持に関する詳細な確認が可能

印象採得後に、咬合堤の各所を指で押したり引いたりすることで、詳細な維持や支持の確認ができる。ただし、咬合堤の位置と周囲軟組織に対する豊隆も印象体全体の維持力に影響していることに注意しなければならない。

4）精度の高い顎間関係の確認が可能

印象採得を終えると、粘膜面との適合が良好な精密印象体に咬合堤が付いている状態となるため、より良好な状態で顎間関係の確認を行える。一方、印象前に設定した顎間関係は、印象時に細心の注意を払っても、印象材の介在による変化が予測される。このため、印象後は再度咬合採得を行うつもりで、リップサポートの確認や顎間関係の設定などの各ステップを確認し直すことが望ましい。

閉口機能印象は特別な手技ではなく、基本的な知識とステップごとの確認が欠かせない。その選択にあたっては、利点と注意点を考慮する必要がある。

【参考文献】
1) Boucher CO: A critical analysis of mid-century impression techniques for full dentures. J Prosthet Dent, 1(4): 472-491, 1951.
2) 松丸悠一：閉口印象法の臨床ポイント．歯界展望，128(6)：1137-1143，2016.

83/100 4章 コンプリートデンチャー
下顎義歯の辺縁封鎖

東京都・Matsumaru Denture Works　松丸悠一

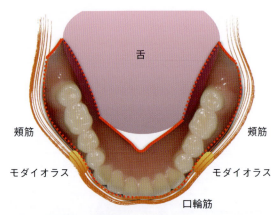

図❶　下顎義歯周囲の筋による義歯床縁の辺縁封鎖の得やすさの違い。赤の点線部分が封鎖が得やすいところ、赤の実線が得にくいところである

辺縁封鎖と適切な維持力との関係

　総義歯を咬合させると、義歯床は顎堤に圧接され、義歯が被覆している粘膜が被圧変位する。その状態から開口へ移ると咬合圧が減少し、義歯床下粘膜は咬合圧から解放されて被圧変位は回復し、義歯床は顎堤粘膜の上に位置する状態となる。この状態で義歯床縁が柔軟性のある粘膜により覆われて封鎖されると、床縁から空気の侵入が抑制され、離脱力に対して陰圧による適切な維持力が発揮される[1]。

辺縁封鎖と下顎義歯床縁の位置

　下顎義歯周囲の筋と粘膜の解剖学的所見をもとに、辺縁封鎖に及ぼす影響度を臨床的に区分し、それぞれに適切な維持力を獲得するための辺縁封鎖について解説する（図1、2）。

1．封鎖が得やすいところ
1）唇側床縁および頬側床縁前方

　骨付着のない口輪筋と頬筋が義歯を取り囲むように位置しており、これらの筋は義歯床によってその生理的な長さで支持されなければ、同部の顔貌は陥凹してしまう。つまり、この部位では、義歯が周囲軟組織を支持する関係にあるため、辺縁封鎖を得やすい。ただし、維持に対する同部床縁のオトガイ筋や頬小帯、口輪筋の影響は大きく、辺縁の過長に気をつけなければならない。

2）頬側床縁後方（頬棚部）

　頬筋の下方部筋束が付着しているが、その走行方向は床縁に対して平行であり、収縮しても床縁側へ向かう筋圧は生じにくい。このため、辺縁封鎖の観点からは、頬側粘膜とのスペースをゆったりと埋めるような床縁設定および形態が必要となる（図3）。同部は下顎義歯の重要な支持域であるが、粘膜の緊張を十分に観察し、粘膜を過度に押し広げて設定しないように注意したい。

3）舌側床縁中央から後方

　口腔底中央には舌があり、大臼歯から後方に至る舌側床縁は幅広い舌基底部側面によって覆われる関係となる（図1、2）。このことは、辺縁封鎖が十分に期待できることを意味し、同部床縁は舌による圧力を受け止め、かつその舌運動を阻害しないように設定すればよい。通常、顎舌骨筋線を越えて設定されていれば問題がない場合が多い。

2．封鎖が得にくいところ（意識すべきところ）
1）床後縁（レトロモラーパッド部）

　上顎義歯後縁部と同様に床縁に接する軟組織が存在しないため、封鎖を得にくい。この部位は下顎枝前面の臼後窩に粘液腺を含んだ軟組織からなるレトロモラーパッドが存在している。辺縁封鎖を得るには、同部位の機能時における変動の大きい箇所は避け、軟らかい腺組織上（近心側1/2より後方）に床縁を設定するのが望ましい（図4）[2]。レトロモラーパッドの後方部には側頭筋腱、翼突下顎縫線、頬筋および上咽頭収縮筋線維が侵入しており、これらの動きを妨げないよう、後方への過延長に注意し、同部に過剰な圧を加えないように配慮したい。

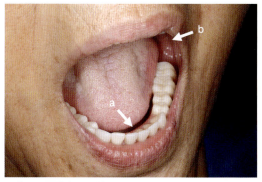

図❷ 下顎義歯を装着させ、大きく開口させた状態。図1に示すように、舌下部（a）およびレトロモラーパッド後方（b）は、周囲軟組織が床縁を覆っていない

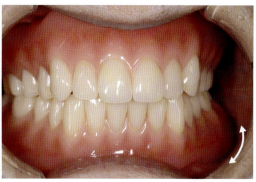

図❸ 頬側床縁後方における床縁と周囲軟組織との関係。顎堤吸収が大きい症例では、頬粘膜との接触が得られるよう厚みのある形態（矢印）となる

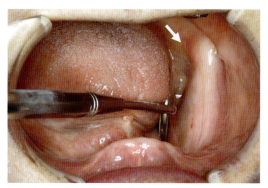

図❹ 高度顎堤吸収症例におけるレトロモラーパッドおよび同部での下顎義歯による軽度の圧痕（矢印）。顎堤条件が不良な場合でも、レトロモラーパッドを見失わないように注意する

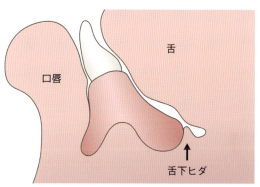

図❺ 前歯部における下顎義歯と周囲軟組織の関係。舌側床縁は、舌下ヒダとの接触を確実にするための長さと厚みを設ける必要がある

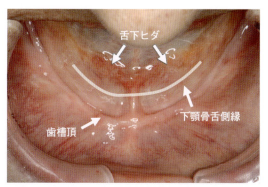

図❻ 高度顎堤吸収症例における下顎前歯部口腔内所見。歯槽頂と下顎骨舌側縁、舌下ヒダの位置関係は症例ごとに異なるため、十分に観察する

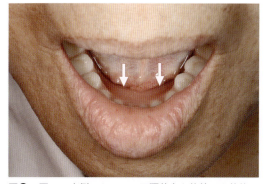

図❼ 図6の症例において、下顎義歯を装着した状態。舌側床縁前方部の辺縁封鎖が得られている（矢印）

2）舌側床縁前方部（舌下腺部および舌小帯部）

　開口時に舌は自然と後方に引かれ、舌側床縁前方部から離れる。一方、同部には舌下腺の上縁および小舌下腺によってできた舌下ヒダが存在する。舌下腺は直下の筋群、顎舌骨筋の影響を受けて口腔底の深さを変化させるが、柔軟性が高い。このため、床縁設定は下顎骨縁を越し、柔軟な口腔粘膜上にある歯槽舌側溝の上端まで延長すること、加えて、舌が安静な状態の舌下ヒダに義歯床縁と研磨面が十分に接触する長さと厚みを与えることで、辺縁封鎖を積極的に得る（図5〜7）。舌小帯部は、舌を後退させることによって緊張させ、その長さを確認することも忘れてはならない。

【参考文献】
1) 松本直之（編）：無歯顎補綴の臨床 Q&A. 医歯薬出版, 東京, 2006.
2) 鈴木哲也：よい義歯だめな義歯. クインテッセンス出版, 東京, 2011.

84/100 4章 コンプリートデンチャー

咬合床の設計

大阪大学大学院　歯学研究科　顎口腔機能再建学講座
有床義歯補綴学・高齢者歯科学分野
権田知也　池邉一典

　無歯顎症例の顎間関係の記録には、咬合床が用いられる。咬合床は一般的に常温重合レジンが用いられて粘膜に適合させる基礎床とワックスで製作され、顎間関係を記録する咬合堤で構成されている。

　咬合床は、最終印象から得られた作業用模型上で製作される。咬合床の外形は最終義歯の義歯床の外形と一致する。すなわち、上顎頰側唇側は歯肉頰移行部、後縁はアーラインとハミュラーノッチとなる。下顎の唇頰側は歯肉頰移行部、後縁はレトロモラーパッド、舌側は顎舌骨筋線が外形となる。作業用模型上の外形線で製作した咬合床を口腔内に試適した際、実際の床縁の位置と異なる場合は最終印象に問題があり、作業用模型が正しく製作されていない可能性があるため、模型の修正や再印象を検討する。

咬合床設計の流れ

　咬合床を製作する際の設計は、まず現義歯など現在の顎間関係の参考になるものがある場合は、その高さなどを参考にする。参考になるものがない場合や、あっても咬合の異常によって参考にならない場合は、一般的な形態で咬合床を製作する。すなわち、咬合堤の幅は前歯部で5mm、小臼歯部で7mm、臼歯部で10mmとなる（図1）。咬合床の高さは、上顎前歯部で歯肉頰移行部からろう堤咬合面まで22mm、下顎前歯部では18mm、上顎臼歯部で18mm（図1）、下顎臼歯部後縁はレトロモラーパッド中央の高さに一致させる（図1：a）[1]。また、咬合堤前縁は切歯乳頭から前方に10mmの位置に設定する（図1）。もちろん、これらは標準の値であり、口腔内の状況に合わせて修正を加えていく。

　咬合床の高さに関しては、顎堤が吸収しても高さの変化が少ない歯肉頰移行部やレトロモラーパッドの位置を参考に、咬合床の高さを決めることが多い。各大学の総義歯実習で参考書として使用されているコンプリートデンチャーテクニック[2,3]では、各版で咬合床の高さの基準が異なっている。その変遷について考察する。

　コンプリートデンチャーテクニック 初版[2]と第2版[3]では、咬合堤の標準的な高さを上下顎前歯部で歯槽頂から10mm、上顎臼歯部7mmとし、歯槽骨の吸収程度によって増減するとしている（図2）。

　コンプリートデンチャーテクニック 第4版[4]では、咬合堤の標準的な高さを歯槽頂を基準にした記述はなくなり、基礎床辺縁からの距離を基準にしたものだけになる（図3）。寸法は第3版と同じであり、上顎前歯部で22mm、下顎前歯部で18mm、上顎臼歯部で18mm、下顎臼歯部はレトロモラーパッド中央の高さに移行させるとしている。

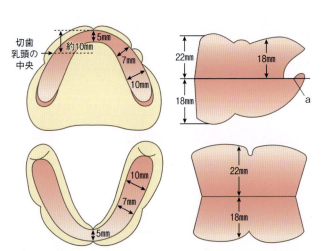

図❶　標準的な咬合床の寸法。a：レトロモラーパッドの中央の高さ

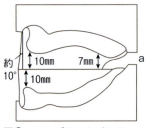

図❷　コンプリートデンチャーテクニック 初版の咬合床の高さの基準。a：臼後結節中央部

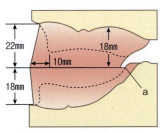

図❸　コンプリートデンチャーテクニック 第4版の咬合床の高さの基準。a：レトロモラーパッドの中央の高さ

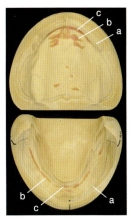
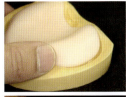
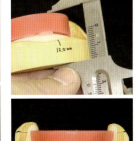
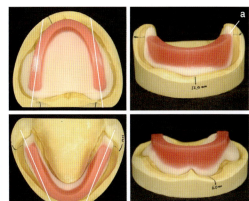

図❹ 作業用模型の外形線記入（a）とリリーフ（b）、ブロックアウト（c）　　図❺ 常温重合レジンの圧接　　図❻ 咬合堤の製作と高さの調整（模型側面の数字は、模型基底面からの距離）　　図❼ 上下顎咬合床。白線は歯槽頂線、a：レトロモラーパッド中央

河合庄治郎著の『総義歯学』[5]によると、「上顎咬合堤は前歯部10mm、臼歯部後縁7mmの一平面をなし、巾径を前歯部5mm、小臼歯部7mm、大臼歯部を10mmとして、咬合堤の長軸方向は歯槽頂軸に一致させる。これは天然歯の巾径、高径を示すものである」としており、咬合床の標準寸法の基準は天然歯の幅と高さに由来するものであることを示している。矢崎正方著の『総義歯学』[6]にも、同様の記述がある。

これが林都志夫著の『全部床義歯補綴学』[1]では、咬合堤の標準的な寸法として、上顎前歯部22mm、下顎前歯部18mm、上顎臼歯部18mm、下顎臼歯部はレトロモラーパッド中央の高さに移行するとしている。

歯槽頂から歯肉頬移行部へと基準が変化したのは、顎堤の吸収で変化しやすい歯槽頂を基準にすることを問題と考え、顎堤が吸収しても変化が生じにくい歯肉頬移行部を基準とすることに変わったものと想像される。ただ、歯槽頂を基準とした場合にも、コンプリートデンチャーテクニック 初版[2]にあるように、顎堤吸収程度に合わせて修正することが前提となっている。また、歯肉頬移行部を基準とした場合にも、咬合高径には個人差がある。いずれの基準を採用したとしても、標準値から個人にあわせて修正が必要であることは当然である。また、歯肉頬移行部やレトロモラーパッド部の印象が正確に採得されていることが前提となる。

咬合床の製作手順

咬合床の製作手順としては、以下のとおりである。

1．**作業用模型の製作**：最終印象にボクシングをした後に石膏を注入し、作業用模型を製作する。

2．**外形線の記入**：作業用模型上に最終義歯の外形線を記入する。参考になる解剖学的位置は、前述したとおりである。切歯乳頭や上顎結節、レトロモラーパッドなど、解剖学的なランドマークも記入する。

3．**リリーフ、ブロックアウト、分離剤塗布（図4）**：口蓋皺襞や骨の鋭縁部のリリーフ、顎堤のアンダーカット部のブロックアウトをワックスで行う。また、ワセリンなど分離剤を塗布する。

4．**基礎床（常温重合レジン）の圧接（図5）**：常温重合レジン（トレーレジン）を練和し、作業用模型に圧接する。

5．**咬合堤（ろう堤）および標準寸法の付与、調整（図6、7）**：10mm角のパラフィンワックスの円柱を製作して弓状に曲げ、前歯部は顎堤のアーチに一致させ、臼歯部はろう堤の頬舌的中央を顎堤頂に一致させる。小帯から少し離れた歯肉頬移行部からろう堤上までの距離を基準の値に調整し、下顎のろう堤の後縁をレトロモラーパッドの中央の高さに調整して基礎床上にろう堤を圧接し、溶着する。

【参考文献】
1）林都志夫：全部床義歯補綴学．医歯薬出版，東京，1982：145-148.
2）津留宏道，他（編）：コンプリートデンチャーテクニック 初版．医歯薬出版，東京，1974：37.
3）津留宏道，他（編）：コンプリートデンチャーテクニック 第2版．医歯薬出版，東京，1980：37.
4）権田悦通，他（編）：コンプリートデンチャーテクニック 第4版．医歯薬出版，東京，1996：37.
5）河合庄治郎：総義歯学．医歯薬出版，東京，1960：177-179.
6）矢崎正方：総義歯学．而至化学工業，東京，1958：102-109.

85/100 4章 コンプリートデンチャー

垂直的顎間関係の設定法と咬合高径の評価

大阪大学大学院 歯学研究科 顎口腔機能再建学講座
有床義歯補綴学・高齢者歯科学分野
高橋利士 池邉一典

垂直的顎間関係の設定法

垂直的顎間関係の設定法は、形態的根拠や機能的根拠に基づくもの、有歯顎時の情報や無歯顎の情報を利用するものに分類されている（**表1**)[1]。本項では、当科の臨床においてよく使用しており、また日本補綴歯科学会専門医症例報告においてよく利用されている[2]、「旧義歯の咬合高径を参考にする方法」、「顔面計測法」、「下顎安静位利用法」の3つについて解説する。

1. 旧義歯の咬合高径を参考にする方法

まず、旧義歯を装着した状態での咬頭嵌合位の顔貌の観察および患者への旧義歯使用に関する問診から、**表2**に示すような、咬合高径が適切ではない場合にみられる主観的、あるいは客観的な所見や症状がないかを確認する。

もし、これらの所見がみられない場合は、旧義歯の咬合高径を修正する必要はないと思われる。そこで、旧義歯を装着して咬合させた状態で、鼻下点とオトガイ底間などの2点間の皮膚面上の垂直的距離を記録する。次に、咬合床を装着して咬合させた状態での前述の2点間の距離が、旧義歯を装着した場合と同じになるように咬合床を調整することにより、垂直的顎間関係を設定する。

逆に、表2に示すような所見や症状がみられる場合は、必要に応じて後述の方法を用いて咬合高径を再設定する。

2. 顔面計測法

顔面計測法とは、有歯顎者の咬合高径と顔面の基準点間の距離との関係を利用して、無歯顎者の咬合高径を決定する方法である。この方法には、参考にする基準点の違いにより、Willis法やMcGee法、Bruno法、Buyanov法などがある。本項では計測しやすく、他の手法より臨床的に有用であると報告されている[3]Willis法について説明する。

Willis法とは、両側瞳孔を結ぶ線から口裂までの距離（A）と、鼻下点からオトガイ底までの距離（B）が等しいことを利用する方法である（**図1**)。咬合床を装着して咬合させた状態で、前述の2つの距離が同じになる（A＝B）ように咬合床を調整することにより、垂直的顎間関係を設定する。

3. 下顎安静位利用法

下顎安静位とは、上体を起こして安静にしているときの下顎位であり、下顎安静位では上下顎の歯列間に一定の空隙（安静空隙）が存在し、その空隙量は、健常者においては前歯部で平均2～3mmといわれている[1]。下顎安静位利用法とは、下顎安静位の状態の垂直的顎間距離からこの安静空隙量を減じて垂直的顎間関係を設定する方法である。

まず、上顎のみ咬合床を装着した状態で鼻下点とオトガイ底間などの皮膚面上の垂直的距離を下顎安静位の状態で計測し、その値から2～3mm減じた距離を、適切な垂直的顎間距離として記録する。その後、上下顎の咬合床を装着して咬合させ、前述の2点間の距離が、先ほど記録した距離と同じになるように咬合床を調整する。

しかし、下顎安静位は体位や頭部の傾斜などによる影響が大きく、精神的な緊張や周囲筋の緊張によって下顎安静位への誘導が困難であり、実際の安静空隙量には個人差が大きいことなどの問題点もあり、普遍性や客観性に欠けているともいわれている[4]。

垂直的顎間関係の設定法について、本項では特別な装置を必要とせず、簡便な方法として、3つの方法を解説した。しかし、実際に設定する際には、いずれを用いる場合においても、1つの方法のみで設定するのではなく、複数併用して設定すべきである。

表❶ 垂直的顎間関係の設定法 (参考文献[1]より引用改変)

	形態的根拠に基づくもの	機能的根拠に基づくもの
有歯顎時の情報	・頭部X線写真 ・顔貌写真（正面、側方） ・歯列模型	
無歯顎の情報	・上顎中切歯の口唇からの露出度 ・旧義歯の咬合高径 ・顔貌の特徴 ・顔面計測法	・下顎安静位法 ・最大咬合力利用法 ・発音時の下顎位 ・嚥下法 ・下顎位置感覚利用法 ・筋電図利用法

表❷ 咬合高径の評価法 (参考文献[1]より引用改変)

	主観的評価	客観的評価
咬合高径が高い	・唇が閉じにくい ・口の周りや顎の筋肉が疲れる ・大きなものが咬みにくい ・食事のときに歯が当たって音がする	・顔面筋が緊張している ・S音などが不明瞭になる ・義歯床下粘膜に疼痛や発赤がある
咬合高径が低い	・口の中が狭くなった気がする ・食事や会話のときに唇や舌を咬む ・耳鳴りがする ・顎の関節が痛い	・下顔面の短縮 ・オトガイ部の突出 ・薄い赤唇 ・下垂した口角 ・口角炎がみられる

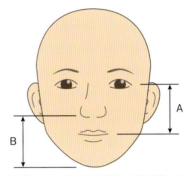

図❶ Willis 法。両側瞳孔を結ぶ線から口裂までの距離（A）と、鼻下点からオトガイ底までの距離（B）が等しいことを利用する方法

咬合高径の評価

　咬合高径の評価は、前述の表2に従って行う。実際に評価する際には、患者の鼻唇溝や人中、口角などの口腔周辺の状況や飲み込みやすさなどを問診し、注意深く確認する必要がある。とくに、定期的なメインテナンスを受けずに同じ義歯を長期間使用している患者は、深い鼻唇溝や不明瞭な人中、下垂した口角、突出したオトガイ部など、いわゆる「老人様顔貌」といわれる特徴的な顔貌を呈していることがある。このような状況がみられた場合は、人工歯の咬耗によって咬合高径が低下している可能性を疑うべきである。また、口唇の閉鎖困難や安静空隙の消失などが生じている場合は、咬合高径が高すぎることを疑うべきである。これらの場合は、前述の方法を用いて適切な咬合高径に修正する必要があると思われる。

　本項では、垂直的顎間関係の設定法および咬合高径の評価法について解説したが、垂直的顎間関係を変えることには注意が必要である。すでに義歯を使用している患者において、前述の方法を用いて得られた垂直的顎間関係が、現在の状態と大きく異なっている場合がある。その場合は、安易に変更すべきではなく、機能異常や症状の有無などから顎間関係を変えることの必要性を、慎重に検討すべきである。顎間関係を変えることで、顎関節や口腔周囲筋に機能異常や疼痛などの不快症状が起こる可能性があるため、過去の報告では、可能なかぎり咬合高径を変えるべきではなく、どうしても変える必要性がある場合は最小限に留めるべき[2]、または安静空隙量の範囲内に留めるべき[5]であるといわれている。したがって、現在の顎間関係でとくに異常を認めない場合は、あえて変更しないことも選択肢の一つであると思われる。

【参考文献】
1) 市川哲雄, 大川周治, 平井敏博, 細井紀雄：無歯顎補綴治療学 第3版. 医歯薬出版, 東京, 2016.
2) 兒玉直紀：エビデンスに基づいた咬合挙上の実践. デンタルダイヤモンド, 43(3)：25-48, 2018.
3) 山本克之, 荻原正明, 森谷良彦：審美的無歯顎補綴の垂直的顎間関係決定時における顔面計測法について（第6報）Willis法に性差と顔形差が及ぼす影響について. 歯科審美, 11(2)：459-461, 1999.
4) 松田謙一, 前田芳信：全部床義歯臨床のビブリオグラフィー 第6回 垂直的顎間関係の記録について. 歯科技工, 43(6)：706-714, 2015.
5) 赤川安正：咬合挙上が咀嚼筋に及ぼす影響に関する実験的研究. 補綴誌. 24(2)：206-217, 1980.

86/100 4章 コンプリートデンチャー

水平的顎間関係の設定法と下顎位が不安定なケースへの対応

大阪大学大学院 歯学研究科 顎口腔機能再建学講座
有床義歯補綴学・高齢者歯科学分野
高阪貴之 池邉一典

水平的顎間関係の設定とは

　総義歯の製作では、垂直的な顎間関係を決定した後に、上顎に対する下顎の前後的および側方的な位置関係、つまり水平的な顎間関係を決定する必要がある。水平的顎間関係の設定は極めて高い精度が要求され、総義歯製作において非常に重要なステップであり、これに頭を悩ませた経験のある歯科医師は多いと思われる。これまで、水平的顎間関係の決定法としては、実にさまざまな方法が考案されてきた（表1）[1]。

　しかしながら、実際の臨床現場においては、義歯の長期不使用による適正な中心咬合位の喪失や、不適合な義歯の使用によって変位した咬み癖などにより、中心咬合位が不安定となっている場合がある。本項では、そういったケースで適正な水平的顎間関係を設定する場合に、どのように対応すべきかを論じたい。

総義歯患者の水平的顎間関係で目指すべき顎位

　水平的な顎間関係を決定する際、目指すべき最適な下顎位を、どのように考えるべきだろうか。これに対してわれわれ歯科医師がまず考えるのは「中心位」だと思われる。この中心位の定義については周知のとおり、現在でもさまざまな議論がなされている。

　世界で最も広く用いられているであろう教科書『Prosthodontic Treatment for Edentulous Patients』

（Mosby）について、初版から最新の第13版までの変遷をまとめた『全部床義歯臨床のビブリオグラフィー』では、「中心位には実にさまざまな定義があるものの、臨床的に無歯顎者において採得すべき水平的下顎位は、垂直的関係が確立している状態における下顎の最後退位であるとする基本コンセプトは、古くから現在に至るまで不変である」と結論づけている[2]。

　「総義歯製作時に付与する中心咬合位の下顎位として、最後退位が最も優れているか？」ということについてはいまだ議論の余地があるが、まずは「垂直的関係が確立している状態での下顎の最後退位」を総義歯患者に求める水平的顎間関係のスタートポイントとするのがシンプルでわかりやすく、捉えやすい目標である。患者に下顎の最後退位をとらせる手法は多様であるが、その多くはあくまでスムーズに手技を実施するための臨床上の工夫であり、一貫して述べられている「術者の手指による誘導」が、基本的かつ最も有効な手段であると思われる（図1）。

ゴシックアーチ描記法

　中心位を模索する手段として、手指による誘導だけでは不十分な場合、ゴシックアーチ描記法の利用が推奨されるだろう。ゴシックアーチとは、定められた咬合高径における下顎の水平的な限界路のことである。本法はそれを利用して水平的な顎間関係を記録するものであり、その精度と再現性は高く[3]、適正な中心咬合位を決定する有効な手段として古くから用いられてきた。

　ゴシックアーチを記録する利点は、前方および側方運動限界路、タッピングポイント、アペックスを記録することで、下顎側方運動の起始点を決定でき、かつ患者固有の下顎位（最後退位）を診断できることにある。その際に重要なポイントは、下顎運動の限界路を描記するだけではなく、それがどのような領域に及ぶかを把握することである（図2）。

　ただし、一連の流れのなかで、上下咬合床同士が干渉していないことの確認を忘れてはならない。誘導した下顎位が、その下顎運動限界領域内のどこに収まっているかを確認し、アペックス付近に再現性

表❶ 水平的顎間関係の決定法（参考文献[1]より引用改変）

とくに器具を必要としない方法	特殊な器具が必要な方法
・嚥下運動利用法 ・筋触診法 ・筋疲労法 ・習慣性開閉口路利用法（タッピング法） ・頭部後傾法 ・ワルクホッフ小球利用法	・機能的咬頭路記録法（FGP法） ・ゴシックアーチ描記法 ・チューイン法 ・終末蝶番軸法

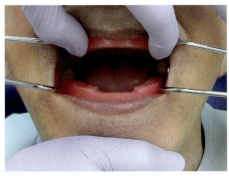

図❶ 手指によって下顎最後退位へ誘導している様子

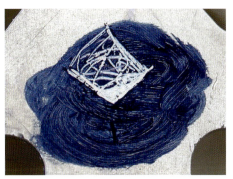

図❷ ゴシックアーチ描記法による下顎運動限界域の明示

が得られているかを検討したうえで、設定する中心咬合位を判断する。その後、アペックスの位置に下顎位を誘導し、速硬性石膏などを用いてチェックバイトを記録する。

上記のような利点がありながら、ゴシックアーチ描記法は、来院回数やチェアータイムの増加、装置の複雑さを理由に、敬遠されがちな方法といえるかもしれない。しかしながら、本法は下顎側方運動時の限界運動路を口腔外で客観的に捉えられる唯一の方法であり、得られた診査結果は総義歯装着後の予後を見通すうえで参考になる[4]ため、その有用性はあきらかである。したがって、正確に水平的顎間関係を採得するためには、ゴシックアーチ描記法はいまなお習得すべき重要な方法であると考えられる。

近年のわが国の高齢化に伴う無歯顎難症例の増加により、最終印象採得後の咬合採得時に正確に中心咬合位を設定するように努めたとしても、なんらかのエラーによって誤った中心咬合位を設定してしまうことはどうしても起こり得るだろう。その後の診療ステップ、つまりろう義歯試適時において確認し、もし咬合採得が誤っていた場合は原因を見直して再咬合採得を行うことが、総義歯に適切な水平的顎間関係を付与するうえで必要不可欠である。

【参考文献】
1) 市川哲雄, 大川周治, 平井敏博, 細井紀雄：無歯顎補綴治療学 第3版. 医歯薬出版, 東京, 2016：146-156.
2) 松田謙一：全部床義歯臨床のビブリオグラフィー 時代を映した材料・手技・コンセプトに見る教育・臨床の変遷. 前田芳信（監）, 医歯薬出版, 東京, 2019：66-68.
3) Paixão F, et al: Evaluation of the reproducibility of two techniques used to determine and record centric relation in angle's class I patients. J Appl Oral Sci, 15(4): 275-279, 2007.
4) 鈴木清貴, 椎名順朗, 細井紀雄, 沖倉喜彰, 判治泰光：全部床義歯患者の義歯調整回数に関する研究—タッピングポイントの安定性との関連—. 日補綴会誌, 45(1)：106-116, 2001.

87/100 4章 コンプリートデンチャー

デンチャースペースを知るテクニック

九州歯科大学 顎口腔欠損再構築学分野 鱒見進一

デンチャースペース

デンチャースペースとは、義歯を装着しても機能に障害がない口腔内の隙間であり、義歯を挿入するのに適した位置のことをいい、1965年にBrillらによって報告された（**図1**）。

機能時において、義歯には唇・頰・舌による側方圧が加わるが、これらの圧が平等かつ同時に加わることは稀である。また、舌圧や唇・頰圧が強すぎると、義歯の脱離傾向は高くなる。上顎に比べて義歯床面積が小さく、可動組織が周囲を取り囲んでいる下顎総義歯を安定させるためには、側方圧を義歯の維持圧に可及的に利用する目的でデンチャースペースの動態を記録し、これに調和した義歯を製作することが有効である。

デンチャースペースの記録法

デンチャースペースを記録する代表的な方法として、ニュートラルゾーンテクニックやフレンジテクニックおよびピエゾグラフィがある。

1．ニュートラルゾーンテクニック

1964年に、BeresinとSchiesser[1]がLammieの報告したニュートラルゾーンを記録する術式として開発したものであり、デンチャースペース記録用材料にモデリングコンパウンドを、機能的歯肉形成用材料に各種軟性材料を用いる。

術式は、まずトレー用レジンで製作した上下顎基礎床上にモデリングコンパウンドを築盛後、それを均等に軟化した下顎咬合床を口腔内に挿入する。開閉口や口唇突出、口角牽引、示指吸引、下顎側方運動、嚥下運動、舌運動などの機能運動を指示して、ニュートラルゾーンを記録する。余剰のモデリングコンパウンドを切り出しナイフでカットし、上下口唇接合線とレトロモラーパッドの1/2〜2/3の高さで仮想咬合平面を設定する。次に、同じくモデリングコンパウンドを軟化した上顎咬合床を口腔内に挿入し、一連の機能運動を指示してニュートラルゾーンを記録する。余剰のコンパウンドがなくなるまでこの操作を繰り返したのちに下顎咬合床を装着し、適正な咬合高径となるまで上顎咬合堤をカットする。また、ろう義歯試適時に床研磨面にティッシュコンディショナーを盛り、口腔内に挿入後、同様の機能運動を行わせて機能的歯肉形成を完了する。

2．フレンジテクニック

1966年に、LottとLevin[2]がFishの原理をもとに開発したもので、わが国においては、1966年に坪根が初めて紹介した。デンチャースペースの記録および機能的歯肉形成に用いる材料は、ソフトプレートワックスが一般的である。

術式は、咬合採得後、トレー用レジンで製作した上下顎基礎床上に咬合高径を保持するため、上顎臼歯部にはレジンブロックを、下顎臼歯部にはレジンポストを付与する（**図2**）。リップサポートとして3＋3を排列しておく。下顎基礎床にソフトプレートワックスを築盛して均等に軟化後、下顎咬合床のみを口腔内に挿入して基礎床の安定を確認後、唾液嚥下を中心とした機能運動を指示する。口腔内から下顎咬合床を取り出してレジンポストより上に押し出されたワックスを切り出しナイフで除去し、デンチャースペースに必要なワックス量を決定する。次に、下顎咬合床を再度均等に軟化し、上下顎咬合床を口腔内に挿入して嚥下や発語運動などを指示する。

デンチャースペースが正しく形成された場合、患者は違和感がなく、また発語時に下顎咬合床が移動しないため、大きく口を開けても浮き上がらない。これが確認できたら、ワックスを冷却して口腔外に取り出す。デンチャースペースのコアを採得し、このコア内に人工歯排列を行う（**図3**）。上顎の人工

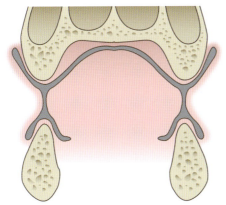

図❶ デンチャースペース（前頭断）

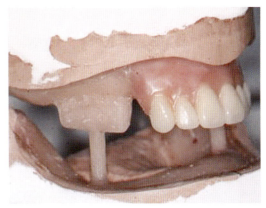

図❷ 咬合高径を保持するための上顎レジンブロックと下顎レジンポスト

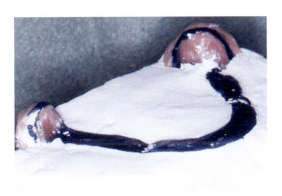

図❸ デンチャースペース採得後に、普通石膏でコアを製作する

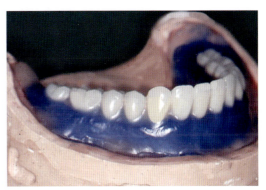

図❹ 機能的歯肉形成が終了した下顎ろう義歯

歯は、下顎に調和するように排列する。

その後、ソフトプレートワックスをろう義歯側面に盛り、ワックス表面を軽く軟化して口腔内に挿入する。嚥下や口唇突出、口角牽引、吸引、舌の運動などの機能運動を行わせ、咬合面側に押し出されたワックスを歯頸部でトリミングして機能的歯肉形成を完了する（図❹）。

3．ピエゾグラフィ

1970年にフランスのKleinが考案したものであり、わが国では野首ら[3]が日本人にも有効であることを確認した。このテクニックの特徴は、患者固有の発語時に生じる筋圧を、流動性の高い軟性材料で記録することにある。

術式は、口腔内に挿入した基礎床にシリンジを用いてティッシュコンディショナーなどの軟性材料を注入し、「シス」、「セ」、「ソ」、「メ」、「ペ」、「テ」、「デー」、「ムー」、「シーズ」などの発音を指示する。軟性材料の硬化後に口腔外へ取り出し、デンチャースペースが形成されているかを確認する。同様の手技を数回繰り返すことにより、義歯製作に適切なデンチャースペースを記録する。

【参考文献】
1) Beresin VE, Schiesser FJ: The neutral zone in complete dentures. Mosby, Saint Louis, 1973.
2) Lott F, Levin B: Flange technique: An anatomic and physiologic approach to increased retention, function, comfort and appearance of dentures. J Prosthet Dent, 16(3): 394-413, 1966.
3) 野首孝祠, 安井 栄, 奥野幾久, 他：ピエゾグラフィ応用による無歯顎難症例への総合的アプローチ．歯科技工, 28(10)：1224-1241, 2000.

88/100 4章 コンプリートデンチャー

総義歯の咬合様式と接触状態

徳島大学大学院医歯薬学研究部　口腔顎顔面補綴学分野
市川哲雄　渡邉 恵

　総義歯の咬合というと、リンガライズドオクルージョンかフルバランストオクルージョンかというような問題として取り上げられやすいが、そのように理解すべきではない。

　総義歯患者は、最も噛みやすい部位で、しかもよく噛めるように咀嚼運動を調節している。総義歯で噛みやすいとは、痛みが生じず、義歯の動揺が少なく、かつ食品粉砕が効率的に行われることである。つまり、咬合様式や咬合接触は以下の3つのバランスから理解すべきである[1]。その前提には、中心咬合位の適切な記録（設定）があるのはいうまでもない。

第1のバランス
―― 片側性咬合平衡 （Occlusal balance）

　咀嚼開始から数ストローク間の咀嚼の初期では、食品が片側で粉砕されて対側の咬合面は接触しない、いわゆる片側性咬合平衡が成立しなければならない。この時期に平衡側が接触するのは、義歯床が粘膜から離脱しているからであり、患者にとっては満足できるものではない。上下顎の人工歯の排列位置や咬合接触の位置が舌側（口蓋側）になればなるほど対側の義歯は離脱しにくくなるが、舌房は狭くなる（図1）。そのための排列基準として、歯槽頂間線法則やパウンドライン、キーゾーン法などが提案されている。岡本らは、この位置決定に定量的な方法を提案している[2]。いずれにしても、このバランスを得るための排列位置は、義歯の動揺制御および咬合の規定において、極めて重要な事項である。

第2のバランス ―― 両側性平衡咬合 （Bilateral balanced occlusion）

　食品粉砕が進むと、義歯の生理的な動揺の範囲内で、非咀嚼側の最後方歯から接触が生じる。いわゆる両側性平衡咬合付与は、空口時だけでなく、食品粉砕時にも義歯の安定に貢献することが期待される。この効果に必ずしも明確なエビデンスはないが、経験的に両側性平衡咬合の効果を感じられる（図2）。

第3のバランス ―― 負担能力と食品の粉砕効率とのバランス

　有歯顎者の計測結果より、食品が咬合面に介在した状態で開口状態から閉口に至る間で生じるBコンタクト（1章11参照）の咬合面間の空間（圧搾空

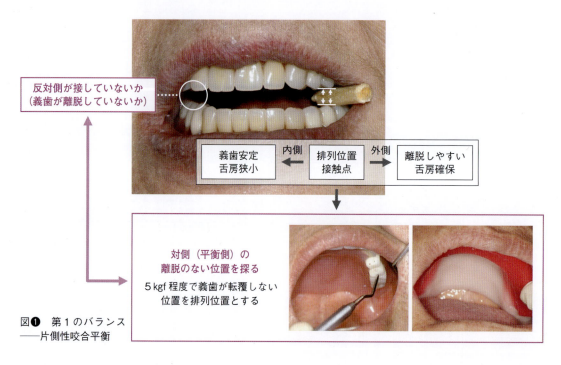

図❶　第1のバランス ―― 片側性咬合平衡

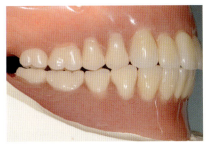
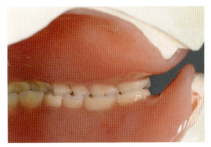
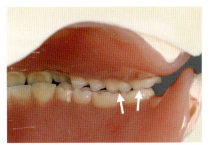

a：偏心咬合位（作業側頬側面観）　　b：中心咬合位（舌側面観）　　c：偏心咬合位（平衡側舌側面観）。接触あり（矢印）

図❷ a～c　第2のバランス――両側性平衡咬合（リンガライズドオクルージョンの場合）

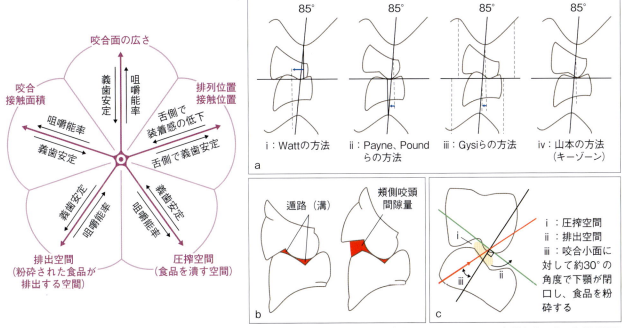

図❸　第3のバランス――負担能力と食品の粉砕効率とのバランス。咀嚼能率と義歯安定のためのQuint。a：各種臼歯の人工歯排列基準、b：咬合接触と排出空間、c：排出空間と圧搾空間

間、Squeezing room）で食品は圧搾される[3]。同様に総義歯の咬合面間、つまり平衡咬合小面間でできる空間で食品は潰され、それらはスピルウェイ（遁路）を含めた空間から排出されるであろう。

当然、この圧搾される空間の断面積が大きければ粉砕効率は高まるものの、床下粘膜負担圧は大きくなり、義歯の安定は損なわれやすい。ある意味、リンガライズドオクルージョンやGerberが提唱したリデュースドオクルージョンは、この断面積を小さくし、粉砕効率を低下させる方法である。実際には、頬側咬頭間隙量の調整によって食品の逃げ場を確保し、義歯の負担圧と食品の粉砕効率を調整することが多い。このような空間を、圧搾空間に対する食品の逃げ道としての「排出空間」と呼びたい。皆木らは、歯列方向に対して約45°の深さ1mm以上の溝を、2mm間隔で付けることで粉砕効率が高まることを報告している[4]。

総義歯の咬合関係において、舌房の確保と義歯の安定、負担能力と粉砕効率などとのバランス、つまりTrade-offの関係（図❸）をもつことを十分に理解し、患者の主訴と顎堤の形態、口腔の機能を十分に把握したうえで、その方法論である咬合様式と咬合接触を論ずるべきである。

【参考文献】
1）市川哲雄，矢儀一智：全部床義歯臨床における咬合に関する統一見解．日補綴会誌，8(1)：24-30, 2016.
2）岡本 信，前田直人，山本美恵，鵜川由紀子，洲脇道弘，沖 和広，西川悟郎，皆木省吾：新しい顎堤対向関係の検査法（オクルーザルマップ）を用いた全部床義歯の症例―片側性咬合平衡の確立に主眼を置いた新しい人工歯排列法―．日補綴会誌，5(3)：300-308, 2013.
3）安陪 晋：ガム咀嚼における咬合接触状態の運動学的解析．日補綴会誌，44(2)：274-283, 2000.
4）橋本有希，皆木省吾，他：義歯疼痛の軽減と咀嚼可能食品の多様化を目的とした高咀嚼能率人工歯形態の開発．日補綴会誌，第123回学術大会特別号：195, 2014.

89/100

4章 コンプリートデンチャー

ろう義歯試適の
ポイントと
人工歯排列の評価

日本大学歯学部　歯科補綴学第Ⅰ講座　飯沼利光

ろう義歯試適で何を調べるか？

総義歯製作では、人工歯排列、歯肉形成が完了したら、ろう義歯を口腔内に試適し、審美性や咬合関係、人工歯の排列位置、義歯床外形線、研磨面の形態、さらに発音機能について、確認を行う必要がある。その理由は、ろう義歯試適は義歯完成の最終段階となるからである。つまり、ここで問題点を見過ごせば、完成義歯ではその問題の解決が不可能となってしまう。

本項では、それぞれの項目のチェックポイントを示す。

審美性

審美性については、主観的および客観的判断がポイントとなる。

1. 主観的な判断

主観的な判断は、患者との共同作業が重要となる。患者には鏡などを利用して、人工歯の大きさや色、形はもちろんであるが、全体的な歯並びについての意見を聞き、同意を得ることが重要である。

2. 客観的な判断

客観的な判断は、旧義歯などを参考にして、以下に示す項目をチェックする。

1）口唇部の張り（リップサポート）の確認

口唇の張りや、皮膚のシワに注目する。咬合高径が低いと上唇の張りがなくなり、シワが目立つ。このような場合は、咬合高径を上げる。また、前歯の排列位置を唇側に移動するなどの処置で対応する。

逆に咬合高径が高いと上唇は張り出し、鼻唇溝が浅くなる。さらに、上下口唇が閉じにくくなり、顔貌は間延びする。このような場合は、旧義歯を参考に修正を行う。

2）正中線および咬合平面のズレ

顔の正中と上顎ろう義歯の正中、さらに上下顎ろう義歯の正中が一致しているかを確認する。このとき、デンタルフロスなどを用いると便利であるが、必ず患者の真正面から確認することが重要である。

同様に、咬合平面も両瞳孔線に並行になっていることを、患者の真正面から確認する。

3）前歯部人工歯の露出度

通常、安静時に上顎中切歯の切縁が上唇下縁から1〜2mm程度見える位置とするが、高齢者では個人差がある。

4）人工歯の形態（色・形・大きさ）

選択した人工歯の大きさが正しければ、鼻翼の外側は犬歯の尖頭とほぼ一致する。また、人工歯の歯頸部をどの程度露出させるかで年齢やイメージが大きく変化するので注意したい。

5）前歯部人工歯排列位置

上顎6前歯の切縁を結んだ線を、微笑したときの下唇の上縁がつくる曲線（スマイリングライン）と一致させると美しい表情となる。さらに、笑線（スマイルライン）は上下顎前歯部人工歯の歯頸線設定の基準となり、咬合した状態で笑った際に人工歯の歯間乳頭が見える程度に排列すると審美的な調和が得られる。ただ、性別や体格、顔の形などの影響を受けるので、患者と一緒に確認を行い、同意を得る必要がある。

咬合関係

口腔内にろう義歯を装着し、咬合器上での咬頭嵌合位と口腔内での咬頭嵌合位にズレがないかを確認する。この際、義歯床が正しく適合していることをチェックすることがポイントとなる（転覆試験などにより確認するとよい）。

チェアーサイドで簡単な咬合のズレを確認する方法としては、左手の親指と人差し指で上顎臼歯部人

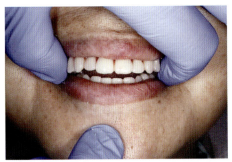

図❶ ろう義歯試適時での咬合関係の確認。軽くタッピングを行わせた際、咬合にズレや早期接触があると、上顎ろう義歯の動揺やろう義歯を支える左側親指および人差し指に違和感を生じる

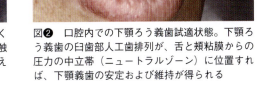

図❷ 口腔内での下顎ろう義歯試適状態。下顎ろう義歯の臼歯部人工歯排列が、舌と頬粘膜からの圧力の中立帯（ニュートラルゾーン）に位置すれば、下顎義歯の安定および維持が得られる

工歯を側面から押さえながら上顎義歯を支えた後、右手の親指と人差し指でオトガイ部を保持して、上下顎の開口量が2～3 mmのところから軽くタッピング運動をさせる。このようにすると、咬合のズレや早期接触の部位を確認できる（図1）。

咬合がズレている場合は、バイトワックスや咬合採得用のシリコーン印象材などを用いて再度チェックバイトを採得する。このとき、上下の人工歯は咬合させないように注意する。

臼歯部人工歯排列位置

臼歯部人工歯の排列位置の基本は、もともと自分の歯があった位置に人工歯を排列することである。しかし、歯槽骨の吸収に伴う口腔内環境の変化に、柔軟に対応しなければならない。そのため、歯槽頂間線の法則を十分に活用できない場合がある。このような場合、「下顎臼歯部の排列位置が咬合の要」との考えから義歯の安定性を考慮し、上顎臼歯部人工歯を歯槽頂よりも頬側に排列することがある。また、下顎ではパウンドラインを意識した排列を行い、舌の力を活用して下顎義歯の維持・安定を確保することも重要である。さらに、ろう義歯試適では物を咬むときの状態を想定し、作業側でロールワッテなどを軽く咬ませ、片側性平衡咬合がしっかり得られているかを確認することが重要である。

一方、正しく咬合平面の設定が行われ、正しい位置に臼歯部人工歯が排列されれば、口腔内に下顎ろう義歯を装着した際、舌背の位置とほぼ同じ位置に臼歯部人工歯は排列され、頬舌的には舌背と頬粘膜のほぼ中央に人工歯を確認できる（図2）。

義歯床外形線

義歯床の外形線は精密印象採得時に決定されるが、過剰に印象されている場合や、十分に義歯床縁が延ばされていない場合は、ろう義歯試適時において改善しなければならない。義歯床外形線が極端に短いと判断された場合は、ろう義歯を用いて再度印象採得を行う。

また、義歯床辺縁が長い場合はろう義歯試適時において調整を行い、のちの技工操作や装着時での最終調整に反映させるため、その状態をカルテなどに記録するとよい。

研磨面の形態と発音機能

ろう義歯試適時における頬側研磨面の確認事項として、歯肉形成の状態の確認が必要である。より自然観を出すためには、歯頸部の露出度や形態に配慮する必要があるが、必要以上に深い、あるいは多くの凹凸を付与すると、食事の際にその窪みに食物残渣が生じやすくなり、清掃性において問題となる。

また、舌側・口蓋研磨面の形態は、発音に大きく影響する。そのため、ろう義歯試適時に患者と簡単な会話を行い、発音しにくい言葉の有無を確認する。もし、発音しにくい言葉がみつかった際は、パラトグラムを活用し、舌側・口蓋研磨面の歯肉形態を修正する必要がある。

【参考文献】
1）市川哲雄，大川周治，平井敏博，細井紀雄（編）：無歯顎補綴治療学 第3版．医歯薬出版，東京，2016.
2）水口俊介，飼馬祥頼，菊池圭介：写真でマスターする きちんと確実にできる全部床義歯の試適・装着．ヒョーロン・パブリッシャーズ，東京，2014.

90/100　4章　コンプリートデンチャー

骨格Ⅱ級、Ⅲ級
無歯顎患者への対応

奥羽大学歯学部　歯科補綴学講座　**山森徹雄**

骨格Ⅲ級無歯顎患者

　抜歯後の経年的変化により、上顎前歯部顎堤頂は後方に、上顎臼歯部顎堤頂は口蓋側に移動する。一方、下顎顎堤頂の位置は変化が少ないか、外側に移動する傾向がある（1章23参照）。したがって、有歯顎時に正常な被蓋関係にあった場合でも、無歯顎になると顎堤間関係がⅢ級関係になる傾向がある。骨格Ⅲ級症例では、その傾向がさらに強くなる。

1．咬合採得のポイント

　基本的な操作は通法に従う。すなわち、上顎咬合床の咬合堤唇頬面を調整して適切なリップサポートを確保したうえで、仮想咬合平面を設定する。次いで、垂直的・水平的顎間関係を決定するが、その際に下顎咬合堤の唇頬面は上顎咬合堤に一致させ、その状態で咬合床の安定や構音機能、嚥下機能との調和を確認しておく（**図1**）。

2．人工歯の選択と排列のポイント

1）前歯部人工歯の選択と排列

　上顎前歯部の人工歯排列は、咬合堤唇面に合わせる。顎堤間関係がⅢ級関係であっても、前歯部反対咬合の排列は可及的に回避し、わずかな垂直被蓋と水平被蓋を設定する。これは、義歯の機能時における安定を得る目的で、フルバランスドオクルージョンなどの平衡咬合を付与するためである。一般的に、前歯部の人工歯排列では垂直被蓋を1mm程度、水平被蓋を2〜4mm程度に設定することが多く、そのような排列で上下顎犬歯遠心の位置が適切になるよう

に人工歯幅径が設定されている。したがって、上顎前歯部人工歯の選択は通法に従って決定するが、相対的に大きくなった下顎人工歯列弓に合致するよう、下顎前歯部人工歯は上顎よりも大きな幅径のものを選択する。

2）臼歯部人工歯排列

　前項で述べた対応により、上下顎臼歯部人工歯の近遠心的な排列位置が標準的になったら、通法に従って臼歯部人工歯を排列する。しかし、Ⅲ級傾向が著しい症例では、上顎犬歯遠心面に対して下顎犬歯遠心面が近心に位置する。また、下顎顎堤弓が上顎に対して近心に位置するため、上顎臼歯部人工歯をすべて排列すると、下顎臼歯部人工歯がレトロモラーパッド上に排列される場合もある。このようなときは、上顎第1小臼歯部人工歯を削合するか、排列しないことで対処する（**図2**）。

　また、Ⅲ級の顎堤間関係の症例では、上顎顎堤弓に対して下顎顎堤弓が前方に位置するため、頬舌的な関係においては上顎顎堤頂に対して下顎顎堤頂が頬側となりやすい。したがって、顎堤吸収が高度に進行した症例同様、歯槽頂間線が仮想咬合平面に対して大きく傾斜することになり、交叉咬合排列が適応される。下顎が相対的に近心に位置するため、Gysi法やその変法が使いやすい。

骨格Ⅱ級無歯顎患者

　前述のとおり、抜歯後の顎堤変化はⅢ級関係になる傾向を示すため、臨床でこれらの症例に遭遇する頻度はあまり高くはない。しかし、下顎義歯床面積が小さいうえに前方運動時の平衡咬合が得られにくいため、高度の顎堤吸収を伴うと、難症例になりやすい。

1．咬合採得のポイント

　上顎咬合床によるリップサポートや仮想咬合平面の設定は通法に従う。次いで、垂直的・水平的顎間関係の設定も基本に沿って実施するが、その際に下顎前歯部咬合堤の唇面は下顎義歯床外形を限度として前方に設定する（**図3**）。その理由は、下顎義歯の安定を考えると、人工歯の排列位置の前方限界が、この位置になることが多いためである。

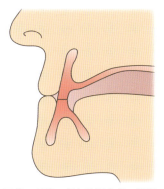
図❶ 骨格Ⅲ級無歯顎患者の顎堤間関係と咬合堤の設定。上顎咬合堤はリップサポートを基準に唇面の位置を決定し、下顎咬合堤は唇面上縁を上顎に一致させる

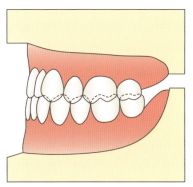
図❷ 骨格Ⅲ級無歯顎患者の人工歯選択と排列。幅径の大きな下顎前歯部人工歯を選択する。下顎犬歯遠心面の位置が標準より近心になる場合や、下顎臼歯部人工歯がレトロモラーパッド上に排列される場合は、上顎第1小臼歯部人工歯を排列しないことも検討する

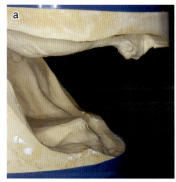
図❸ 骨格Ⅱ級無歯顎患者の顎堤間関係と咬合採得。顎堤間関係がⅡ級（a）の場合、下顎咬合堤唇面は義歯床外形を超えない範囲で前方に設定する（b）

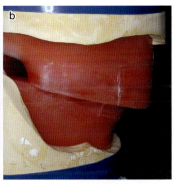

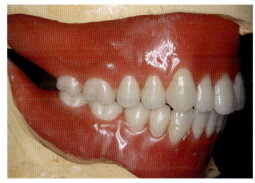
図❹ 骨格Ⅱ級無歯顎患者の人工歯排列。幅径の小さな下顎前歯部人工歯を選択し、前歯唇面が義歯床外形付近となるように排列した。また、下顎第1小臼歯部人工歯を削合し、近遠心幅径を小さくしてスペースを確保した

2．人工歯の選択と排列のポイント

1）前歯部人工歯の選択と排列（図4）

上顎前歯部の排列位置は、咬合堤唇面に合わせる。顎堤間関係がⅡ級関係であるため、顎堤間の水平被蓋が大きくなるが、義歯の安定を考慮し、下顎前歯部人工歯の唇面が義歯床外形を超えない範囲で人工歯間の水平被蓋が小さくなるように、前歯部人工歯を排列する。

フルバランスドオクルージョンを付与する場合は、他の諸要素を含めて矢状切歯路傾斜角を決定するが、水平被蓋が大きくなることから、これに比例して垂直被蓋の量も大きくなる。また、上顎人工歯列弓に対して下顎人工歯列弓が相対的に小さくなるため、下顎前歯部人工歯は上顎よりも小さな幅径のものを選択する。

2）臼歯部人工歯排列

前述の前歯部人工歯の選択により、上下顎臼歯部人工歯の近遠心的な排列位置が標準的となった場合は、通法に従って臼歯部人工歯を排列する。しかし、Ⅱ級傾向が著しい症例では、上顎犬歯遠心面に対して下顎犬歯遠心面が遠心側に位置する場合がある。このようなときは、下顎第1小臼歯部人工歯を削合するか、排列しないことで対処する。

91/100 4章 コンプリートデンチャー

義歯装着時の
ポイントと患者指導

岡山大学大学院　医歯薬学総合研究科　咬合・有床義歯補綴学分野
兒玉直紀　皆木省吾

義歯装着時のポイント

1．装着義歯の試適

上顎、下顎の順に口腔内に挿入し、両側第1大臼歯を咬合平面に対して垂直方向に指で力を入れて押さえ、疼痛部位があれば粘膜面の調整を行う。疼痛がなければ義歯床縁のチェックに進む。

2．義歯床縁の設定位置

1）後縁の調整

上顎義歯はアーラインが基準となるが、片側性咬合平衡が達成できる義歯では、装着感などを考慮して、短く設定してもよい。下顎義歯は、レトロモラーパッドの1/3程度以上は覆う位置に設定する。

2）床縁の長さ、厚さ、形態[1]

床縁の長さの調整は図1に示すように4つのセグメントに分けて行う。必ず舌側から先に行う。

■頬側床縁の診査方法：$\overline{4+4}$・$\overline{7\sim5}$・$\overline{5\sim7}$の3ヵ所に分けて行う。

例：術者が患者の下口唇を排除して2横指程度の開口を指示し、3秒間下顎義歯の浮上を認めない。次に左右どちらかの頬粘膜を排除して開口させると、下顎義歯の浮上を認める。この場合、下口唇に影響を受ける場所、つまり$\overline{4+4}$の床縁の長さまたは厚みに問題がある。床縁形態の調整は、床形態の全体像と把握方法[1]を理解すると容易に実施できる。

3）義歯床研磨面の形態

デンチャースペースと調和しているか機能運動時の義歯の離脱の有無をチェックする。とくに上顎結節研磨面は、側方運動時の義歯の離脱と関連があるため、注意を要する。

3．義歯床粘膜面の適合

適合試験材には、フィットチェッカー®やファインチェッカー®などのシリコーン系適合試験材と、デンスポット®やPIP（Pressure Indicating Paste）などのペースト系適合試験材の2種類があり、シリコーン系適合試験材で大まかな適合を診査した後、ペースト系適合試験材で詳細に適合を診査する。理由は、前者はその厚みからどれだけ義歯と粘膜との間に隙間があるかを調べられ、後者は厚みがないため隙間を定量的に診査できないからである。一方、前者は硬化した際の一瞬しか記録できないが、後者は硬化しないため機能運動時や義歯動揺時の過圧部、いわゆる"あたり"を診査できる。

4．咬合調整

中心咬合位、偏心位の順に咬合調整を行う。

1）中心咬合位

第1、2指を上顎臼歯部頬側にあてがいながら、タッピング運動を指示する。大事なのは、①患者に現時点では咬めないことを伝えておく、②咬合調整前の義歯には早期接触を有する、③一般に、咬合診査に用いる咬合紙の印記では、どの部位に水平的な咬合接触があるかはわかるが、どれだけの咬合調整が必要かわからないことである。中心咬合位の調整のゴールは、（義歯を転覆させない）上顎義歯の機能咬頭頂が左右均等に、かつ早期接触を認めずに咬合接触していることである。また、完成義歯が片側性咬合平衡（片側で咀嚼した際に義歯に加わる力が歯槽頂に向かい、義歯が脱落することなく安定している状態：図2）を獲得できていることの確認も忘れてはならない。

2）偏心位

次に、側方運動時と前方運動時の咬合調整を行う。とくに側方運動時の咬合調整を重視する。側方運動時に咬合接触させる部位は、人工歯への垂直方向の指圧により、義歯が転覆しないことを確認できた咬頭頂のみとする。多くの場合、上顎第2小臼歯または上顎第1大臼歯の舌側咬頭頂が側方滑走運動を担当する（頬側咬頭頂も可能である場合は含めてよい）。

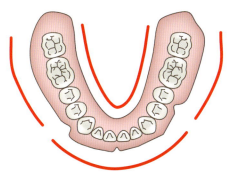

図❶　下顎総義歯床縁の過長チェックのセグメント。頬側3ヵ所および舌側の計4ヵ所に分けて診査する（参考文献[1]より引用改変）

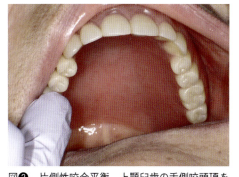

図❷　片側性咬合平衡。上顎臼歯の舌側咬頭頂を、一つ一つ指で咬合平面に垂直方向に押さえて、片側性咬合平衡が達成できている咬頭を確認する

側方運動時の調整のゴールは、①患者が自由に（引っかかることなく）側方運動を行える、②両側性平衡咬合（側方運動時に、作業側・平衡側の人工歯が接触することで義歯床の安定を図る咬合様式、フルバランスドオクルージョンかリンガライズドオクルージョンかは問わない）が獲得できていることである。また、側方運動時・前方運動時ともに義歯の転覆を認めないことを確認する。

患者指導[2,3]

1．義歯への慣れ
新義歯装着後に、異物感や一過性の唾液分泌量の増加、発話困難、嘔吐などを認めることがあり、慣れるまでに通常1ヵ月程度は必要と説明しておく。

2．義歯の着脱方法
義歯装着時は義歯を水分で少し濡らすこと、また義歯を外すときには前歯部を唇側に押し、吸着現象を破ってから外すよう指示する。

3．食事の仕方
初めは比較的軟らかく食べやすい食物を小さくして食べ、できるだけ左右均等に咬む（片側のみで咀嚼しない）ことを指導する。また、総義歯の場合、前歯での咀嚼は義歯を転覆させ、結果的に上顎前歯部の顎堤吸収の原因となることが多い。よって、前歯での食物咬断はなるべく避けるよう指導する。さらに、舌が後退すると下顎舌側床縁の辺縁封鎖が失われて義歯が浮き上がるため、舌尖や舌縁を義歯の舌側面に接触させたまま開口するよう指導する。

4．清掃方法
義歯の清掃不良（デンチャープラークの付着）は義歯性口内炎の直接的な原因となり、褥瘡性潰瘍や扁平苔癬などの口腔粘膜疾患の増悪因子でもあり、さらに誤嚥性肺炎などの一因となり得る。よって、義歯および口腔内の清掃指導は、口腔および全身健康の観点から極めて重要である。

- **機械的清掃**：義歯用ブラシを用いて流水下で刷掃する。歯磨剤を用いた刷掃は、床用レジンや人工歯の摩耗などの原因となるため行わない。
- **化学的清掃**：機械的清掃のみでは義歯性口内炎の起因菌であるカンジダは完全に除去できないため、義歯洗浄剤による化学的清掃の併用が必須である。
- **口腔清掃**：軟毛ブラシや舌ブラシで指導を行う。

5．夜間の義歯の取り扱い
義歯床下粘膜を安静にするため、夜間は義歯を外して水中に保管する。ただし、夜間の義歯撤去が困難な場合（顎関節症や残存歯による口腔内損傷の可能性がある患者）には、都合のよいときに義歯を数時間外し、義歯床下粘膜を安静に保つよう指導する。

6．リコール
義歯の長期使用により、顎堤吸収や人工歯咬耗が生じることがある。その結果、義歯不適合、さらにはフラビーガムや義歯性線維症、義歯性口内炎などの疾患を生じる可能性がある。上記の症状は、患者が自覚せずに進むことが多いので、定期的なリコールと調整が必要であると説明する。

【参考文献】
1）皆木省吾：写真と図で使える 超高齢者総義歯座右マニュアル—超高齢社会・在宅に使える義歯を提供する2横指3秒ルール—．学術研究出版，東京，2015．
2）市川哲雄，大川周治，平井敏博，細井紀雄（編）：無歯顎治療補綴学 第3版．医歯薬出版，東京，2016．
3）日本補綴歯科学会：有床義歯補綴診療のガイドライン（2009改訂版）．http://www.hotetsu.com/s/doc/plate_denture_guideline.pdf

92/100 4章 コンプリートデンチャー

複製義歯の適応とポイント

明海大学歯学部　機能保存回復学講座　歯科補綴学分野
大川周治

　複製義歯とは、専用のフラスクとアルジネート印象材などを用いて使用中の義歯（主として総義歯）を埋没し、歯冠色および歯肉色常温重合レジンなどで複製した義歯のことで、治療用義歯として用いられることが多い。使用中の義歯における床形態、もしくは咬合関係を修正する必要のある症例が適応となる。

　複製義歯を治療用義歯として応用した場合の臨床的な有用性は、以下のとおりである。

1) 義歯床部や人工歯部の修正を容易に行える

　複製義歯を用いて床形態や咬合関係を大幅に修正した際に、患者が適応できない状況が生じた場合においても、使用中の義歯が温存されているので、容易に原状復帰できる点が大きい特徴である。

2) 複製義歯を用いて印象採得と咬合採得を行える

　その結果、修正した義歯の形態や咬合関係の情報を新義歯へと転写できるので、患者の新義歯への順応が比較的容易となる。

3) 印象採得と咬合採得を同時に行うことで、治療時間や通院回数を減らせる

　図1～8に、複製義歯の製作手順を示す。詳細は、日本補綴歯科学会の教育用ビデオ「複製義歯の製作

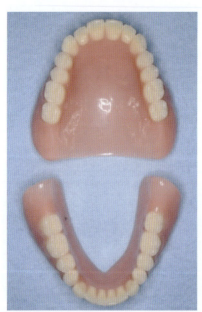

図❶　上下顎総義歯

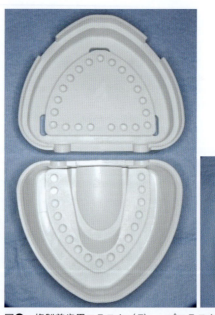 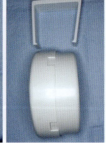

図❷　複製義歯用フラスク（デュープフラスク：ジーシー）

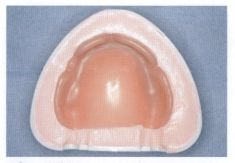

図❸　上顎義歯のフラスク下部への埋没

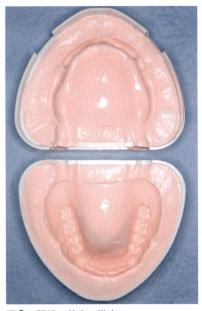

図❹ 開輪、義歯の撤去

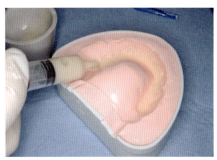

図❺ 歯冠色常温重合レジンの人工歯部印象面への注入

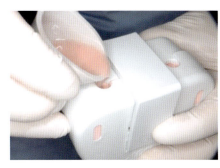

図❻ 歯肉色常温重合レジンの注入

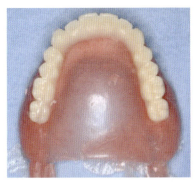

図❼ 流し込みレジンの硬化、複製義歯の取り出し

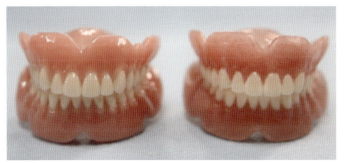

図❽ 使用中の義歯（左）と複製義歯（右）

症例

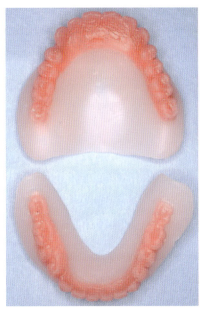

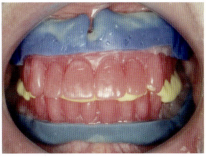

図❾ 歯冠部分をパラフィンワックスで製作した複製義歯を用いて、印象採得と咬合採得を同日に行った

方法」（http://www.hotetsu.com/files/20150910_1.mp4）を参照していただきたい。

なお、使用中の義歯の状態が比較的良好で、床形態や咬合関係に大きい修正を必要としない症例では、歯冠部分をパラフィンワックスで複製し、早期に印象採得と咬合採得を行う方法もある（**図9**）。

93/100　4章　コンプリートデンチャー

金属床総義歯の利点と欠点

鹿児島大学　大学院医歯学総合研究科　口腔顎顔面補綴学分野
西村正宏

金属床義歯の定義と種類

金属床義歯の定義は「主要な構成要素に金属を使用して、強度、装着感、設計の自由度などを高めた義歯」とある。また、金属床の定義は「義歯床粘膜面の一部、あるいは全部を形作る義歯床の金属部分。鋳造床（cast plate）および圧印床（swaged plate）がある」とある[1]。最近は、鋳造床（チタン床）で金属床が作られることが多いが、トルティッシュと呼ばれる金属メッシュ（厚さ0.35mmのSUS316板）を圧印整形されたものもある[2]。さらには、義歯全体のたわみを抑制するために「トラス構造をもつ金属構造義歯」と呼ばれるものもある[3]。下顎の金属床義歯は、その調整頻度は上顎よりも高いため、舌側床研磨面を金属にして粘膜面をレジンタッチにしたものでも、義歯を薄くしたり強度が増したりすることを考えれば金属床義歯と呼んでもよいと思われる。しかし、本項はコンプリートデンチャーの金属床義歯の項であるため、開業医が最も多く製作すると思われる金属床を用いた上顎の総義歯について解説したい。

金属床義歯の利点と欠点は**表1**に簡潔にまとめた。

金属床総義歯を患者に提案する前に（選定療養費の説明）

金属床総義歯は、選定療養費制度（平成18年10月以前は特定療養費）が適用される。これを製作する場合は、各保険医療機関で掲げる金属床総義歯の自費料金を「選定療養費に係る療養の提供の実施（変更）報告書」に記載して都道府県知事に届け出る必要がある。その際、必ず価格掲示しなければ、選定療養費制度の対象である金属床総義歯は、たとえ全額自費でも製作できない。制度について熟知したうえでインフォームド・コンセントを得る必要がある[4]。

金属床総義歯製作の流れ

通常の保険の総義歯製作方法に沿って金属床総義歯を製作すると、後々修正が困難になるリスクを伴う。慎重に製作を進めるならば、最初にパイロットデンチャーをレジンで製作し、その形態を正確に完成義歯に写し込んで金属床総義歯を完成させる方法が望ましい。つまり、パイロットデンチャーの試適後にフィニッシュラインの位置と立ち上がり角度を決定し、金属床を製作することになる[5]。

上顎床後縁の装着後の調整が大きくなりやすい部位を金属で製作すると、その調整は困難になると思われていた。そのため、そうした部位を最初からレジンで構成する考え方もあるが、それでは厚みが増したり装着感が悪くなったりして、金属床の利点が失われてしまう。最近は、金属接着性レジンの登場でポストダムの追加や修正が容易になったため、口蓋床後縁を最初からレジンにする必要はない[6]。

一般的な金属床総義歯の金属部分の構造を**図1**に示す。顎堤部分は加齢とともに萎縮しやすいため、将来的に萎縮しにくい部分を金属とすることが望ましい。口蓋部分は加齢とともに大きく変化しないため、顎堤が立ち上がる部分に金属床総義歯の金属とレジンの境界部、いわゆるフィニッシュラインを設定し、それから顎堤頂に向けてスケルトン構造を製作することが一般的となる。フィニッシュラインには、義歯粘膜面の内側フィニッシュラインと義歯研磨面の外側フィニッシュラインがある。それらの形態に明確なステップを付与して義歯床用レジンの厚みを確保し、金属からのレジンの剥離や義歯の破損を防止するため、バットジョイントに製作することが一般的である。また、金属とレジンの剥離を防止するためにさまざまな金属処理方法が開発されている。金属とレジンの接着技法を応用した場合、フィニッシュライン部に緩やかな傾斜面形態を付与して

表❶ 金属床義歯の利点と欠点

	金属床義歯	レジン床義歯
装着感	優れる	金属床義歯と比べると劣る
厚み	薄くできる（0.5mm程度でも可能）	補強線を入れて強度を得るため、厚くなりやすい
重さ	使用金属によっては重い。貴金属はCo-Cr合金の2倍、チタンの4倍程度になる。上顎の貴金属総義歯は25g以上になり、重くて落ちやすい	比較的軽い。上顎義歯で20g以下であれば軽いと感じられる
温度感覚	伝わりやすいため、食べものも味わいやすい	伝わりにくい
味	金属味を感じる場合がある	一般的に変化はない
アレルギー	金属アレルギーがあれば適応困難	レジンアレルギーがあれば適応困難。レジンアレルギーは少ない
強度	高いため構造的なたわみは出にくい。吸水性がないので短期間での破損や変化は少ない。薄い部分の破折はある	比較すれば低い。単独では強度の維持は困難で、補強線内蔵の必要がある
劣化・変色	一般的にはしにくい	吸水性があるため劣化・変色しやすいが、義歯洗浄剤によるデンチャープラークコントロールを徹底すれば、それほどの差はない
清掃性	よい。付着したプラークは払拭しやすい	金属床と比較すれば悪い
調整	削合作業は困難であり、薄い部分は破折しやすい。多くの調整が予想される部位は、設計時に若干厚みをもたせて製作する	削合作業は容易であり、即時重合レジンにて薄い部分を添加可能
修理	難しい。近年はレーザー溶接による修理も可能となったが、一般的には困難	やさしい。即時重合レジンにて、即日に修理も可能
リライン	最近は金属表面のサンドブラスト処理後の金属接着性プライマーや接着性レジンの使用で容易になった。しかし、口蓋部分は大きく変化しない部位であり、装着感のメリットが失われるので、慎重に行うべきである	金属床と比較すれば容易
価格	高価	安価

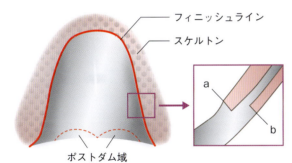

図❶ 金属床義歯の金属部分の構造。a：外側フィニッシュライン、b：内側フィニッシュライン

金属とレジンを移行的な形態にすると、レジンの剝離防止に有効であるとする報告もある[7]。

金属床部分の金属

たとえば、レジン床総義歯をCo-Crに置き換えると約5.1g、チタンでは約2.9gの増加となるなど、金属床総義歯は一般的にレジン床総義歯より重くなる[6]。最近は、純チタン金属床の硬さを補うTi・6Al・7Nb合金（チタンニオブ合金）も登場し、コバルトクロム・モリブデン合金にも匹敵する機械的性質が得られている。そのため、歯科技工所によってはより軽量なチタン合金が金属床の半数を占めるという[8]。

金属床総義歯のリラインはどうするか？

上顎金属床総義歯は、ほとんど顎堤付近だけが萎縮し、顎堤部分のレジンのリラインが主となる。その際は、顎堤部分には可及的に無圧となるように、流れのよいレジンの使用が推奨される。もし金属部分にリラインが必要なら、金属粘膜面をサンドブラスト処理し、スーパーボンドを金属面に薄く塗布後、通常の手順に従う。そもそも、金属部分のリラインが必要かは、フィットチェッカーをごく少量口蓋正中部分に付け、義歯を加圧・保持して確認できる[9]。

【参考文献】
1) 日本補綴歯科学会（編）：歯科補綴学専門用語集 第5版. 医歯薬出版, 東京, 2019.
2) 川原春幸, 石崎順啓, 武田昭二, 他：金属メッシュプレート（TRUTISSU）の義歯床応用への試み. DE, (59)：24-33, 1981.
3) 尾花甚一, 大久保力廣, 阿部實：金属床義歯の問題点 なぜ金属構造義歯がよいか. 歯界展望, 85(4)：875-881, 1995.
4) 歯科保険研究会（編）：保険診療シリーズ 金属床総義歯, 有床義歯調整指導 症例と解説. 医歯薬出版, 東京, 1994.
5) 井上規：総義歯・金属床義歯 パイロットデンチャーを用いた金属床総義歯の作製. QDT, 30(12)：126-134, 2005.
6) 塩田博文：総義歯金属床成功へのフォローアップ. 砂書房, 東京, 1997.
7) 小西洋, 平井敏, 大野弘：貴金属床義歯フィニッシングライン部の漏洩防止に有効な接着技法. QDT, 23(8)：983-991, 1998.
8) 多田郁, 萬藤和仁, 永島宏, 堤嵩詞：和田精密歯研における金属床技術50年の歴史といま. 歯科技工, 37(5)：602-616, 2009.
9) 皆木省吾：写真と図で使える 超高齢者総義歯座右マニュアル. 学術研究出版, 東京, 2015.

94/100 4章 コンプリートデンチャー

ティッシュ
コンディショニング

長崎大学大学院　医歯薬学総合研究科　歯科補綴学分野
村田比呂司

ティッシュコンディショニングとは

　ティッシュコンディショニングとは、新義歯製作時の精密印象あるいはリライン前に、不適合義歯や咬合の不調和などによって生じた義歯床下粘膜の歪みや変形、義歯性潰瘍などの病変を回復させることをいう。粘膜調整、組織調整ともいう。

ティッシュコンディショナーの成分と性質

　ティッシュコンディショニングの目的で使用される材料は、ティッシュコンディショナー（アクリル系機能印象材）であるが、本材はその他にダイナミック印象や即時義歯、不適合義歯の暫間リラインの目的でも応用される[1]。

　ティッシュコンディショナーは、粉末と液より構成される。粉末には主としてポリエチルメタクリレートなどが、液には可塑剤とエチルアルコールの混合液が使用されている。可塑剤として、芳香族エステルのブチルフタリルグリコール酸ブチルや脂肪族系のセバシン酸ジブチルなどがある。また、エチルアルコールは本材のゲル化を促進させるため、通常数％〜20％程度含有されている。

　本材の治療効果を発揮させるためには、義歯床下粘膜の変形回復や機能圧によって流動し、ある程度塑性変形する性質が求められる。そのため、本材は高い柔軟性が要求され、一部の製品を除いてモノマーは含有されておらず、軟質リライン材のような架橋構造にはなっていない。しかしながら、ティッ

シュコンディショナーは初期においては柔軟であるが、含有されているエチルアルコールの溶出や吸水のため、経時的に初期の粘弾性の性質が失われて硬くなる。また、材料の表面も経時的に粗造となる。そのため、長期にわたる使用は避け、定期的に材料を交換する必要がある。

ティッシュコンディショナーの正しい使い方

1．適切な厚さの確保

　本材によるティッシュコンディショニングやダイナミック印象は、柔軟性つまり粘弾性によって発揮されるが、その効果を期待するには適切な厚さ（理想的には1〜2mm程度）の確保が必須である。とくに下顎義歯では、リライン時、咬合力によって容易に材料が流れ出て、薄くなることが多い。粉末と液を混和後、粘度がある程度増して垂れなくなった時点で義歯床に盛り、口腔内に挿入する。患者にはあまり強く咬合しないよう指示する（図1a〜f）。もし、患者が強く咬合して薄くなった場合は、ティッシュコンディショナーの積層で対応する。

2．顎位および咬合高径の変化の防止

　上下顎総義歯にティッシュコンディショナーをリラインする際、まず上顎から行う。本材による上顎義歯の前方変位を防ぐため、義歯床前歯部唇側の床内面をティッシュコンディショナーの厚み分ほど削除する。下顎義歯も本材の厚み分ほど義歯床を削除し、咬合高径の変化を防ぐため、削除した厚さ分ほどリラインする。ただ実際はなかなか難しく、咬合させる際の患者への指示や義歯床へ盛るタイミングなど、材料の取り扱い方を体得する必要がある。義歯の咬合高径が高くなりすぎていないか、適切な安静空隙が保たれているかを確認する。

3．長期使用の防止

　前述のように、本材は経時的に初期の柔軟性が失われていく。また、他の床用材料に比べ汚れやすく、*Candida* を主体とした微生物などが堆積したデンチャープラークが付着しやすい。長期間の使用によって汚れたティッシュコンディショナーは義歯性口内炎などを引き起こし、口腔内の衛生状態を不良にする。本材は、ブラシなどによる機械的清掃が難

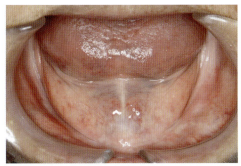

a：患者は下顎総義歯による疼痛を訴えており、リラインのためにティッシュコンディショニングとダイナミック印象を採得することとした

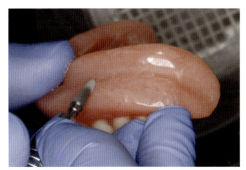

b：義歯床粘膜面をカーバイドバーなどで一層削除する

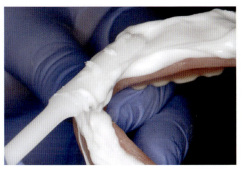

c：ティッシュコンディショナーは、粘度が増して垂れなくなった時点で義歯床に盛ると、厚さを確保しやすい。本症例には、ジーシーのティッシュコンディショナーを使用

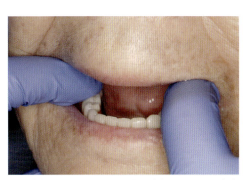

d：適切な厚さのリライン層を確保するため、患者にはあまり強く咬合しないように指示する

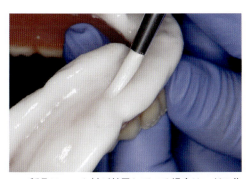

e：製品にコート材が付属している場合は、ゲル化後にコート材を塗布する。成分の溶出や吸水が抑制され、さらに印象面が滑沢に仕上がる

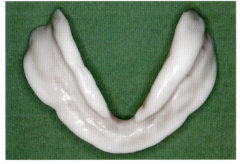

f：ダイナミック印象の終了した下顎総義歯

図❶a〜f　ティッシュコンディショナーの使い方

しいため、主として義歯洗浄剤による化学的洗浄が応用される。銀系無機抗菌薬配合の義歯洗浄剤や酵素系義歯洗浄剤が適している。

4．ダイナミック印象の日数

　ティッシュコンディショナーは、間接リラインのダイナミック印象材としても応用される。どの時点をもってダイナミック印象完了とし、義歯を預かるかは、現時点で十分なエビデンスがあるわけではないが、基本的には咀嚼時の疼痛がなくなった時点であり、また材料の表面性状および粘弾性を考慮すると、ほぼ1日〜1週間程度と考えられる。

　ティッシュコンディショナーはあくまでも暫間的な使用に限られており、比較的長期にわたって使用される軟質リライン材とは、使用目的や適用できる期間も異なっている。とくにこのことを念頭におき、本材を義歯補綴治療に有効活用していただきたい。

【参考文献】
1）濱田泰三（編著），村田比呂司，西村正宏，洪　光，浦部素直：ティッシュコンディショナー．デンタルダイヤモンド社，東京，2007．

95/100　4章　コンプリートデンチャー

直接リラインと間接リライン

長崎大学大学院　医歯薬学総合研究科　歯科補綴学分野
村田比呂司

リラインの目的と使用材料

　義歯を長期にわたり使用すると、人工歯の咬耗や義歯床の変色、劣化など、義歯そのものの変化に加え、生体側つまり顎堤や義歯床下粘膜も経年的に変化する。義歯床粘膜面と義歯床下粘膜との適合性を改善する目的には、硬質リライン材が使用される。また、義歯床粘膜面の適合性が良好な義歯を装着しても、顎堤の著しい吸収や義歯床下粘膜の菲薄化などが原因で咀嚼時疼痛を生ずる症例には、緩圧効果を期待して軟質リライン材が応用される。この咀嚼圧に対する緩圧効果は、通常1〜2mmくらいの厚さのリライン層が必要である。

リラインの術式

　リラインの操作方法は、チェアーサイドで行う直接法と技工室で行う間接法があり、間接法にはフラスク埋没による方法とリライニングジグによる方法がある[1]。

1．直接法

　直接法は、患者から義歯を預かる必要がなく、技工室での煩雑な操作を必要としない。そのため、硬質リライン材を用いた不適合義歯に対するリラインでは、この直接法が頻用されている。

　部分床義歯や顎堤に強いアンダーカットが存在する症例では、材料が完全に硬化する前に、つまりゴム状態であるときに数回口腔より義歯を出し入れするなどして、義歯が取り出せないというトラブルを防ぐように注意しなければならない。

　軟質リライン材を使用する症例では、前述のように適切な厚さのリライン層の確保が必要であるが、直接法では患者が強く咬合し、リライン層が薄くなるケースが多い。そのため、軟質リラインでは、直接法よりも間接法が推奨される。また、義歯床とリライン材の接着性に関しても、直接法では義歯床の接着面に唾液などが付着する可能性があり、本来の接着性を得ることが困難な場合もある。

2．間接法

　間接法では、ティッシュコンディショナー（アクリル系機能印象材）によるダイナミック印象後、一度義歯を患者から預かって技工室で作業するため、スペア義歯がない場合は、複製義歯を製作するなどの対応が必要である。しかしながら、本法は緩圧効果を発揮させるために必要なリライン材の厚さを確実に確保できる。さらに、義歯床粘膜面が唾液などで汚染されることがないので、本来の接着力も維持でき、義歯床との境界部も滑らかに仕上げられる。

1）フラスク埋没による方法

　まず、ダイナミック印象の終了した義歯（図1a、b）に超硬質石膏を流し、模型を製作する。この模型をフラスクに埋没して（図1c）開盆後に義歯を取り出し（図1d）、ティッシュコンディショナーおよび義歯床粘膜面のレジンをカーバイドバーなどで削除する（図1e）。その際、リライン材の厚さが1〜2mmくらい確保できるように削除する。メーカーの指示に従って塡入・圧接・重合を行い（図1f）、硬化後に義歯をフラスクから取り出し、形態修正・研磨を行う（図1g）。本法では、加熱重合型および常温重合型リライン材の両方を使用できる。加熱重合型リライン材を用いた場合は、後述するリライニングジグによる方法よりも、一般的に耐久性に優れている。

2）リライニングジグによる方法（図2）

　1）と同様に製作した模型を、リライニングジグに装着する。装着後ジグの上下を分離し、義歯を取り出してフラスク埋没による方法と同様に、リライン層の厚さが1〜2mmになるように削除する。次いでメーカーの指示に従い、リライン材を義歯床粘膜

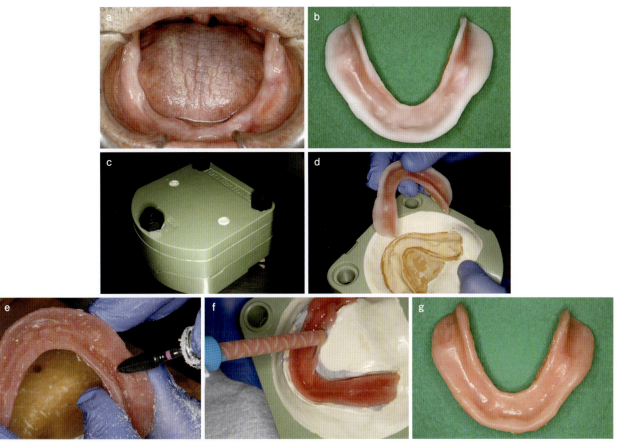

図❶ 間接法によるリライン（フラスコ埋没による方法）。本症例には、ソフトライナー（ジーシー：b）、ジーシー リラインⅡ エクストラソフト（ジーシー：g）を使用

面と石膏模型面に盛って分離したジグの上部と下部を圧接し、元の位置に戻す。硬化後、再度ジグの上下を分離し、形態修正・研磨を行って完成とする。本法で使用するリライン材は常温重合型リライン材であるため、重合過程で生じる変形は少ないが、加熱重合型に比べて耐久性は高くない。なお、アクリル系軟質リライン材の調整はカーバイドバーやカーボランダムポイントで可能であるが、シリコーンの場合は各メーカーが軟質リライン材用に開発している専用のポイント類を使用する必要がある。ポイントは低速、ソフトタッチで使用するように指示されている。

●

平成28年度の診療報酬改定では、有床義歯内面適合法で軟質材料が保険に導入された。これは、下顎の総義歯に適用されるもので、操作方法に関しては

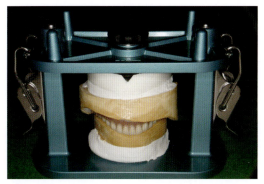

図❷ 間接法によるリライン（リライニングジグによる方法）

間接法に限るとされている。このことからも、直接法よりも間接法で行うほうが、軟質リラインの臨床成績は高いものと推察される。

【参考文献】
1）濱田泰三, 村田比呂司（編著）, 櫻井 薫, 水口俊介, 河相安彦, 木本克彦, 他：THE SOFT LINING 軟質リラインの本質. デンタルダイヤモンド社, 東京, 2016.

96/100 4章 コンプリートデンチャー
軟質リライン

日本大学松戸歯学部 有床義歯補綴学講座
木本 統　河相安彦

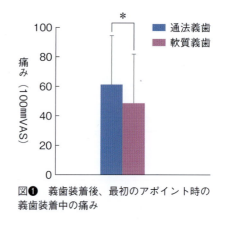

図❶ 義歯装着後、最初のアポイント時の義歯装着中の痛み

　総義歯装着者の顎堤粘膜は、咀嚼による咬合力や総義歯の移動で生じる力を負担する。そのため、菲薄化して弾性を失い、咬合力に耐えられない顎堤粘膜をもつ患者が急増している。このような状況から、平成28年の保険改定ではシリコーン系軟質リライン材の使用が下顎総義歯に認められ、平成30年からは、アクリル系軟質リライン材の使用も認められた。しかし、軟質リライン材は、通常の総義歯では得られない多くの利点がある一方で、欠点もある。

軟質リライン材使用の利点

1．痛みが軽減する

　総義歯装着後の最初のアポイント時に、義歯装着中の痛みについて質問をした結果を図1に示す。アクリル系軟質リライン材を下顎総義歯に応用した場合（軟質義歯）と通法での場合（通法義歯）を比較すると、前者で患者の痛みが26％ほど減らせた[1]。このことから、咬合関係が適正に設定されていても、顎堤の状態が悪く痛みが消えず困っている患者には、軟質リライン材の使用に一考の価値がある。

2．よく噛める

　咀嚼能力は通法義歯より向上する[2,3]。アクリル系では統計的な有意差がないことから、シリコーン系のほうがエビデンスとしては高いと考えられる（図2a、b）。しかし、筆者はシリコーンの弾力性によって「ゴムを噛んでいる感じがする」と患者からの訴えを経験したことがある。シリコーン系を使用すると、噛みしめる時間の延長があきらかになっ

ており、これが咀嚼能率の向上に寄与する反面、「ゴムを噛んでいる感覚」に繋がるのかもしれない。

3．褥創が少なくなる

　軟質リライン材を使用した下顎総義歯装着者では、最初の調整時に観察される褥創数が減少する。しかし、顎堤の部位によって褥創の発生状況は異なる。咬合力を負担する支持部と辺縁部では褥創が少なくなるが、小帯部では通法義歯と差がない（図3）。また、痛みに耐えかねて義歯を外すまでの日数は、アクリル系軟質リライン材を使用すると3.5日、使用しないと2.5日ほどである[4]。このことから、軟質リライン材の使用有無にかかわらず、義歯装着後3日以内に義歯調整のアポイントをとると痛みの場所や褥創部が明確になり、効果的な調整ができる。

4．患者から好まれる

　同一患者に下顎通法義歯とシリコーン系軟質義歯を装着させた筆者らの研究では、28名中18名（72％）が後者を選択した[5]。この報告から、多くの無歯顎患者はシリコーン系軟質リライン材を使用した総義歯を好むといえる。

軟質リライン材使用の欠点

　軟質リライン材の欠点は、材料が長期的に安定しないことである。図4a〜cに劣化した軟質リライン材を示す。シリコーン系は接着材を介してアクリルレジンとの接着を図るが、長期使用によって接着面からの剝離が生じ、また軟質リライン材の表面が粗造になり、細菌が繁殖する。細菌を含む唾液を誤

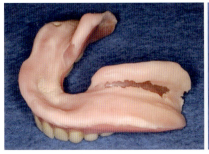
a：シリコーン系軟質リライン材

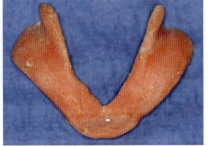
b：アクリル系軟質リライン材

図❷a、b　軟質リライン材の咀嚼能率

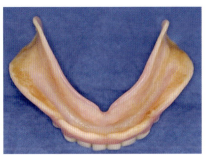

図❸　褥創の発生状況。顎堤部位によって異なる。
支持部：軟性義歯＜通法義歯、辺縁部：軟性義歯
＜通法義歯、小帯部：軟性義歯＝通法義歯

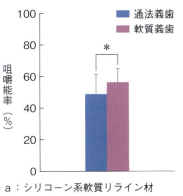

a：シリコーン系　　　　　　　　　　　　　　　　　　　　　　　　　　b：アクリル系

図❺　劣化した軟質リライン材

嚥すると誤嚥性肺炎を生じる可能性があることを考えると、重大な問題である。アクリル系は床用レジンと化学的結合するため剥離は生じないが、可塑剤の流失によって弾性を失うとともに、表面が粗造となり汚れやすくなる。口腔内環境で劣化せず、清潔な状態を維持できる材料の開発が望まれる。

軟質リライン材の再裏装や再製をエンドポイントとして軟質リライン義歯装着者を追跡調査したところ、2年ほどで軟質リライン材の劣化が始まり、使用できなくなる場合があるとあきらかになった[6]。軟質リライン材の使用前に、最短2年ほどで交換が必要となることを、あらかじめ説明すべきである。

●

患者の願いは痛くなく食事をとれること、歯科医師の願いはそれを叶えることである。当然、義歯作りの知識と技術があっての軟質リライン材の使用である。「入れ歯は硬いもので」と義歯作りへの矜恃もあるかもしれないが、多くの臨床家がこの材料に興味をもち、上手に応用することが、これからの超高齢社会の大きな福音になると信じてやまない。

【参考文献】

1) Kimoto S, Kimoto K, Gunji A, Kawai Y, et al: Effects of resilient denture liner in mandibular complete denture on the satisfaction ratings of patients at the first appointment following denture delivery. The journal of the Japan Prosthodontic Society, 52(2): 160-166, 2008.
2) Kimoto S, So K, Yamamoto S, Ohno Y, Shinomiya M, et al: Randomized controlled clinical trial for verifying the effect of silicone-based resilient denture liner on the masticatory function of complete denture wearers. Int J Prosthodont, 19(6): 593-600, 2006.
3) Kimoto S, Yamamoto S, Shinomiya M, Kawai Y: Randomized controlled trial to investigate how acrylic-based resilient liner affects on masticatory ability of complete denture wearers. J Oral Rehabil, 37(7): 553-559, 2010.
4) Kimoto S, Kimoto K, Tanaka T, Takeo A, et al: Effect of Clinicians' Experience on Chair Time and the Number of Denture Adjustment Visits Required for Complete Denture Treatment. Prosthodontic Research & Practice, 6(3): 166-172, 2007.
5) Kimoto S, Kitamura M, Kodaira M, Kawai Y, et al: Randomized controlled clinical trial on satisfaction with resilient denture liners among edentulous patients. Int J Prosthodont, 17(2): 236-240, 2004.
6) Kimoto S, Kimoto K, Murakami H, Atsuko G, et al: Effect of an acrylic resin-based resilient liner applied to mandibular complete dentures on satisfaction ratings among edentulous patients. Int J Prosthodont, 27(6): 561-566, 2014.
7) Kimoto S, Kimoto K, Murakami H, Gunji A, Ito N, Kawai Y: Survival analysis of mandibular complete dentures with acrylic-based resilient liners. Gerodontology, 30(3): 187-193, 2013.

97/100 4章 コンプリートデンチャー

咬合調整とリマウント

福岡歯科大学　咬合修復学講座　有床義歯学分野
川口智弘　髙橋 裕

重合後の咬合調整の目的

　ろう義歯試適が終わり、一連の重合操作を経て義歯となる。重合された義歯は、それまでの治療操作や技工操作が正確に行えたとしても、義歯床用レジンの重合収縮によって人工歯の位置が変化してしまう。上下顎義歯の咬合関係を修正し、義歯を下顎の運動に調和した咬合面形態に作り上げるためには、上下顎義歯をリマウント（咬合器再装着）し、咬合器上で咬合調整（削合）を行うことが必要である。仮に咬合調整せずに口腔内に装着すると、咬合干渉によって義歯の動揺や不安定を引き起こし、義歯による痛みや脱離の原因となる。その結果、義歯調整にかかるチェアータイムは長くなり、患者の来院回数も多くなる。

リマウントの注意点

　重合された義歯は、スプリットキャスト法やテンチのコア法によってリマウントを行う。スプリットキャスト法を用いる場合、フラスコから義歯を作業用模型ごと取り出すときに、義歯が作業用模型から一度外れてしまうと、作業用模型上の正確な位置に復位しない。そのため、取り出しの際には無理な衝撃を与えず、作業用模型の周囲から埋没材を少しずつ破壊して取り出す。咬合器にリマウントされると、切歯指導釘が切歯指導板から浮き上がっているのを確認できる。

咬合調整の注意点

　咬合調整の目標は、中心咬合位において早期接触を認めずに、左右的および前後的に均等な咬合接触状態を得られていること、また前方および側方咬合位における偏心運動時に、人工歯の咬合面が接触滑走するような両側性咬合平衡が得られていることである。

　咬合調整は、中心咬合位、側方運動時作業側、側方運動時平衡側、前方運動時の順番で選択削合を行い、最後に自動削合を行う。以下に、咬合調整における注意点を挙げる。

①選択削合では、咬合小面形態をイメージしながら行うため、径の小さいカーボランダムポイントを用いる。

②咬合紙は、中心咬合位時と偏心運動時の咬合接触状態が判別できるように、赤色と青色に分けて使用する。削合1回ごとに印記部位を拭き取ってから、次の削合を行う。

③中心咬合位での早期接触部位が印記されたら、機能咬頭である上顎舌側咬頭と下顎頬側咬頭は基本的に削合せず、対合する隆線を裂溝や窩が深くなるように斜面を形成する（図1）。咬合小面を無視して、平らな咬合面にはしてはならない。

④対合歯と強く当たっているのは中央が抜けたドーナツ状に印記されている部分で、それ以外の咬合紙の色が少し付いている部分は咬合紙がただこすれて印記された部位なので、削合の対象としない（図2）。

⑤側方運動時の削合では、両側に咬合紙を設置して2～3回側方運動させる。作業側は、BULLの法則に従って削合する（図3）。平衡側では、基本的に下顎頬側咬頭内斜面を削合する（図4）。このときに、中心咬合位における咬合高径を変化させないように注意する。咬合紙の印記だけではなく、上下顎人工歯の咬合小面がスムーズに滑走できているか、全体を観察しながら削合を行う。

⑥前方運動時の前歯部の選択削合では、上顎前歯の審美性を考慮し、下顎前歯の切縁部を削合する。

　前方運動時の接触滑走に合わせて下顎前歯部切縁

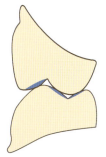
図❶ 中心咬合位での選択削合

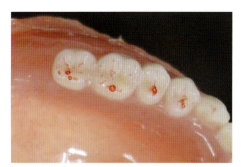
図❷ ドーナツ状に印記された咬合接触

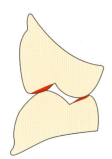
a：頬側咬頭と舌側咬頭の両方で接触

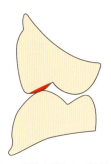
b：頬側咬頭のみで接触

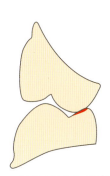
c：舌側咬頭のみで接触

図❸a〜c　作業側での選択削合

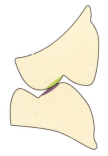
図❹ 平衡側での選択削合

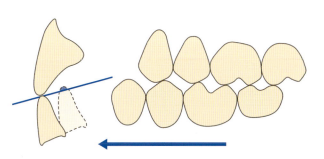
図❺ 前方運動時の選択削合

を運動方向に滑走できるように、斜めに削合する（図5）。

⑦自動削合では、下顎人工歯列上にカーボランダムグリセリン泥を塗布し、咬合器上弓を閉じる。軽い力で押さえながら、咬合器を中心咬合位から左右側と前方へ滑走させる。カーボランダムグリセリン泥が必要以上に多いと咬頭頂も削合され、咬合高径が下がってしまう原因となるので、塗布しすぎないように注意する。

⑧自動削合が完了したら、人工歯咬合面の辺縁の鋭利な部位は研磨を行い、裂溝が浅い部位にはスピルウェイを付与する。

【参考文献】
1）細井紀雄，平井敏博，長岡英一，赤川安正，鈴木哲也，大川周治（編）：コンプリートデンチャーテクニック 第6版．医歯薬出版，東京，2012．

98/100 4章 コンプリートデンチャー
訪問歯科診療でのアプローチ

東京医科歯科大学　大学院医歯学総合研究科
地域・福祉口腔機能管理学分野
古屋純一

訪問歯科診療が必要な患者＝何らかの疾患によって要介護状態にある高齢者であり、医学的・環境的理由によって治療に制約がある場合も多く、可及的に簡潔な診療が求められる。訪問歯科診療で求められる歯科的対応のうち、義歯は口腔ケアに次いで多く、総義歯などの有床義歯が中心となる。しかし、実際には義歯に対して十分な歯科補綴学的対応が行われていない場合も多く、その修理や調整、新製が必要と推察される[1]。また、訪問歯科診療での義歯への対応は、全身や口腔の機能低下へのアプローチの一環として行う必要があり、摂食嚥下や食事、リハビリテーションなど、口腔機能と生活支援の視点が求められる。

訪問歯科診療での義歯への対応

訪問歯科診療では、可及的にシンプルな対応を目標とする。使用中の義歯がある場合には、修理・調整による対応が基本である。ただし、認知機能低下があるなど、使用中義歯の改変や修理にリスクが伴う場合には、複製義歯を製作したうえで、段階的に修理を行うのもよい。訪問歯科診療では、シリコーンパテを既製トレーに盛り、即席のフラスコを作るような形で複製義歯用の印象を採得しておくと、後の操作が容易である（図1）。また、全身状態や認知機能によっては義歯そのものには手をつけず、義歯安定剤の使用や食事調整などで対応することもある。そもそも使用していない場合には、その必要性をまず判断する。

義歯を新製する場合には、口腔機能・摂食嚥下、認知機能・ADLを含めた全身・生活機能の観点、また本人・家族の希望も踏まえた社会的観点から、装着または新製の是非を総合的に判断する（図2）。義歯による食事の回復によってQOL向上に通じる場合がある一方で、義歯装着だけでは改善できない場合も少なくない。とくに摂食嚥下障害を有する場合には、専門職と協働のうえ、リハビリテーションを支援し得る義歯の装着が推奨される[2]。

訪問歯科診療での義歯の形態や機能には、個別の口腔機能低下を考慮することも重要である。たとえば、咬合高径は舌機能低下を考慮して決定する（図3）。また、咬合接触関係は下顎位決定の困難さや不安定な下顎位を考慮して、リンガライズドオクルージョンとする（図4）。印象採得については、どのような手法や材料を用いたとしても、義歯の形態は自動的に決定されるものではない。とくに指示の入らない患者においては、術者が口腔機能を踏まえて主体的に決定する必要がある。

口腔機能・食事支援のための義歯

口腔は消化管の入口であり、義歯による口腔環境・機能の変化は、咽頭の形態・機能にも影響を与え得る[3]。よって、義歯の装着・修理後は、嚥下に問題がなくても食事場面の観察を行うべきである。

訪問歯科診療では、咬合の回復＝咀嚼・嚥下の回復＝食事の回復とならないことも多く、段階的な摂食訓練が必要になる。その際には、咀嚼と嚥下が一連の運動であることに配慮し、咀嚼だけではなく食塊搬送などを含め、義歯が食事を支援できることが

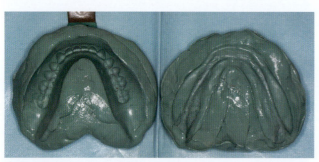

図❶　訪問歯科診療での複製義歯用即席フラスコ。シリコーンパテを既製トレーに盛って即席のフラスコを作ることにより、製作が容易になる

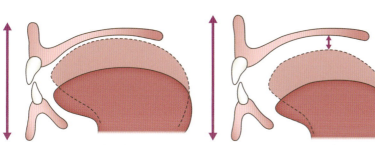

図❷ 訪問歯科診療での新義歯製作の基準。義歯を使いこなせる口腔機能か、義歯の使用や新製によって本人や介護者における食事のストレスを減らせるかがポイントである

図❸ a、b 訪問歯科診療での義歯の咬合高径。舌機能低下があるような場合、咬合高径は Comfortable zone と呼ばれる範囲を参考に、最も低くなるよう設定する。義歯の形態（とくに下顎後縁）が正しくないと低くなりすぎるため、注意が必要である

a：Zone で最も低い咬合高径　　b：高すぎると舌が接触せず、嚥下しにくい

重要である。また、より専門的な対応として、舌機能低下による口腔期障害への舌接触補助床（PAP）があるが（**図5**）、義歯やPAPは準備期・口腔期障害に対する代償法の一つにすぎないことにも注意したい。

自分が外来で入れた義歯が誰かの訪問歯科診療に繋がっている

訪問歯科診療でも外来でも、義歯治療の基本は同じである。ただし、その難易度は訪問歯科診療のほうが有意に高い。限られた道具と環境で効率性が問われる訪問歯科診療では、最小限の努力で最大の効果が得られるように、外来での診療技術を可及的に上げることも大事である。また、訪問歯科診療でのアプローチを容易にする最良の方法は、「元気なうちによい入れ歯」を装着することである。外来で装着する義歯は、誰かの訪問歯科診療でみる義歯に繋がっている。その一連の繋がりを念頭におき、高齢者の口腔機能管理の一部として、義歯を捉えることが肝要である。

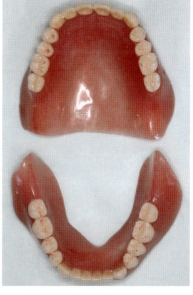

図❹ 訪問歯科診療での義歯の咬合接触関係。下顎位決定の困難さや咬合変化への追従性、調整の簡便さ・自由度からリンガライズドオクルージョンとする

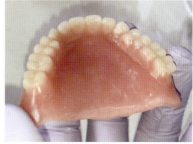

図❺ 義歯に付与した舌接触補助床。訪問歯科診療では、PAP も義歯も代償法の一つにすぎない。それ以外の方法を含めた総合的な対応を、多職種協働のなかで行うことが求められる

【参考文献】
1) Minakuchi S, Takaoka S, Ito J, et al: Factors affecting denture use in some institutionalized elderly people. Spec Care Dentist, 26(3): 101-105, 2006.
2) 古屋純一：高齢者の摂食嚥下リハビリテーションで補綴装置を活かす．日補綴会誌，11(3)：215-219，2019.
3) Yamamoto H, Furuya J, Tamada Y, Kondo H: Impacts of wearing complete dentures on bolus transport during feeding in elderly edentulous. J Oral Rehabil, 40(12): 923-931, 2013.

99/100　4章　コンプリートデンチャー

総義歯の
ホームケアとプロケア

広島大学大学院医系科学研究科　口腔生物工学分野
二川浩樹　田地 豪

デンチャープラークコントロールの方法[1]

　義歯の清掃、すなわち従来どおりのデンチャープラークコントロールの方法には、大きく分けて2つが考えられる。1つは、機械的清掃であり、もう1つは化学的洗浄である。義歯洗浄剤と称する薬剤あるいは消毒薬を用いて、義歯を化学的に洗浄し、微生物の除去あるいは殺菌効果を期待するものである。

1．機械的清掃

　機械的清掃はプラークコントロールの基本であり、ブラシや超音波洗浄によるものがこれに属する。バイオフィルム菌は浮遊菌と比較して薬剤耐性が非常に高く、バイオフィルムを可及的に壊して義歯洗浄剤などの化学的洗浄を行うのが好ましいと考えられる。しかしながら、義歯床粘膜面の形態などから、高齢患者がブラシのみの清掃でプラークを十分に除去することは困難であり、またティッシュコンディショナーなどの軟質材料には微生物が侵入することが知られている。そのため、このような場合には、超音波洗浄を併用することも有効である。

　通常の義歯洗浄剤のみでは2時間以上、できれば一晩浸漬する必要があるが、これでも十分にバイオフィルムを取り去ることは困難である。超音波洗浄の効果は（超音波振動子のよし悪しに左右されるが）、一般的には5分程度でかなりの効果を期待できる。とくに、図1cのロート超音波式義歯洗浄器「洗力」（ロート）は、非常に高い除去効果が期待できる。また、義歯洗浄剤と併用した場合は、さらなる効果

を期待できる（**図1**）。プロケア・セルフケア双方で使用してほしい方法である。

2．義歯洗浄剤

　義歯洗浄剤は、その効果の主成分・有効成分から次亜塩素酸系や過酸化物系、過酸化物に酵素を添加したもの、酵素系、銀系無機抗菌薬、酸、生薬、界面活性剤、二酸化チタン、固定化抗菌薬に大別できる。義歯表面の汚れにはデンチャーペリクルや食物残渣、デンチャープラーク、歯石様沈着物、色素沈着がある。とくに除去したいデンチャープラークや歯石様沈着物、色素沈着のすべてに有効な義歯洗浄剤はなく、それぞれの汚れの種類や義歯洗浄剤の長所・短所を理解したうえで選択する必要性がある。以下、特徴的な義歯洗浄剤について簡単に解説する。

1）歯石様沈着物に有効な義歯洗浄剤

　酸、とくにリン酸を主体とする義歯洗浄剤が有効である。製品としては、クイックデンチャークリーナー（ジーシー）やリプロメルト（ヨシダ）、フィジオクリーン（ニッシン）などがある。これらは歯科医院専用のため、歯科医院来院時や訪問診療時に歯科医療関係者によるプロケアで用いられる。

2）色素沈着に有効な義歯洗浄剤

　主として茶シブやタバコのヤニなどによる外来性の色素沈着には、次亜塩素酸を配合した義歯洗浄剤が有効である。製品としては、ラバラックD（サンデンタル）やリプロクリーン（ヨシダ）、フィジオクリーン色素用（ニッシン）などがある。ラバラックDには防錆剤が配合されており、金属床にも安心して使用できる。歯科医院専用であるため、歯科医院来院時などで用いられる。

　また、次亜塩素酸系の義歯洗浄剤は、訪問介護の現場などで見かける極度に汚れた義歯などの清掃にも適している。よって、訪問診療の初回などに必須のプロケアアイテムと考えている。ただし、長期や頻回な使用の必要はなく、むしろ義歯材料の劣化に繋がる危険性がある。

3）軟質材料に適用可能な義歯洗浄剤

　酵素系や前述の界面活性剤を配合した義歯洗浄剤は軟質材料を劣化させにくい。酵素系義歯洗浄剤の製品にはピカ（ロート製薬）やクリーンソフト（亀

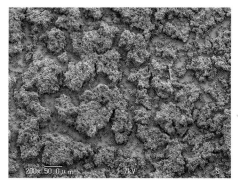 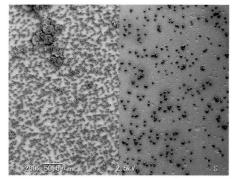

a：コントロール（水への浸漬）　　　　　　　b：ポータブル型超音波洗浄器。市販品A（左）、市販品B（右）

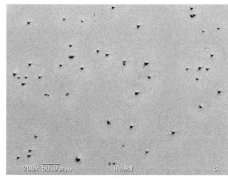 

c：ロート超音波式義歯洗浄器「洗力」（ロート）　d：超音波と義歯洗浄剤の併用

図❶a〜d　超音波洗浄の効果。レジン表面に形成させたカンジダバイオフィルムに対して、超音波洗浄は5分間でも効果的な除去効果を示す。また、超音波洗浄と義歯洗浄剤を併用した場合には、高い効果が期待できる

水化学）があり、セルフケアでの使用に適している。

4）義歯を抗菌加工できる義歯洗浄剤

固定化抗菌薬であるEtak（イータック）[3]を主体とした、義歯を抗菌加工できる義歯洗浄剤もある。Etakは、第四級アンモニウム塩に分類できる抗菌薬で、その反対側をエトキシシラン化合物とすることで、メトキシ基などのように加水分解時に有害な物質を生ずることなく、安全にいろいろな表面に固定化でき[3,4]、なおかつ界面活性作用も期待できる。製品としてEtak® Oral Care（イータック® オーラルケア、メディア）があり、その使用例を図2に示す。水洗のみでは義歯の微生物量は経日的に増加している。一方、固定化抗菌薬を配合したスプレーを使用している患者ではコロニー数が減少しており、義歯床粘膜面が抗菌加工されていると考えられる[4]。医院でのプロケアやセルフケアの双方で活用できる。

3．患者指導のポイント

1）義歯洗浄剤の使用頻度

菌は義歯の表面ですぐに増殖するので、義歯洗浄剤は最低でも1日1回使用してもらうことが好ましい。この場合、一般的に手に入りやすい過酸化物に酵素を添加した洗浄剤で十分である。最近は、持ち運べるフォームタイプやスプレータイプの義歯洗浄剤もあり、外出時でも使用できる。

2）義歯洗浄剤にどのくらい漬けておけばよいか

市販品のカラータイマーはおおむね5〜20分程度に設定されているが、基本的には2時間以上、できれば就寝時に義歯を外して義歯洗浄剤に漬けてもらうのがよい。

3）夜間どうしても義歯を装着したい場合

夜間は義歯面で菌が増殖しやすく、その菌を持続的に飲み込むことになるので、基本的には夜間の義歯装着は健康によくない。その旨を説明したうえで、夕食後2時間以上は義歯洗浄剤に浸漬してから装着してもらう、あるいはイータック®配合の義歯洗浄剤をスプレー後に装着し就寝してもらうのが好ましい。

この他にも、部分床義歯を装着したまま歯磨きを

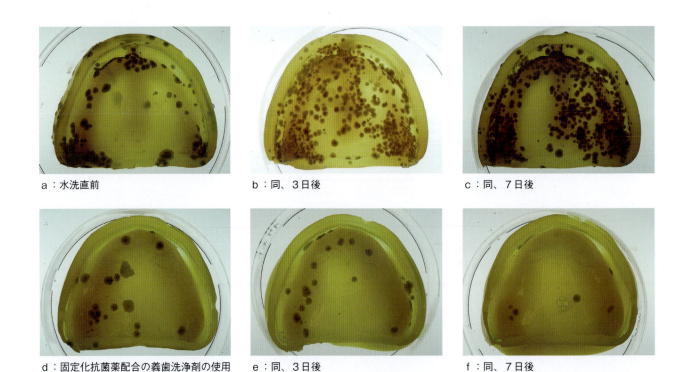

図❷　固定化抗菌薬配合の義歯洗浄剤の使用例。水洗のみでは義歯の微生物量は経日的に増加しているが（a～c）、固定化抗菌薬を配合したスプレーを使用している患者ではコロニー数が減少しており、義歯床粘膜面が抗菌加工されていると考えられる（d～f）

している方をときどき見かける。そのため、義歯セット時に必ず義歯は外してきれいに洗い、歯はきれいに磨くように指導する。

高齢者のオーラルヘルスケアでは、本人や介助者の義歯管理への心がけが重要である。また、義歯の装着に伴い、口腔や唾液、あるいは咽頭の微生物が増加する可能性があり、義歯の汚れだけに目を向けるのではなく、口腔内全体の衛生状態の改善が必須である。加えて、医療従事者である歯科医師や歯科衛生士、介助者の各施設におけるオーラルヘルスケアの現状の把握と、正しい認識が必要である。

このように、高齢義歯装着者のオーラルケアはデンチャープラークコントロールを行うと同時に、残存歯や粘膜へのケアを行って初めて達成される。高齢者、とくに寝たきりの方は、口腔内清拭や舌清掃、粘膜の清掃あるいは残存歯、とくに鉤歯などのプラークコントロールも必要である。

【参考文献】

1）濱田泰三，二川浩樹，夕田貞之：義歯の洗浄 デンチャープラーク・フリーの最前線．デンタルダイヤモンド社，東京，2002：21-64．
2）濱田泰三，二川浩樹：高齢者の口腔内衛生環境．高齢者歯科ガイドブック，植松 宏，渡邉 誠，稲葉 繁（編），医歯薬出版，東京，2003：298-312．
3）二川浩樹，坂口剛正：新しい固定化抗菌剤の開発とその抗菌・抗ウイルス作用・効果．抗菌・抗ウイルス材料の開発・評価と加工技術，技術情報協会（編），技術情報協会，東京，2013：109-114．
4）二川浩樹：歯科口腔抗菌考 むし歯菌・歯周病菌・カンジダ菌の研究がもたらしたもの．メディア，東京，2015：87-127．

100/100 4章 コンプリートデンチャー
義歯調整時の対応手順

日本大学松戸歯学部　有床義歯補綴学講座　河相安彦

医療面接に基づく検査の選択（図1）

まず、開かれた質問で面接を行う。その後、閉じた質問に移行し、患者が話をしていない点を聴き出して問題の焦点を絞り、原因を推論する。なかでも、問題が起こっているのが非機能時（食事以外＝上下人工歯が接触をしていないとき）なのか、機能時（食事のとき＝上下人工歯の接触を含め、咀嚼をしているとき）なのかについて聞くことは、検査の選択や治療計画に影響するため、必須の質問項目である[1]。

高頻度の主訴（S）

S1.「外れる・動く」（図2）
(S1-1) 非機能時（食事以外＝上下人工歯が接触をしていないとき）

まず、維持不良にかかわる要素の検査として、①義歯床粘膜面の適合の良否、②義歯床縁の適否、③義歯床研磨面形態の適否を行う。咬合は優先度が低いが、噛みしめなどの習癖がある場合に維持を損ねることがあるので、必要に応じて確認する。

(S1-2) 機能時（食事のとき＝上下人工歯の接触を含め、咀嚼をしているとき）

咀嚼時に義歯が外れるため（S1-1）の維持力の検査に加えて、安定の検査（＝咀嚼時の平衡要素）を行う。安定とは、咀嚼の咬合相で作業側に加わる機能圧を平衡側で相殺し（両側性平衡咬合）、作業側のみで咀嚼時に食物を粉砕しようとしたときに、平衡側で義歯が動かない状態（片側性平衡咬合）を指す[2]。前者は、偏心運動時における義歯動揺の有無を触診で確認する。後者は、臼歯部の指圧または割り箸などを介在させた場合の義歯動揺の有無を判定し、動揺があれば、人工歯が頬側寄りに排列されていないかを確認する。

S2.「痛む」（図3）
S2-1) 非機能時（食事以外＝上下人工歯が接触をしていないとき）

義歯床粘膜面または床縁の不適合を疑い、①義歯床粘膜面の適合、②床縁の状態を確認する。一方、咬合高径が高すぎる場合、安静空隙の減少で上下の歯が接触する状態を引き起こす Tooth Contacting Habit を誘発している可能性があるため、咬合高径の適否を確認する。

S2-2) 機能時（食事のとき＝上下人工歯の接触を含め、咀嚼をしているとき）

義歯の動揺は疼痛の原因になる可能性があるため、①維持要素の検査、②安定要素の検査を行う。これらの検査から適合を確認し、支持能力を評価する。また、義歯床の被覆面積の適否は重要で、適合がよくても面積が少なければ顎堤の一部に機能圧が集中し、疼痛を引き起こすこととなる。維持安定、義歯床面積が適正である場合でも、過剰な機能圧は疼痛を引き起こすため、咬合高径の適否を確認する。

S3.「見た目の違和感」（図4）
S3-1) 顔貌全体

老人性顔貌を惹起する要素として、①人工歯咬耗による咬合高径の低下、②義歯床研磨面の豊隆不足、③顎堤吸収を補償する義歯床縁厚さの不足、④上顎前歯部の人工歯の排列位置が頬側または口蓋側に位置している場合などを確認する。

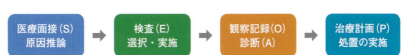

図❶　医療面接で患者の問題を聴き、検査の選択、診断と治療計画の立案、処置までの流れ

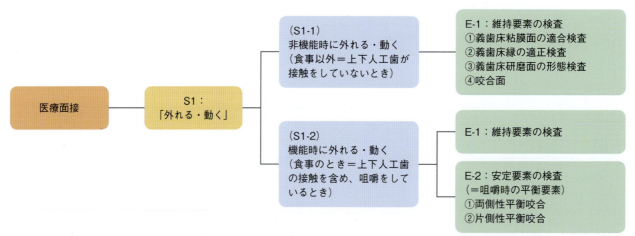

図❷ 主訴「外れる・動く」に関する医療面接から検査項目選択までのフローダイアグラム

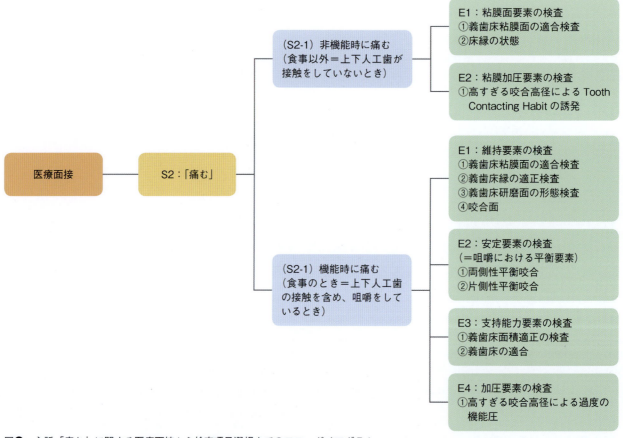

図❸ 主訴「痛む」に関する医療面接から検査項目選択までのフローダイアグラム

S3-2）前歯部

　前歯部排列要素について、①標識線に対する人工歯、とくに鼻翼幅線と犬歯尖頭の位置関係から人工歯幅径の過不足と、②上唇で形成される笑線＝スマイルラインと上顎歯頸線の一致および人工歯長径の過不足、③下唇の微笑線＝スマイリングラインと上顎前歯部切縁の彎曲の調和を確認する。

S4.「飲み込みにくい」（図4）

S4-1）食品の粉砕と食塊形成の不足

　義歯の維持安定不良などによる①咀嚼能率の低下の他に、②咀嚼中に舌側にある食片を効率的に咬合面に戻す義歯の形態（舌背と咬合平面の一致度）と舌と頰の巧緻性低下などの診察と検査を行う。

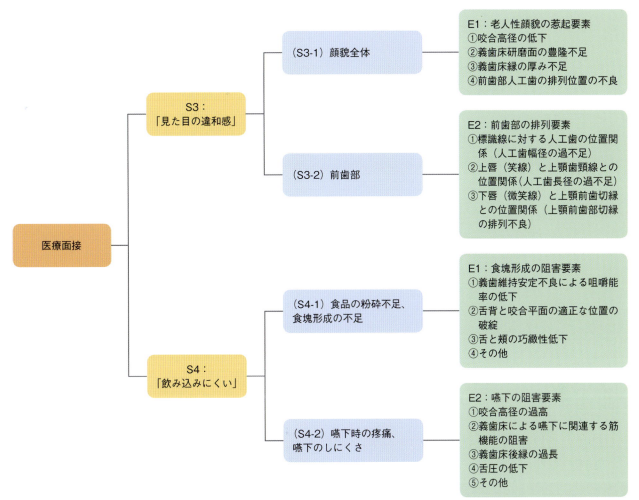

図❹ 主訴「見た目の違和感」、「飲み込みにくい」に関する医療面接から検査項目選択までのフローダイアグラム

S4-2）嚥下時の疼痛、嚥下のしにくさ

義歯要素として、①咬合高径の過高、②嚥下時に機能する筋（顎舌骨筋など）の運動阻害、③義歯床後縁が過長による軟口蓋の機能阻害と潰瘍形成が考えられる。また、加齢や疾患に伴う舌圧の低下も嚥下困難と関連する。舌圧測定を行い、必要に応じて上顎義歯に舌接触補助床（PAP）を調製する。

本項では、主訴に対する医療面接から検査項目選択までのフローダイアグラムを示した。これをもとに検査結果を客観的に読み取って問題の原因を診断し、根拠に基づく治療計画の立案に繋げる。また、治療計画は診療録などで共有し、他の歯科医師が治療しても解決に繋がるレシピである。他の主訴についても、前記のフローダイアグラムに沿った思考を基本とし、治療計画の立案を行う習慣をつけていただければ幸いである。

【参考文献】
1) 河相安彦：主訴に応じた診察（全部床義歯）．困ったときにSEOAPで解決 有床義歯トラブルシューティング，河相安彦，水口俊介，大久保力廣，横山敦郎（編），永末書店，京都，2018：27-44.
2) 市川哲雄，大川周司，平井敏博，細井紀雄（編）：無歯顎補綴治療学 第3版．医歯薬出版，東京，2016：45-50, 213-215.

おわりに

　私たちはさまざまな場面で決断を迫られます。開業医の場合、その決断はつねに診療室という密室で、しかも一人でなされることがほとんどです。さらに言えば、決断の根拠は自らの知識や経験に基づく自己評価によるものです。つまり、自己評価のハードルをどの程度の高さに設定するかは術者次第で、支台歯形成にしても印象採得にしても咬合採得にしても、「これでよし」と決めるのは孤独な術者です。

　これでよしと決断するにあたり、「このような補綴物を装着すれば、歯は長持ちする」という物差しがあれば理想的ですが、臨床観察の期間や患者の多様性を考えると、そのフィールド調査は容易ではありません。ましてや、若い術者にはほとんど理解不可能な話で、手法や材料の選別に思考が向くのはやむを得ません。「この印象法ならよい補綴物ができる」、「この材料を使えば理想的である」といった具合です。

　しかし、少し経験を重ねると、材料や手法だけではなく、よい補綴物ができるまでのプロセスが重要であることに気づくはずです。たとえば長持ちする補綴物を目指して印象採得の精度を上げようとすれば、歯肉の炎症のコントロールが重要で、それができていない歯科医院ではメインテナンスもままならず、補綴治療は大きな不安を抱えることになってしまいます。つまり、印象採得以前に、いかに歯肉の炎症のコントロールができているかを問題にすべきであり、材料や手法はその次の課題となるはずです。

　このように、「臨床的に学ぶ」ということは意外に難しく、眼前の問題に対して教科書を最初から読み返す時間を患者は待ってはくれません。

　本書は若い術者が自身の問題発見に際し、経験という武器はないにしても、知識の不足を補うような臨床的バイブルを目指して構成されています。悩みに直結するような項目を選択していますが、100項目では「補綴」という膨大なフィールドでは不足する部分もあるかもしれません。それでも、本書が自己評価のハードル作りの一助になれば幸いです。

令和元年9月

鷹岡竜一

聞くに聞けない歯周病治療100

[総監修] 若林健史（東京都開業）
[監　修] 小方頼昌（日大松戸歯学部）
[編集委員] 鎌田征之（東京都開業）　稲垣伸彦（東京都開業）

「聞かぬは一生の恥」とならないための100項目を60名が解説！

医療従事者が自信なく診療にあたっていては、患者を快方に向かわせるどころか、病態の悪化、あるいは新たな医原性のトラブルを惹起する事態にもなりかねない。本書は、歯科疾患のなかでとりわけ罹患率の高い歯周病を取り上げ、いまさら知らない、教えてほしいとはなかなかいえない初歩的なことから、全身疾患との関連などの応用まで、多岐にわたる100項目をおよそ60名の執筆者が端的にまとめて解説！歯科医師にも歯科衛生士にもうれしい一冊。

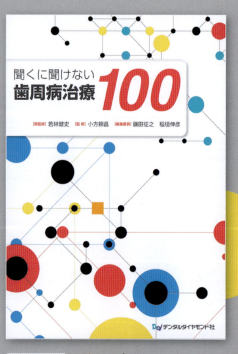

A4判・176頁
オールカラー
本体8,500円＋税

Contents

1章　解剖・組織
- 付着とは何か？ その種類は？　●歯肉退縮の種類　他

2章　診査・診断
- 初診時の診査項目　●プロービングはなぜ必要か　他

3章　歯周基本治療
- 患者に合わせたTBIのコツ　●電動歯ブラシを好む患者への指導
- 歯石はいつ取るのか　●自然挺出の促し方
- LOTによる骨欠損の改善　●治療用義歯を用いた咬合の安定確保　他

4章　再評価
- 再評価で何をみるのか　●再評価時に変化がない場合、どう対応するか　他

5章　歯周外科
- 歯周外科で何を治せるのか　●骨整形と骨切除
- 根面被覆　●歯周外科後の歯周パックは必要か
- 歯周外科直後の注意事項　●抜糸のタイミング　他

6章　メインテナンス・SPT
- メインテナンスで何をみるのか　●メインテナンスとSPTの違い
- 患者の心を動かすことの大切さを実感した症例　他

7章　全身疾患など
- 治りが悪い患者への歯周治療　●血が止まりにくい患者への歯周治療　他

デンタルダイヤモンド社

藤本研修会
Standard Textbook 2

series 2

Occlusion & Prosthodontics

監著　藤本順平
　　　錦織　淳

著　　佐氏英介
　　　浜瀬敬輔
　　　加藤　宙

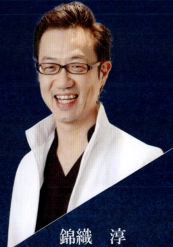

錦織　淳
2012年　インディアナ大学補綴科大学院卒
2013年　Master of Science in Dentistry
　　　　（M.S.D.）修得
　　　　米国歯科補綴専門医
　　　　東京歯科大学水道橋病院臨床講師

本家本元が語る
グローバルスタンダードな
「咬合理論の本流」

世界各国の教育と臨床現場で語り実践されてきた「咬合理論の本流」のエッセンスをそのままに、特に臨床医に必要性が高い「理解すべき咬合理論の整理」と「補綴治療の基本手技」を具体的に解説。日常臨床での着眼点と実践法を、簡潔明瞭な文章と詳細な図表・症例写真から学ぶことができる本書は、患者に対し「永続性ある補綴治療を行いたい」と願う臨床医の大きな力となるでしょう。
伝統ある藤本研修会の講師陣だから語れるグローバルスタンダードな「咬合理論の本流」を、あなたの臨床に取り入れてみませんか？

A4判・268頁・オールカラー　本体18,000円＋税

詳しい情報はこちら

デンタルダイヤモンド社

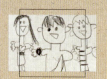 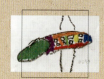 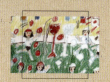

小児歯科のレベルアップ&ヒント

【編著】 田中晃伸（茨城県開業） 牧 憲司（九州歯科大学） 権 暁成（東京都開業）

GPの視点から取り上げた 72の珠玉のアイデア&テクニックを収載！

歯科医師であれば誰でも標榜できる「小児歯科」。現在、全歯科医師の4割に相当する約4万人が標榜しています。少子化が進むわが国では、従来よりも保護者が子どもに目をかける傾向にあります。それは歯科においても同様であり、子どもの歯科治療への期待や要求は多様化しています。そのため、小児歯科を標榜している歯科医院には、多くの関連知識や"引き出し"が求められます。

そのような現場の一助となるべく編まれた本書は、GPの視点から取り上げた72のトピックを収載。小児歯科臨床をリードする約40名の大学&臨床家が、最新の知見を交えて紐解きます。

▼詳しい情報はこちら

 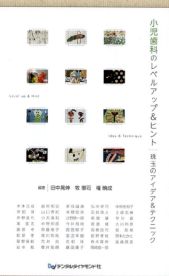

A4判・224頁・オールカラー
本体8,500円＋税

CONTENTS

- 1章　日本小児歯科学会からの提言
- 2章　妊娠期から始める小児歯科
- 3章　う蝕予防
- 4章　小児の歯周疾患への対応と予防
- 5章　小児の医療管理
- 6章　小児のう蝕治療
- 7章　小児の歯内療法
- 8章　硬組織異常への対応
- 9章　交換期における抜歯基準
- 10章　保隙装置
- 11章　小児口腔外科
- 12章　小児期の外傷
- 13章　口腔機能発達不全症
- 14章　咬合誘導
- 15章　専門医が行っていること
- 16章　口から気づく小児の異常
- 17章　特別な支援が必要な患者

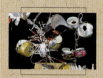 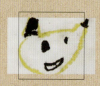 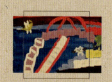

デンタルダイヤモンド社

マストオブ・エンドドンティクスシリーズ③

MUST OF ENDODONTIC SURGERY

マストオブ・エンドドンティックサージェリー（外科的歯内療法）

編著: 北村和夫（日本歯科大学附属病院）

シリーズ第三弾は、外科的歯内療法の最新バイブル！

従来は抜歯が第一選択とされていた、いわゆる難症例においても、外科的歯内療法によって保存可能なケースが増えています。一般臨床医にとって外科的歯内療法はハードルが高く敬遠されがちでしたが、マイクロスコープや歯科用CTを活用することで、その敷居がずいぶんと低くなりました。

本書では、外科的歯内療法を行ううえで欠かせない、診査・診断をはじめとする術前のポイントから基本術式、治癒の病理、そして最新のテクニックまでを網羅。日本の歯内療法をリードする執筆陣による"最新バイブル"を、ぜひご活用ください。

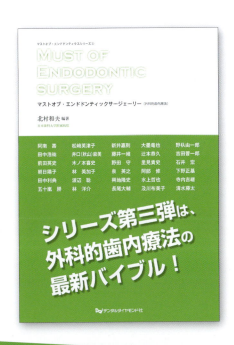

Contents
- 1章 外科的歯内療法を行う前に押さえるべきこと
- 2章 押さえておきたい外科的歯内療法
- 3章 外科的歯内療法後の治癒の病理と予後
- 4章 これからのマスト！ いま注目の外科的歯内療法

詳しい情報はこちら

A4判・184頁・オールカラー　本体8,500円＋税

デンタルダイヤモンド社

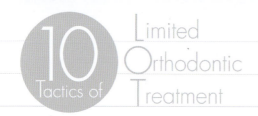

部分矯正
その臨床応用のすべて

【著者】米澤大地（兵庫県開業）

部分矯正で
あなたの臨床の幅がぐんと広がる

部分矯正の各オプションの治療期間や流れの把握はもちろんのこと、どんなニーズに応用できるのか、その際の注意点は何か。
臨床医として知っておきたい矯正のテクニック、勘どころも満載。
この1冊で、補綴やインプラントの前処置、咬合誘導、審美治療など、臨床のありとあらゆる場面での部分矯正の活用法がわかる！

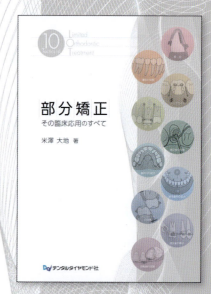

A4判・252頁・オールカラー
本体14,000円+税

Contents

PROLOGUE 部分矯正概論

PART 1:
治療目的別テクニックをマスターする

- 第1章 歯牙挺出
- 第2章 叢生の改善
- 第3章 アップライト（整直）
- 第4章 圧下（前歯部・臼歯部）
- 第5章 根近接改善
- 第6章 成長期の歯列弓の拡大
- 第7章 対合関係改善のための狭窄歯列の拡大
- 第8章 臼歯部のクロスバイトの改善
- 第9章 埋伏歯の牽引
- 第10章 捻転歯の改善

PART 2:
アドバンス症例への部分矯正

- 第1章 病的歯牙移動（PTM）の改善
- 第2章 難易度が高く、予後が期待できない部分矯正
- 第3章 部分矯正の包括的治療への応用
- 第4章 保定と咬合
- 第5章 矯正治療の問題点：「安易さ」への警鐘

◎プライヤーリスト

詳しい情報はこちら

デンタルダイヤモンド社

Longevityに繋がる LOT活用術 ターゲット10

【編集委員】

宇塚 聡
日本歯科大学附属病院　矯正歯科

杉山晶二
東京都・杉山矯正歯科医院

田井規能
岡山県・たい矯正歯科／アリゾナATS大学矯正科客員臨床教授

髙橋正光
東京都・髙橋歯科矯正歯科

宮下 渉
日本歯科大学附属病院　矯正歯科

詳しい情報はこちら

部分矯正で狙いを定めて不正咬合を徹底攻略！

最適な位置へ歯を移動することにより、長期的な予後を見据えた補綴設計が可能となるため、LOT（部分矯正）に取り組む歯科医師が増えている。そのような時代背景から、初学者に向けた入門書が望まれてきた。本書では、LOTに初めてトライする若手でも取り組みやすいように、BASICでは基本的なテクニックや必要な器具・器材について、豊富な写真・イラストを使って懇切丁寧に解説。TARGETでは臨床でよく遭遇する10の不正咬合を取り上げ、☆の数で難易度の判定を容易にした。また、複数の治療方法を記載することで、各治療方法のメリット・デメリットを理解したうえで咬合状態を改善に導けるように、細心の注意を払って編纂されている。

CONTENTS より

BASIC LOTの理解を深めよう	TARGET 1 意図的挺出
TARGET 2 大臼歯のアップライト	TARGET 3 大臼歯の歯体移動
TARGET 4 補綴準備のための対合歯圧下移動	TARGET 5 空隙歯列
TARGET 6 鋏状咬合の改善	TARGET 7 埋伏歯の牽引
TARGET 8 骨増生を目的とした歯の移動	TARGET 9 前歯部叢生の改善
TARGET 10 歯周病患者における 咬合再構成としてのLOT	

A4判・112頁・オールカラー
定価（本体8,000円＋税）

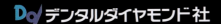

デンタルダイヤモンド社

LINE公式アカウント開設しました！
友だち追加はこちらから！

監修・編集委員プロフィール

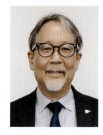

河相安彦（かわい やすひこ）
- 1984年　日本大学松戸歯学部卒業
- 2010年　日本大学松戸歯学部
　　　　　有床義歯補綴学講座 教授

日本補綴歯科学会 理事・指導医・専門医
日本老年歯科医学会 理事・指導医・専門医
　　　　　　　　　　　　　　　　　　他

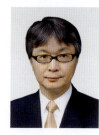

鷹岡竜一（たかおか りゅういち）
- 1990年　日本大学歯学部卒業
- 同　年　鉄鋼ビル歯科（東京都千代田区）
　　　　　勤務。宮地建夫先生に師事
- 1995年　鷹岡歯科医院（東京都港区）開業

日本歯科医師会雑誌 編集委員（2015年〜）
スタディグループ火曜会
臨床歯科を語る会　　他

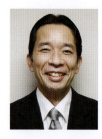

小見山 道（こみやま おさむ）
- 1989年　日本大学松戸歯学部卒業
- 2016年　日本大学松戸歯学部 口腔健康科学
　　　　　講座 顎口腔機能治療学分野 教授

日本補綴歯科学会 代議員・指導医
日本顎関節学会 理事・指導医
日本口腔顔面痛学会 常任理事・指導医　他

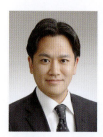

鎌田征之（かまだ まさゆき）
- 2001年　日本大学松戸歯学部卒業
- 同　年　若林歯科医院（東京都渋谷区）勤務
- 2005年　鎌田歯科医院（東京都杉並区）勤務

日本歯周病学会 評議員・専門医・指導医
スタディグループ火曜会
臨床歯科研究会 歯考会
臨床歯科を語る会　　他

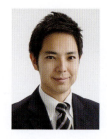

稲垣伸彦（いながき のぶひこ）
- 2005年　日本大学松戸歯学部卒業
- 同　年　若林歯科医院（東京都渋谷区）勤務
- 2013年　みどりが丘歯科クリニック（東京
　　　　　都目黒区）開業

日本歯周病学会 専門医
日本臨床歯周病学会 認定医
臨床歯科研究会 歯考会
臨床歯科を語る会　　他

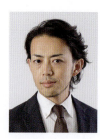

松丸悠一（まつまる ゆういち）
- 2005年　日本大学松戸歯学部卒業
- 2010年　日本大学松戸歯学部
　　　　　有床義歯補綴学講座 兼任講師
- 2012年　フリーランス総義歯臨床専門
　　　　　歯科医師として従事

有床義歯学会 常任理事・指導医
日本補綴歯科学会
日本顎咬合学会
スタディーグループ五反田会 顧問　他

聞くに聞けない補綴治療100

発行日	2019年10月1日　第1版第1刷
監　修	河相安彦　鷹岡竜一
編集委員	小見山 道　鎌田征之　稲垣伸彦　松丸悠一
発行人	濵野 優
発行所	株式会社デンタルダイヤモンド社
	〒113-0033 東京都文京区本郷3-2-15 新興ビル
	電話 = 03-6801-5810(代)
	https://www.dental-diamond.co.jp/
	振替口座 = 00160-3-10768
印刷所	共立印刷株式会社

© Yasuhiko KAWAI, Ryuichi TAKAOKA, 2019

落丁、乱丁本はお取り替えいたします

● 本書の複製権・翻訳権・上映権・譲渡権・公衆送信権（送信可能化権を含む）は㈱デンタルダイヤモンド社が保有します。
● JCOPY 〈(社)出版者著作権管理機構 委託出版物〉
本書の無断複写は著作権法上での例外を除き禁じられています。複写される場合は、そのつど事前に(社)出版者著作権管理機構（TEL：03-3513-6969、FAX：03-3513-6979、e-mail：info@jcopy.or.jp）の許諾を得てください。